Ulf Werner

Alarmsignal Schmerz

Ulf Werner

Alarmsignal Schmerz

Hilfe bei Schmerz und Leid

Kreuz

Bibliografische Information der Deutschen Bibliothek
Die Deutsche Bibliothek verzeichnet diese Publikation in der
Deutschen Nationalbibliografie; detaillierte bibliografische Daten
sind im Internet über http://dnb.ddb.de abrufbar

Kreuz Verlag GmbH & Co.KG Stuttgart
Verlagsgruppe Dornier
Postfach 80 06 69, 70506 Stuttgart

www.kreuzverlag.de
www.verlagsgruppe-dornier.de

© 2004 Kreuz Verlag GmbH & Co.KG Stuttgart
Der Kreuz Verlag ist ein Unternehmen der Verlagsgruppe Dornier GmbH
Alle Rechte vorbehalten
Umschlaggestaltung: P.S. Petry & Schwamb, Agentur für Marketing und
Verlagsdienstleistungen, Freiburg
Umschlagbild: © Matthias Kulka/Corbis
Satz: de·te·pe, Aalen
Druck: GGP Media, Pößneck

ISBN 3-7831-2377-1

Inhalt

Einleitung: Alarm! Lieber Leser 9

Wissen ist Macht

Melden, erkennen, speichern, lenken 14
Das Nervensystem, chemische Nachrichten

Wissen über den Schmerz ist Macht über den Schmerz
Der Sinn des Schmerzes 20
Wie Schmerzen entstehen 21
Schmerz und Krankheit psychischen Ursprungs 22
Schmerzen ohne erkennbare Ursache 25
Die Schmerzleitung zum Gehirn 26
Erregung und Aufmerksamkeit 26
Schmerzempfinden 28
Schmerzabwehrsystem 28
Qual und Leid 29
Schmerzempfindlichkeit und Schmerzreaktion 31
Das Schmerzgedächtnis 32
Einflüsse der Umgebung 34
Kompetent oder hilflos 35
Wenn Schmerzen »chronisch« werden 36

Tipps gegen Schmerz und Leid

Worauf es ankommt 40

Zusammenhänge zeigen dir Einflussmöglichkeiten 42

Klarheit ist der erste Schritt zur Linderung 49

Übel an der Wurzel packen
Medikamente 53
Operationen 55
Gesunder Umgang mit dem Körper 56
Chirotherapie und Osteopathie 74

Biofeedbacktherapie	75
Elektro-, Strahlen- und Lasertherapie	75
Heilkräuter	76
Akupunktur und Akupressur	77
Psychotherapien	78
Alternative Medizin	81

Schmerzmittel

Chemische Schmerzmittel (Analgetika)	83
Wärme und Kälte lindern Schmerzen	90
Atmung gegen Schmerzen	91
Ruhe und Entspannung	92
Schlaf und Schmerzen	94

Schmerzen zurückdrängen – »Retraining«

Zurückdrängen, auf Abstand gehen und abschalten	99
Gewöhnen schiebt den Schmerz beiseite	106
Schmerzimpfung	111

Wege zu einer stärkeren Schmerzabwehr

Werde aktiv, so wird deine Schmerzabwehr aktiv	112
Die Elektrostimulation (TENS-Methode)	113
Die Morphiumtherapie	113

Positiv fühlen vertreibt Schmerz und Leid

Gefühle wahrnehmen und akzeptieren	115
Negative Gefühle abbauen	116
Gedanken verändern Gefühle und Schmerz	117
Suggestionen	119
Gegenmittel zu Leid und Qual: Freude und Wohlgefühl	125
Gefühle abkoppeln – Dissoziation	127
Trauer über Verluste	129

Erfahrung – dein Werkzeugkasten gegen Schmerzen

	132

Kompetenz und Stärke drücken den Schmerz

Die Macht des Selbstbewusstseins	136
So beherrschst du deine Schmerzen	141
Kraft lässt dich Schmerz und Leid besser ertragen	144

Ulf Werner

Alarmsignal Schmerz

Ulf Werner

Alarmsignal Schmerz

Hilfe bei Schmerz und Leid

Kreuz

Bibliografische Information der Deutschen Bibliothek
Die Deutsche Bibliothek verzeichnet diese Publikation in der
Deutschen Nationalbibliografie; detaillierte bibliografische Daten
sind im Internet über http://dnb.ddb.de abrufbar

Kreuz Verlag GmbH & Co.KG Stuttgart
Verlagsgruppe Dornier
Postfach 80 06 69, 70506 Stuttgart

www.kreuzverlag.de
www.verlagsgruppe-dornier.de

© 2004 Kreuz Verlag GmbH & Co.KG Stuttgart
Der Kreuz Verlag ist ein Unternehmen der Verlagsgruppe Dornier GmbH
Alle Rechte vorbehalten
Umschlaggestaltung: P.S. Petry & Schwamb, Agentur für Marketing und
Verlagsdienstleistungen, Freiburg
Umschlagbild: © Matthias Kulka/Corbis
Satz: de·te·pe, Aalen
Druck: GGP Media, Pößneck

ISBN 3-7831-2377-1

Inhalt

Einleitung: Alarm! Lieber Leser   9

Wissen ist Macht

Melden, erkennen, speichern, lenken   14
Das Nervensystem, chemische Nachrichten

Wissen über den Schmerz ist Macht über den Schmerz
Der Sinn des Schmerzes   20
Wie Schmerzen entstehen   21
Schmerz und Krankheit psychischen Ursprungs   22
Schmerzen ohne erkennbare Ursache   25
Die Schmerzleitung zum Gehirn   26
Erregung und Aufmerksamkeit   26
Schmerzempfinden   28
Schmerzabwehrsystem   28
Qual und Leid   29
Schmerzempfindlichkeit und Schmerzreaktion   31
Das Schmerzgedächtnis   32
Einflüsse der Umgebung   34
Kompetent oder hilflos   35
Wenn Schmerzen »chronisch« werden   36

Tipps gegen Schmerz und Leid

Worauf es ankommt   40

Zusammenhänge zeigen dir Einflussmöglichkeiten   42

Klarheit ist der erste Schritt zur Linderung   49

Übel an der Wurzel packen
Medikamente   53
Operationen   55
Gesunder Umgang mit dem Körper   56
Chirotherapie und Osteopathie   74

Biofeedbacktherapie 75
Elektro-, Strahlen- und Lasertherapie 75
Heilkräuter 76
Akupunktur und Akupressur 77
Psychotherapien 78
Alternative Medizin 81

Schmerzmittel
Chemische Schmerzmittel (Analgetika) 83
Wärme und Kälte lindern Schmerzen 90
Atmung gegen Schmerzen 91
Ruhe und Entspannung 92
Schlaf und Schmerzen 94

Schmerzen zurückdrängen – »Retraining«
Zurückdrängen, auf Abstand gehen und abschalten 99
Gewöhnen schiebt den Schmerz beiseite 106
Schmerzimpfung 111

Wege zu einer stärkeren Schmerzabwehr
Werde aktiv, so wird deine Schmerzabwehr aktiv 112
Die Elektrostimulation (TENS-Methode) 113
Die Morphiumtherapie 113

Positiv fühlen vertreibt Schmerz und Leid
Gefühle wahrnehmen und akzeptieren 115
Negative Gefühle abbauen 116
Gedanken verändern Gefühle und Schmerz 117
Suggestionen 119
Gegenmittel zu Leid und Qual: Freude und Wohlgefühl 125
Gefühle abkoppeln – Dissoziation 127
Trauer über Verluste 129

Erfahrung – dein Werkzeugkasten gegen Schmerzen
132

Kompetenz und Stärke drücken den Schmerz
Die Macht des Selbstbewusstseins 136
So beherrschst du deine Schmerzen 141
Kraft lässt dich Schmerz und Leid besser ertragen 144

Von den richtigen Erwartungen hängt viel ab 149
Hilfe akzeptieren und nutzen 150

Sicherheit und Geborgenheit – Schlüssel zur Schmerzlinderung
Soziale Sicherheit 154
Geborgenheit, Zuneigung und Liebe 156

Lebe! 161
Wenn das Leben nur noch von kurzer Dauer ist 165

Anleitungen zum Entspannen
Bausteine für alle Entspannungstechniken 170
Aktive Muskelentspannung, Jacobson-Training 174
Die Reise durch den Körper 177
Atementspannung 177
Autogenes Training 178

Umgang mit Spannung im Alltag
Die Wahl der richtigen Schaltung 181
Training zur Spannungsregulation 184
Dosierte Muskelspannung im Alltag – die Praxis 186
Blitzentspannung 188
Wie du Stress wirkungsvoll bekämpfst 190

Erwünschtes einblenden – Unerwünschtes ausblenden – Wahrnehmungstrainings und Selbsthypnose
Training zur Wahrnehmung der Außenwelt 198
Training zur Wahrnehmung der Innenwelt 200
Meditation und Selbsthypnose 201

Kataloge voller Anregungen
Worte, die verändern 209
Bilder, die verändern 211
Visionen 212
Tätigkeiten, die verändern 220

Kommunikation – Sprechen hilft
Miteinander leben und reden 224

Miteinander arbeiten und reden	229
Mobbing meistern	233
Sich besser durchsetzen, »Nein« sagen, konsequent sein	235
Kontakte aufbauen und pflegen	236
Hinterfragen und Reflektieren	237

Soziale Hilfen

Eingeschränkte Leistungsfähigkeit	240
Allgemeine Hilfen	241
Finanzierungshilfen und das soziale Netz	243
Hilfe durch das Schwerbehindertengesetz	244
Hilfen und Maßnahmen für Berufstätige	246
Sonstige Hilfen – Rechtshilfe, Beratung, Notfall	259
Selbsthilfeorganisationen	261

Der Weg zum Erfolg

Heraus aus dem Teufelskreis	266
Bausteine des Erfolgs	267
Schritte zum Erfolgs	273
Dein persönlicher Weg aus Schmerz und Leid	288

Alarm!

Bein an Zentrale: Alarm – Alarm – brauche Hilfe!
Zentrale: Oh, tut das weh.
Zentrale an Aufmerksamkeit: Achtung – es kommen wichtige Nachrichten – durchlassen!
Zentrale an Bein: Was gibt's?
Bein an Zentrale: Hier unten stimmt etwas nicht.
Zentrale an Körperwahrnehmung: Achtet mal darauf, was die da sagen. Die haben da ein Problem. Findet heraus, was da genau los ist.
Körperwahrnehmung an Zentrale: Bein kann sich nicht bewegen. Es sagt, dass etwas Ziehendes ihm Schwierigkeiten mache. Käme von weiter oben und ziehe bis ganz runter.
Zentrale an Erfahrung: Was sollen wir jetzt machen?
Erfahrung an Zentrale: Schaut euch mal um, ob euch irgendetwas Verdächtiges auffällt, womit das zusammenhängen könnte. Wenn es nicht anders geht: Arbeit abbrechen. Hinlegen, nach einiger Zeit noch mal probieren, ob dadurch etwas besser wurde. Notfalls Arzt aufsuchen.

Tage später nach dem Besuch beim Arzt, Diagnose »Ischialgie«, Spritze, Linderung, weitere Abklärung:

Bein an Zentrale: Alarm – Alarm – brauche Hilfe!
Zentrale zu sich selbst: Mist, schon wieder! Wir können doch nicht wieder die Arbeit abbrechen und zum Arzt gehen. Wir fragen noch mal die Erfahrung: Was sollen wir machen?
Erfahrung: Schaut mal nach, habt ihr euch ungünstig bewegt, gebückt? Zu Schweres gehoben? Was hatte der Arzt gesagt worauf ihr Rücksicht nehmen sollt? Habt ihr das eingehalten?
Zentrale nach kurzer Überlegung: Wir sind überzeugt davon, alles soweit es in unserer Macht liegt, richtig getan zu haben.
Zentrale an Körperwahrnehmung: Achtet mal bitte auf die Körperhaltung vor allem am Rumpf, Becken und Bein. Und auf die Muskelspannungen in diesen Bereichen.

Körperwahrnehmung: Recht steif und verspannt alles!
Zentrale an Motorik: Versucht mal vorsichtig, den Körper in eine andere Haltung zu bringen und die Muskulatur zu entkrampfen – danke, das macht es ein klein wenig besser.

Wochen später, nach weiteren Besuchen beim Arzt und physikalischer Therapie, Wärmeanwendungen und mehr:

Bein an Zentrale: Alarm – Alarm – brauche Hilfe!
Zentrale: Kann das denn nicht endlich mal aufhören!!!!! Das geht so nicht weiter!!!!
Emotion an Zentrale: Ganz schön genervt, was? Aber ihr müsst euch mehr bemühen!
Zentrale: Natürlich sind wir genervt – wer wäre das nicht bei eurer dauernden Quälerei!
Zentrale an Erfahrung: Wisst ihr, was wir sonst noch tun könnten?
Erfahrung an Zentrale: Nö, mehr als der Arzt wissen wir auch nicht.
Zentrale an alle: Wir haben es satt. Wir wissen nicht mehr weiter. Wir wünschen uns nur noch Ruhe, Ruhe und nochmals Ruhe.
Bein an Zentrale: Alarm – Alarm – brauche dringend Hilfe! Warum tut ihr denn da oben nichts?!
Zentrale: Seufz!

Liebe Leserin, lieber Leser,

kommt Ihnen das bekannt vor? Stehen Sie auch vor dem Problem, nicht mehr recht weiterzuwissen, was man gegen ständige Schmerzen tun kann? Dann sind wir gewiß bei Ihnen willkommen – mein Buch und ich. Bevor wir anfangen, lassen Sie uns ein wenig miteinander bekannt werden. Erlauben Sie mir, Ihnen das »Du« anzutragen. Und nun möchte ich mich dir zunächst vorstellen: Ich bin psychologischer Psychotherapeut mit der zusätzlichen Qualifikation psychologische Schmerztherapie. Über 18 Jahre arbeitete ich in einer Klinik für Rehabilitation. Eine meiner Aufgaben bestand darin, Patienten mit chronischen Schmerzen zu helfen. Anfangs war auch ich ausgesprochen hilflos. Wie sollte ich mit meiner Psychologie helfen, wenn es der Arzt mit seiner Medizin nicht mehr konnte? Nun, so führte ich zunächst einmal mit dem Patienten Gespräche über seine Krankheit, den bisherigen Verlauf seiner Behandlung, über die Stärke, Häufigkeit, Verlauf und Art seiner Schmerzen. Und schließlich darüber, wie er sie verkraftete und mit seinem Leben fertig wurde. Von Seiten der Patienten kamen besonders Themen wie Arbeitsfähigkeit, Beruf, Finanzen, Zukunft und oft auch Fragen zur Partnerschaft hinein. Es tat vielen schon gut, dass sich einer mal in Ruhe die ganzen Umstände anhörte. Nach und nach kamen in Deutschland Fortbildungen auf zum Thema »Behandlung chronischer Schmerzen«. Sie gaben mir weiteres Knowhow. Inzwischen behandle ich Patienten mit Schmerzen und anderen Leiden in meiner eigenen Praxis.

Zum Buch: Das Buch ist so aufgebaut, dass zunächst im 1. Teil ein Überblick über das Schmerzgeschehen erfolgt. So verstehst du noch besser, was in dir vor sich geht. Und damit ist auch schon der erste Schritt in Richtung Besserung getan, denn Wissen ist Macht. Und durch das Wissen werden die im 2. Teil ausführlich dargestellten Maßnahmen gegen Schmerz und Leid vorbereitet – sie sind dadurch besser nachzuvollziehen und anzuwenden. Der 3. Teil enthält weitere Übungsanleitungen und Informationen. Hier findest du auch Ratschläge und Informationen zu beruflichen und sozialen Problemen, Anschriften von Hilfsorganisationen sowie Anleitungen für bessere Gespräche mit deinen Mitmenschen. Denn wer von Schmerz und Leid geplagt ist, hat es meist auch nicht leicht mit seiner Umwelt. Sei es, dass er Kontakte, Hilfe oder Verständnis sucht oder dass er krank machende Einflüsse verringern will. Der 4. Teil bringt Anleitungen, wie du nun die Informationen und Maßnahmen auch auf Dauer erfolgreich umsetzen kannst. Dieser Teil hilft dir ebenfalls beim Lösen von Problemen, ob sie nun Ursache oder Folge deiner Schmerzen sind. Zum Schluss erhältst du Vorschläge, deinen ganz persönlichen Weg bei der Schmerzbekämpfung zu gehen.

Weitere Hilfe findest du bei erfahrenen Schmerz- und Psychotherapeuten. Kolleginnen und Kollegen, die etwa so vorgehen wie ich, findest du hauptsächlich unter psychologischen Schmerz- und Verhaltenstherapeuten. Am Ende von Teil 3 findest du Anschriften von Dachorganisationen, die dir Adressen nennen können. Du kannst auch deine Krankenkasse fragen oder die Kassenärztliche Vereinigung (KV).

Damit das Buch flüssig lesbar bleibt, steht das Wort »Schmerz« stellvertretend auch für andere unangenehme Körperempfinden oder Leiden. Und bei Berufsbezeichnungen habe ich nur die kürzere, männliche Schreibweise gewählt, obwohl gerade in vielen Heilberufen mehr Frauen arbeiten.

Wissen ist Macht

Wissen gibt uns in dreierlei Hinsicht Macht über Schmerzen:

- Wissen wir über etwas gut Bescheid, so fühlen wir uns nicht mehr so hilflos. Hilflosigkeit verstärkt Schmerzen. Durch Wissen bauen wir beides ab.
- Wissen lässt uns die Vorgänge leichter verstehen. Krankheit, Schmerzen und Leiden werden sachlicher und verlieren so ihren bedrohlichen Charakter.
- Wissen hilft uns schneller Wege und Mittel zu finden, diese Vorgänge zu beeinflussen.

Melden, erkennen, speichern, lenken

Um unser Leben lenken zu können, brauchen wir ständig Informationen. Unsere Aufmerksamkeit ist dabei meistens auf die Außenwelt und unsere Gedanken gerichtet. Der Körper passt sich von selbst den Herausforderungen und Gegebenheiten an und wird daher kaum beachtet. Nur wenn er uns auf etwas hinweisen muss, das wir nicht genügend berücksichtigen, so meldet er sich. Für die Wahrnehmung und Steuerung steht uns ein komplettes Nachrichtensystem zur Verfügung samt einem Computer (Gehirn) für das Denken, Speichern und Lenken.

Das Nervensystem

Die wichtigsten Bausteine dieses Systems sind die Nerven. Sie können Informationen aufnehmen, weiterleiten, speichern und Anweisungen weitergeben. Ein Nerv besitzt auf der einen Seite mehrere kurze Verzweigungen. Diese nehmen Reize auf und erzeugen ein bioelektrisches Signal darüber. Dies wird auf der anderen Seite über eine längere Nervenfaser weitergegeben.

Weil jeder Nerv die Reize in ein elektrisches Signal verwandelt, lassen sich die verschiedensten Botschaften miteinander verbinden. Auch die Gehirnnerven, also unser Denken und

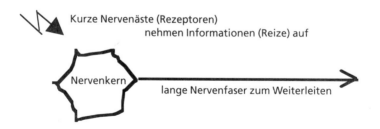

unsere Emotionen arbeiten mit diesen elektrischen Signalen. So ist es möglich, dass die einen Reize auf die anderen Einfluss nehmen. So beeinflussen Schmerzen das Denken und Fühlen oder Gedanken und Gefühle oder bringen Rückenmuskeln zu überhöhter Anspannung und erzeugen damit Schmerzen. Diese wechselseitige Beeinflussung kann genauso positiv sein: Eine gute Körperhaltung fördert das Selbstbewusstsein, positive Gedanken und Stimmung erzeugen Wohlgefühl und bremsen Schmerzen.

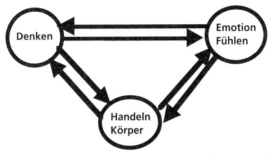

Erst wenn die Reizung eine bestimmte Stärke erreicht hat, gibt der Nerv die Nachricht weiter. Wir sprechen hierbei von der *Reizschwelle*, bei Schmerzen speziell von der »Schmerzschwelle«. Würde nämlich ein Nerv jede noch so kleine Reizung melden, so wären wir von der Reizmenge überfordert. Auf diese Weise ist jeder Nerv selbst schon ein Schmerzfilter. Diese Schwelle liegt nicht immer gleich hoch. Eine Veränderung der Schwelle, also der Empfindlichkeit, erfolgt z.B. durch chemische Stoffe, die sich an Ort und Stelle befinden, oder durch solche, die über den Blutkreislauf dort hingebracht werden, z.B. Schmerzmittel.

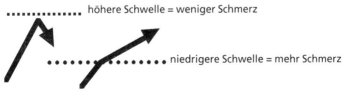

Nerven übertragen die Signale nicht an einem Stück, sondern als *Nervenketten*. An jedem Glied der Kette treffen auch andere Nerven ein, bringen ebenfalls Botschaften und haben dadurch Einfluss auf das Geschehen. Die *Signalübertragung* von einem Nerv auf den anderen erfolgt über einen kleinen Spalt hinweg (Synapse) mit Hilfe von chemischen *Botenstoffen*, die wir »Transmitter« (»Übertrager«) nennen. Am bekanntesten sind »Adrenalin«, »Serotonin« und »Dopamin«.

Werden Nerven ständig gereizt, so kann es zur Erschöpfung dieser Stoffe kommen und so kann das Nervensystem nicht mehr richtig arbeiten.

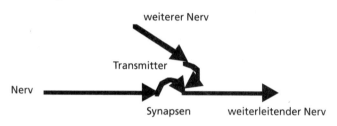

Die Bildung der Transmitter ist beeinflussbar. Einerseits durch Medikamente, Schmerzmittel, Psychopharmaka. Andererseits durch Impulse vom Gehirn. Dadurch werden Signale wie die Schmerzsignale verändert.

Lernen

Die Signalübertragung von Nerv zu Nerv wird leichter, je öfter schon dieses Signal über die Verbindung gelaufen ist. Durch chemische Veränderungen an den Synapsen (Kontaktstellen) werden die Nervenverbindungen mit der Zeit für die Übertragung empfindlicher. Das System hat gewissermaßen etwas gelernt. Nicht nur in den Gehirnnerven, sondern bereits in den unteren Teilen der Nervenketten finden solche Veränderungen (»Lernen«) statt. Lernen geht auch einher mit der Entstehung neuer Nervenverbindungen und Nervenzellen. Das kann einerseits zur Verbesserung der Wahrnehmung führen (höhere Empfindlichkeit). Andererseits hilft Gelerntes, mit den Dingen besser fertig zu werden. Umgekehrt kann Verlernen und Löschen auch hilfreich sein: Wenn etwas sich ungünstig entwickelt – z. B. der Betroffene zu schmerzempfindlich geworden ist –, sollte es lieber gelöscht bzw. wieder auf ein normales Maß reduziert werden.

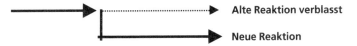

Wahrnehmung

In der Zentrale »Gehirn« befinden sich ganze Nervennetzwerke. Für die Wahrnehmung (Sensorik) des Körpers steht dieser Gehirnbereich über die entsprechenden Nervenbahnen mit diesem Teil in Verbindung. Er ist gewissermaßen der Repräsentant dieses Körperteils in der Regierung. Je nach seiner Bedeutung hat jeder Teil einen mehr oder weniger großen Bereich im Gehirn. Wenn ein Reiz hier oben ankommt, spüren wir diesen Körperteil. Andere Wahrnehmungen wie Sehen, Hören usw. entstehen auf gleiche Weise.

Die Wahrnehmung ist steuerbar, damit wir einerseits nicht von Reizen überflutet werden und andererseits Wichtiges von Unwichtigem trennen können. Das erfolgt durch die *Aufmerksamkeit*. Was in den Mittelpunkt der Aufmerksamkeit rückt, das nehmen wir intensiver wahr.

Ein Teil der Meldungen geht in Gehirnbereiche, die unser Bewusstsein darstellen. Diese Vorgänge sind uns dann *»bewusst«*. Der größte Teil wird zwar auch wahrgenommen und verarbeitet, aber unbewusst. Bewusst werden uns in der Regel nur die Dinge, die wir augenblicklich auch für ganz wichtig halten, z. B. neue Schmerzen.

Steuerung

Andere Gehirnzentren enthalten Steuerungsprogramme – für die Bewegung, Sprechen, Handeln (Motorik) und auch für die

Wahrnehmung und die lebenswichtigen Grundfunktionen wie Atmen, Herzschlag, Stoffwechsel (Vegetative Steuerung).

Erfahrung

Gleichzeitig wird in unserem Gehirn abgespeichert: Welchen Reiz habe ich wahrgenommen und wie verarbeitet. Wie habe ich reagiert, mit welchem Erfolg. Erst die Speicherung dieses ganzen Zusammenhangs hilft uns, neue Situationen richtig einzuschätzen und brauchbare Handlungen einzusetzen. Wenn uns eine neue Situation allerdings noch recht fremd ist, z. B. eine neue Krankheit mit ihren Schmerzen und unserem Leid, dann müssen wir erst einmal lernen, damit erfolgreich umzugehen.

Notbremse

Dieses Nachrichtensystem sorgt nun ständig dafür, das wir uns an die jeweiligen Bedingungen optimal anpassen und uns nicht überfordern. Anderenfalls wird die »Notbremse« gezogen: Krankheit, Schmerz, Leid, Angst, Depression, Erschöpfung. Diese Notbremsen sind zwar drastisch und unangenehm, aber immer noch besser als gar keine Bremse. Notbremse heißt nicht, dass wir nun gar nichts mehr tun sollen, sondern: dass wir etwas ändern sollen.

> Schmerz, Leid ⟶ »So nicht weiter!«

Chemische Nachrichten

Nachrichten werden auch durch Signalstoffe übertragen, z. B. durch Hormone. Das hat den Vorteil, dass jede Körperzelle über die Blutbahn erreicht werden kann. Deren Zentralen sitzen ebenfalls im Gehirn. Was dort oben vor sich geht, wird mit Hilfe von Drüsen durch die Hormone und ähnliche Botenstoffe dem Körper mitgeteilt. Dieser kann sich nun noch besser auf die Situation und Herausforderungen einstellen. Das hormonelle System kann sowohl zu Störungen und Krankheiten beitragen als auch zur Schmerzlinderung. Eine harmonische und zufriedene Lebenseinstellung bewirkt eine andere Hormonausschüttung als eine ungünstige, pessimistische. Da wir durch die Lebensgestaltung und unser Verhalten ständig die Körperchemie beeinflussen, werden auf diese Art und Weise viele Abläufe im Körper verändert – mal positiv und mal negativ.

Wissen über den Schmerz ist Macht über den Schmerz

Der Sinn des Schmerzes

Fragt man Betroffene: Wozu gibt es überhaupt Schmerzen, wofür sind sie gut? – so kommen meist folgende Antworten:
- Gut sind sie nicht, sie sind böse.
- Sie sind nicht nützlich, sondern höchst überflüssig.
- Darauf kann ich verzichten.
- Sie sind ein Warnsignal des Körpers, dass etwas nicht stimmt.
- Eine Strafe Gottes!
- Um einen zu quälen, als ob man noch nicht genug hätte.

Nur wenige sehen im Schmerz ein nützliches Warnsignal, das uns darüber informiert, wenn etwas im Körper überlastet ist. Und das Abhilfe fordert. Gäbe es den Schmerz nicht, so wären wir vielleicht schon als Kinder im heißen Wasser, am Herd oder durch Feuer verbrüht und verbrannt. Und später als Erwachsene würden wir nicht lange leben, würde der Schmerz nicht die Magengeschwüre, Herzattacken oder Lungenerkrankungen melden. Der Schmerz ist also unsere zentrale körperliche Warnanlage. Er will, dass du für den Erhalt deines Körpers und daher für dein weiteres Leben etwas unternimmst.

Natürlich kommen Verletzungen und Krankheiten häufig dadurch, dass wir selbst unseren Körper überfordern, schlecht behandeln, vergiften. Und dann meldet selbstverständlich der Schmerz den Schaden. Insofern könnte man es auch so deuten: Der Schmerz ist die Folge unseres Verhaltens. Da er scheußlich wehtut, ist er nun die Strafe dafür. Doch ihn als Strafe zu sehen nützt uns nichts.

Bei chronischen Schmerzen ist die ursprüngliche körperliche Warnung schon längst erfolgt und auch bearbeitet worden. Viele meinen, der Schmerz habe dann keine Warnaufgabe mehr. Diese jedoch verlagert sich nur. Der Schmerz übernimmt nun die Aufgabe, uns auf weitere Folgen hinzuweisen.

Wie Schmerzen entstehen

In unserem Körper liegen überall Nerven, die bestimmte Reize aufnehmen und Signale hierüber an das Gehirn senden. Die einen z. B. reagieren auf Druck und wir spüren dann Druck. Wird dieser zu groß, z. B. bei einem Stoß oder durch einen Tumor, so empfinden wir den Druck als schmerzhaft. Bis zu einer gewissen Grenze empfindet der Mensch Nachrichten als normal, vieles sogar als angenehm. Überschreitet der Reiz jedoch bestimmte Grenzen, so muss dies der Zentrale gemeldet werden. Er wird nun als unangenehm und schließlich schmerzvoll empfunden. Genauso ist es mit Wärme und Kälte. Werden sie zu stark, so empfinden wir sie als Schmerz.

Wird körperliches Gewebe verletzt, so werden an dieser Stelle geringe Mengen so genannter »Schmerzsubstanzen« freigesetzt. Diese lagern zu diesem Zweck in kleinen Depots im Gewebe. Durch die Verletzung werden zugleich die Depots zerstört und die Flüssigkeit kann austreten. Nun reizen diese Flüssigkeiten die Nervenenden und diese geben das als Meldung ans Gehirn: Schmerz! Gleichzeitig wird auch die Empfindlichkeit der Nerven verändert, damit diese auch ja Meldung erstatten.

Andere Nerven melden zu starke Dehnungen, wenn sich ein Blutgefäß bei Entzündungen oder bei Migräne stark ausdehnt. In unseren Muskeln sind ebenfalls Nerven, die Spannung und Dehnung messen. Bei Verspannung und Zerrungen schlagen sie dann Alarm: Muskelschmerzen!

Auch der Sauerstoffgehalt in der Muskeldurchblutung wird registriert. Ist er zu niedrig, z. B. bei längerer einseitiger Belastung, so gibt es ebenfalls Muskelschmerzen. Herzschmerzen treten auf, wenn die Herzmuskeln zu wenig Sauerstoff erhalten bei schlechter Blutzufuhr, weil die Herzkranzgefäße verengt sind.

Kopfschmerzen entstehen oft durch verspannte Kopf-, Kau- oder Augenmuskeln, Entzündungen der Ohren oder Stirnhöhlen.

Diese Schmerzen kennt jeder. Daher werden Schmerzen meistens mit einer Schädigung oder Entzündung unseres Körpers in Verbindung gebracht. Oder mit Überlastung und Überreizung.

Schmerz und Krankheit psychischen Ursprungs

Häufig werden unerklärbare Schmerzen der Psyche zugeschrieben. Viele sprechen von »seelischen Schmerzen«. Lieber sollte man von »Schmerzen psychischen Ursprungs« sprechen. Die Psyche braucht nämlich im Allgemeinen keine Schmerzen, um auf Störungen, Fehler und Gefahren aufmerksam zu machen. Sie benutzt zum Informieren und Warnen die Emotionen.

Ein gutes Gefühl heißt: »gute Nachricht« oder »gute Idee« (das kann sich später durchaus noch ändern), ein schlechtes Gefühl bedeutet dementsprechend: »schlechte Nachricht« oder »schlechte Idee«, »Gefahr – Vorsicht!«

Ein unangenehmes Gefühl wie Unzufriedenheit oder Angst und ein anschließendes Suchen nach Auswegen ist etwas Alltägliches und gehört zur Lebensgestaltung. Nur darf es nicht zu lange dauern. Sonst wird es zum Leid.

Anlass für Leid sind häufig die Ehe, Ärger mit Eltern, Schwiegereltern, Kindern und besonders auch der Arbeitsplatz: Schikane, Zank, Unterdrückung, Über- und Unterforderung, Nicht-anerkannt-Fühlen, Bezahlung unter Wert und auch Arbeitslosigkeit. Solche Dauerprobleme spüren wir als ständiges Unbehagen, als Lebensunzufriedenheit. Sie zeigen sich u. a. in leichter Reizbarkeit oder als Lustlosigkeit. Diesem Zustand sollte möglich bald ein Ende gesetzt werden. Wenn die Psyche Unzufriedenheit, Überlastungen, Fehler oder Störungen jedoch nicht beseitigt, so wird damit in absehbarer Zeit auch der Körper überstrapaziert oder falsch gesteuert. Und das wiederum wird dem Körper Schaden zufügen, den er dann in Form von Schmerzen dem Gehirn meldet. Die Schmerzen treten also als »körperliche Schmerzen« zu Tage. Ihre Verursachung ist jedoch tatsächlich die Psyche. Und daher ist es bei vielen Schmerzen wichtig, die dahinterliegenden psychischen Probleme zu bearbeiten. Anderenfalls werden solche Schmerzen wieder auftreten.

Wir finden häufig auch eine Kombination von körperlichen und psychischen Beschwerden. Jemand hat Schwierigkeiten mit seiner Gesundheit und zugleich mit seinen Mitmenschen. Dann erhöht gewissermaßen ein Leid das andere. Davon zu unterscheiden sind psychische Belastungen, die erst durch die Schmerzen entstehen. Diese sind also nicht Ursache, sondern Folge der Schmerzen. Oft jedoch lässt sich nicht ganz klären, wer die Henne und wer das Ei ist. Das ist bei der Frage der Hilfe aber ohnehin nicht nötig. Denn auch diesem Menschen muss psychologische Hilfe zu Teil werden.

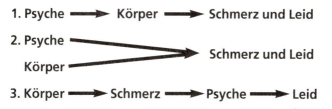

Wie kann sich die Psyche so auf den Körper auswirken, dass er krank wird? Ein Großteil der Einflüsse läuft über das »Vegetative System«. Es besteht aus dem vegetativen Nervensystem und der hormonellen Steuerung. Es hat die Aufgabe, die körperlichen Funktionen der jeweiligen Situation entsprechend anzupassen.

Entsprechend reagieren alle Organe und Systeme in ihrer ganz besonderen Art und Weise. Auch die Immunkraft und damit der Einsatz unserer Abwehrkörperchen verändert sich, je nachdem, ob wir ruhen, aktiv sind oder gar überfordert.

So, wie wir uns fühlen, ist auch unsere Körperhaltung und

unsere Muskelspannung. Ein pessimistischer, hilfloser oder depressiver Mensch hat eher schlaffe Muskeln und eine hängende, kraftlose Körperhaltung. Ein verbissener, übertreibender, überkorrekter oder aggressiver Zeitgenosse bekommt verspannte Muskeln und Sehnen und eine steife Haltung. Auf längere Sicht schadet beides dem Körper und ruft Schmerzen in den Muskeln und Sehnen hervor, langfristig auch in anderen Teilen unseres Bewegungsapparates. Der Optimist hingegen und ein Mensch mit gesundem Selbstvertrauen hat eher straffe und kräftige Muskulatur und eine gerade, aufgerichtete Haltung – es sei denn, er hängt zu einseitig an seinem Arbeitsplatz und vernachlässigt seinen Körper.

Muskeln dienen nicht nur der Körperhaltung, sondern auch dem Kampf ums Dasein, Konkurrenzkampf, Kampf um die Zeit (Akkord, Stress). Früher waren diese Kampfphasen zeitlich begrenzt, dann trat wieder Ruhe ein. Heute finden die Auseinandersetzungen fast pausenlos statt. Die Form hat sich gewandelt, der Mechanismus ist geblieben. Befinden wir uns in Kampf- und Abwehrhaltung, so sind die Muskeln angespannt – bereit zum Einsatz. Nur gegen wen? Der heutige Feind ist unsere gesamte Lebensart, keine Einzelperson. Niemand kann geschlagen werden, die Spannung kann sich nicht entladen und bleibt auf Dauer meist schmerzhaft.

Selbst etwas Harmloseres wie erhöhte Aufmerksamkeit und konzentriertes Beobachten fördert Spannung. In vielen Berufen muss man sehr genau aufpassen, ohne dass man sich dabei viel bewegt. So wird die Muskelspannung erhöht, aber nicht benutzt, nicht wieder abgebaut und macht sich irgendwann als Verspannung durch Schmerzen bemerkbar.

Zusammenfassend kann man sagen: Ist der Mensch insbesondere über längere Zeit psychisch zu sehr gefordert, so werden dadurch auch einzelne Körperbereiche oder gar der ganze Körper überfordert. Es entwickeln sich Störungen und schließlich Krankheiten, die sich dem Gehirn mit Schmerz und verschiedensten Arten von Unwohlsein mitteilen.

Schmerzen ohne erkennbare Ursache

Bisher haben wir Schmerzen immer mit Schäden oder Überforderungen des Körpers oder der Psyche in Verbindung gebracht. Doch gibt es zahlreiche Schmerzen und Beschwerden, die sich dadurch nicht erklären lassen. Inzwischen richtet die Forschung ihr Augenmerk verstärkt auch auf diese Phänomene. Zwei Ergebnisse:

Die Ursache für Schmerzen kann darin bestehen, dass nicht nur einzelne Nerven, sondern ganze Teilsysteme von uns irritiert sind, z. B. Steuerungsprogramme unserer Motorik. Diese sind von der Natur für bestimmte Aufgaben unter bestimmten Lebensbedingungen entwickelt worden und auf den speziellen Organismus abgestimmt. Wird solch ein Programm nun gestört durch zu große Abweichung vom eigenen natürlichen Rhythmus (überhöhtes Arbeitstempo oder auch Unterforderung des Systems), so meldet sich das System mit Schmerz.

Lästige Wahrnehmungen in Form von Schmerzen oder auch Ohrengeräuschen (Tinnitus) können dadurch entstehen, dass sich im Laufe der Zeit im Gehirn der Bereich zu sehr ausgebreitet hat, der für den jeweiligen Körperteil bzw. seine Wahrnehmung und Steuerung zuständig ist. Im ersten Kapitel hatten wir davon gesprochen, dass Wiederholungen als Lerneffekt sich in Veränderungen des Nervensystems widerspiegeln. So beobachtete man, dass gute Musiker häufig in dem für ihre Hände zuständigen Gehirnbereich vermehrt Nervenzellen besitzen. So können auch ständige Schmerzen das Nervensystem sensibler machen durch Vermehrung entsprechender Nervenzellen. Oder durch neue Verbindungen mit Nervenzellen, die sonst für normale Wahrnehmungen oder Steuerungen zuständig sind. Und so können auf einmal schon harmlose Vorgänge des Körpers plötzlich schmerzhaft werden. Man spricht bei diesen Phänomenen vom »neuroplastischen Umbau«.

Die Schmerzleitung zum Gehirn

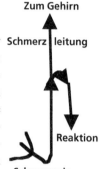

Genau genommen kann man das, was bisher abgelaufen ist, noch nicht als »Schmerz« bezeichnen. Weil hier am Ort des Geschehens nichts gespürt wird. Das Empfinden erfolgt erst später im Gehirn. Daher müsste man das Ausgangssignal (einschließlich seines Verursachers) als »Schmerzreiz« bezeichnet. Aber ich will weiterhin einfach »Schmerz« dazu sagen, weil es in unserer Umgangssprache so gebräuchlich ist.

Der Schmerz eilt nun vom Ort seiner Entstehung mit hoher Geschwindigkeit über die Nervenbahnen zum Gehirn. Unterwegs muss er eine Schaltstelle im Rückenmark passieren. Hier löst er schon die nächsten Reaktionen aus. Bei einer Verletzung wird der Körperteil weggezogen. Oder die Muskeln spannen sich so stark an, dass sich vorsichtshalber der betroffene Teil nicht mehr bewegen kann. Es ist gewissermaßen eine Schutz- oder Schonhaltung, damit Schlimmeres vermieden wird.

Es kann auch passieren, dass der Schmerzreiz nicht nur zum Gehirn weitergeleitet wird, sondern auf einen Nerv übertragen wird, der von oben kommt und zu diesem Körperteil führt. Dann kann dadurch die Empfindlichkeit der Nerven noch weiter erhöht werden – die Schmerzen werden stärker – ein Teufelskreis durch Rückkoppelung!

Erregung und Aufmerksamkeit

Wenn das Schmerzsignal im Kopf ankommt, werden wir erst einmal wachgerüttelt. Dafür sorgt das »retikuläre System«, unser so genannter Wach- und Schlafapparat. Der Schmerz hat sich hier gemeldet und mitgeteilt: »Pass mal auf, es ist etwas los!« Der Wach- und Schlafapparat erhöht darauf unsere Aufmerksamkeit, macht uns erregter und angespannter, um schnell reagieren zu können.

Wie alle anderen Informationen muss der Schmerz anschließend durch unsere »Aufmerksamkeit«. Diese sortiert die eingehenden Nachrichten nach ihrer Wichtigkeit und Dringlichkeit und steuert dadurch unsere Wahrnehmung. Bei der Fülle von Informationen wäre unser Gehirn hoffnungslos überfordert – genau genommen das Bewusstsein wäre es. Es verkraftet so viele Daten auf einmal nicht. Im Vor- oder Unterbewusstsein werden die Daten daher zunächst auf ihre Wichtigkeit hin getestet. Dafür gibt es eine Hierarchie, eine Rangfolge, die uns die Natur vorschreibt:

Die Rangfolge der Wahrnehmung
1. Warnung
2. Neuigkeit
3. Wichtiges
4. Gewohntes
5. Sonstiges

Als besonders dringlich werden Warnsignale durchgelassen, also Schmerzsignale, Bedrohungen, Mängel, Notlagen usw. Denn wehe, wir beachten diese Warnungen nicht, es könnte unser Verderben sein. Genauso ist es mit Neuigkeiten: Sie werden ebenfalls vorrangig beachtet und weitergemeldet. Deshalb finden neue Schmerzen besonders starke Beachtung.

An 3. Stelle stehen interessante und andere wichtige Dinge des Lebens. Diese finden ebenfalls starke Beachtung, aber eben erst nach den Warnungen und Neuigkeiten. An 4. Stelle folgen die Nachrichten, die noch öfter kommen, also nicht neu sind, die auch keine Warnmeldungen (mehr) sind und auch nicht interessant. Das sind die »gewohnten« Dinge. Sie berühren uns wenig, oft gar nicht mehr.

Wenn anfangs Nachrichten neu und dringlich waren, dann aber verarbeitet sind und trotzdem nicht aufhören, so setzt dieser Prozess des »Gewöhnens« ein: Die Nachricht verliert für die Wahrnehmung ihren Stellenwert und wird geschwächt oder gar nicht mehr zum Bewusstsein gelassen. Hier liegt eine große Chance für alle mit chronischen Schmerzen.

Das Schmerzempfinden

Hat der Schmerz die Aufmerksamkeit auf sich gelenkt und wurde weitergeleitet, so meldet er sich in dem Gehirnteil, der für Körpergefühle zuständig ist. Hier spüren wir: In einem bestimmten Körperteil sticht es, brennt oder pocht es und das Ganze hat eine gewisse Stärke. Dadurch können wir in der Regel den Ort der Schmerzursache herausfinden. Spüren tun wir erst also etwas, wenn das Signal bis hier ins Gehirn gelangt ist. Wurde es vorher abgefangen, so ist der Schmerzreiz zwar nicht weg, aber er ist nicht zu spüren. Das ist ganz wichtig sich vor Augen zu halten: Schmerzmittel fangen den Schmerzreiz zwar ab – wir spüren weniger oder keinen Schmerz –, aber dadurch ist die Krankheit selbst nicht gebessert geworden.

Für Empfindungen sind also die Gehirnzellen zuständig. Werden sie erregt, so spüren wir den entsprechenden Körperteil. Auch dann, wenn dieser Körperteil den Reiz selbst gar nicht gesendet hatte. Wird z.B. die Nervenbahn eines Fußes durch eine Bandscheibe oder einen Knochenengpass gedrückt, so geht auf dieser Nervenbahn ein Signal an das Gehirn. Aber es gelangt natürlich in die Gehirnzellen, die zum Fuß gehören. Und daher spüren wir den Schmerz im Fuß, obwohl er gar nicht krank ist und auch kein Signal gesendet hat. Sind Nerven durch Alkoholvergiftung oder schwere Stoffwechselkrankheiten, gestört z.B. bei der Zuckerkrankheit (Diabetes), so fangen sie zuweilen auch an, Signale ans Gehirn zu senden (Polyneuropathie). Auf diese Weise spüren Menschen mit solchen Störungen z.B. in Gelenken Schmerzen, obwohl die Gelenke gar nicht krank sind.

Das Schmerzabwehrsystem

Vor einigen Jahrzehnten fand man im Körper ein Schmerzabwehrsystem. Das arbeitet mit körpereigenem Schmerzmittel, mit Morphium. Das bilden wir im Körper selbst, daher nennt man diese Stoffgruppe »Endorphine«, abgeleitet von »Endo-Morphine« – »Endo ...« = »von innen her«. Diese Substanzen können die Zugänge zum Gehirn für den Schmerz verändern.

Wozu hat die Natur gleichzeitig zum Schmerz diese Schmerzabwehr erfunden? Der Schmerz als Warnsignal auf der einen Seite ist doch sehr lebenswichtig und darf daher eigentlich nicht ohne weiteres abgefangen werden. Nun, es gibt Situationen, die sind sehr gefährlich, ja sogar lebensbedrohend: Der Kampf auf einem Schlachtfeld. Stell dir vor: Wir sind auf dem Schlachtfeld des Lebens, werden verletzt und spüren wahnsinnige Schmerzen. Die Gefahr ist jedoch noch nicht gebannt. Irgend etwas – der Feind – bedroht weiterhin unser Leben. Aber vor Schmerzen können wir nicht mehr fortlaufen, nichts Sinnvolles mehr denken, uns nicht mehr retten. Wir wären verloren. Doch die Natur will Leben erhalten. Daher müssen die Schmerzen, die uns jetzt stören, zunächst beseitigt werden. Jetzt springt das Schmerzabwehrsystem ein. Natürlich sind wir normalerweise nicht mehr in der freien Wildbahn und hoffentlich nicht auf einem Schlachtfeld. Aber Bedrohungen gibt es überall und sei es nur die Gefahr, ein wichtiges Fußballspiel oder Geschäft zu verlieren, weil wir verletzt sind. Auch hier schon haben viele Menschen den Einsatz der Endorphine kennen gelernt. Ihre treibende Kraft ist der Wille zum Überleben.

Qual und Leid

Vorhin haben wir bereits von der Schmerzempfindung gesprochen. Das war nur die halbe Wahrheit. Eigentlich ging es nur um das körperliche Empfinden: Ort des Schmerzes, Art des Gefühls (Stechen, Pochen usw.) und Stärke des körperliche Gefühls. Doch das eigentlich Quälende war es noch nicht, das kommt jetzt hinzu. Die Nervenbahnen im Gehirn gehen gleichzeitig in den Teil des Gehirns, der für Emotionen – unsere so genannten seelischen oder psychischen Gefühle – zuständig ist. In diesem Gehirnteil gibt es die Gehirnzellen für »angenehm« und für »unangenehm« (»scheußlich«). Natürlich gehen nicht nur die Schmerzen hier durch, sondern letztlich alle anderen Nachrichten auch und sogar unsere Gedanken. In dieser Abteilung werden die Nachrichten und Gedanken sortiert: Ob sie gute oder schlechte Botschaften bringen. Ein gutes Gefühl heißt also zunächst: »gute Nachricht«, ein schlechtes Gefühl bedeutet dementsprechend: »schlechte Nachricht«. Da der Schmerz nun mal schlechte Nachrichten bringt, löst er damit jedes Mal ein unangenehmes Gefühl aus, eben dieses Quälende, Schmerzhafte. Und so erzeugen auch andere schlechte Nachrichten wie Sorgen, Ängste, Enttäuschungen, Hilflosigkeit, Überforderung usw. Qualen und Leid.

Schmerzen und andere negative Botschaften müssen quälen. Sie können es nicht anders und dürfen es nicht. Das hat seinen Grund zusätzlich darin, dass die Emotionen nicht nur »gut« und »schlecht« sagen, sondern sie regeln damit zugleich unser Handeln. Stell dir vor:

Du haust dir mit dem Hammer auf den Finger und das wäre ein schönes Gefühl. Was würdest du machen? Richtig, gleich noch einmal auf den Finger hauen, weil es so schön war. Schöne Gefühle sagen: Mach es noch einmal. Mach weiter so. Wäre das im Sinne des Erfinders? Könnte der schöne Schmerz dir damit helfen? Sicher nicht. Im Gegenteil! Alles würde noch schlimmer. Nun denk dir einen neutralen Schmerz – nicht schön, nicht scheußlich. Was wäre dann im Falle einer Krankheit? Dir wäre sie egal. Sie stört ja nicht. Du würdest jedenfalls so schnell nichts unternehmen. Da bleibt nur noch das scheußlich quälende Gefühl. Was machst du dann? Du versuchst es zu beseitigen. Du unternimmst etwas gegen Störungen und Krankheiten und siehst auch zu, dass das nicht noch einmal auftritt.

Nur so kann eine Warnmeldung wirklich helfen, bis du etwas Sinnvolles unternommen hast Nur wenn sie dich quält, unternimmst du etwas.

Schmerz = Körpergefühl + Qual

Schmerzempfindlichkeit und Schmerzreaktion

Manche drücken ihr Empfinden sehr lautstark aus, anderen ist dies peinlich. Und es spielt sogar eine Rolle, wem gegenüber das Schmerzempfinden geäußert wird. So sollen Männer gegenüber attraktiven Frauen ihre Schmerzen noch weniger mitteilen, als sie es sonst schon tun, während Frauen gegenüber attraktiven Männern ihn verstärkt äußern.

Frauen und Männer gehen überhaupt unterschiedlich mit Schmerzen um. Frauen leiden häufiger unter Schmerzen und empfinden diese auch stärker: Sie sind schmerzempfindlicher als Männer. Sie können auch verschiedene Schmerzarten besser unterscheiden. Frauen kommen aber dennoch besser mit Schmerzen zurecht, weil sie darüber sprechen. Sie lösen ihre Probleme mehr mit Hilfe von Gesprächen über die emotionale Verarbeitung ihrer Situation, während Männer eher handfeste und systematische Ratschläge bevorzugen und Emotionen totschweigen.

Einen Grund für die Unterschiede der Geschlechter sieht man in den jeweiligen Sexualhormonen. Östrogene, die weiblichen Sexualhormone, steigern die Aktivität des Nervensystems und verstärkten möglicherweise die Weiterleitung schmerzhafter Impulse. Die männlichen Sexualhormone dagegen wirken dämpfend. Einer neueren amerikanischen Studie zufolge soll der Unterschied in der Schmerzempfindlichkeit auch genetisch bedingt sein. Schmerzstillende Medikamente wirken Berichten zu Folge ebenfalls bei Männern und Frauen unterschiedlich auf Grund der hormonellen Unterschiede.

Nach dem Schmerzempfinden geht es jetzt zur Handlungsplanung, die geeignete Maßnahmen in Gang setzen will. Bei neu aufgetretenen Schmerzen oder krassen Änderungen der bisherigen werden wir als Erstes einen Suchprozess einleiten. Wo tut es weh? Wir schauen uns – wenn möglich – die Stelle an. Wir versuchen herauszufinden, was da los sein könnte. Diagnostik ist das erste Mittel. Sogleich unternehmen wir auch erste Hilfsmaßnahmen, versuchen Schlimmeres zu verhüten und bestehende Schäden zu beseitigen. Liegt das alles nicht in unserer Macht, so suchen wir Hilfe und gehen schließlich zum Arzt. Für die Diagnostik braucht er einen Gehilfen, der ihm sagen könnte, wo die Störung sich befindet und von welcher Art sie ist. Dieser Gehilfe ist unser Schmerz. Daher kann er einfach noch nicht schweigen.

Nun werden Heilmaßnahmen eingeleitet. Wer sagt uns hier, ob etwas besser wird oder nicht? Neben der modernen medizinischen Diagnostik ist immer noch der Schmerz ein wichtiges Indiz für Veränderungen, besonders für den Betroffenen selbst, der allein kaum medizinische Messungen durchführen kann.

Der Anfang der Schmerztherapie war sehr schwer, weil Herr Kr. den Schmerz als Maß für seine Erkrankung bzw. für Verschlimmerung nahm: »Schließlich muss ich doch wissen, ob meine Erkrankung schlimmer wird. Ich kann ihn daher nicht einfach in die Ecke stellen.« Nach einiger Zeit ist es ihm gelungen, an Stelle des Schmerzes andere Anzeichen und regelmäßige Arztkontrollen zu benutzen. Dann erst ging es ihm besser.

Zuweilen besteht eine Reaktion auf Schmerzen einfach darin, dass wir zunächst nur schreien, weinen, klagen, fluchen oder hilflos dastehen. Das erinnert schnell an das Verhalten eines Kindes. Mal löst es Hilfsbereitschaft aus, mal auch Verwunderung. Oft wird ein Betroffener dann tatsächlich wie ein Kind behandelt, besonders in der Medizin und auf Ämtern. Oder er erhält die Aufforderung, sich nicht so gehen zu lassen, sich zusammenzureißen. Beachte also: Deine Schmerzreaktion ist gleichzeitig immer ein Signal nach außen, selbst wenn du es nicht willst. Und dementsprechend reagieren die anderen.

Das Schmerzgedächtnis

Woher wissen wir, was jetzt gut für uns ist? Sollen wir die Arbeit liegen lassen? Uns selbst hinlegen? Andere um Rat und Hilfe bitten? Zum Arzt gehen? Eine Schmerztablette einnehmen? In dieser Frage hilft uns unser Schmerzgedächtnis weiter mit seinen mehr oder weniger großen Erfahrungen. Hier sind frühere Schmerzerlebnisse abgespeichert samt ihren damals erfolgten Gegenmaßnahmen. Und ob diese Maßnahmen geholfen haben oder nicht. Auch fremde Erfahrungen sind hier abgelegt: Wir haben bei anderen Menschen miterlebt, wie es ihnen bei Krankheit, Schmerzen und anderen Situationen erging und was ihnen dabei geholfen hatte. Auf all diese Erfahrungen greifen wir zurück und prüfen, was uns diesmal helfen könnte. Wer hierbei viele Erfahrungen sein Eigen nennt, der fühlt sich kompetent. Wer bisher wenig Erfahrung mit Schmerzen gemacht hat, der ist oft buchstäblich hilflos.

Bei bestehenden Schmerzen werden durch das Schmerzgedächtnis die alten, bisherigen Erfahrungen abgerufen und so die aktuellen Schmerzen möglicherweise noch verstärkt. Insbesondere bei schlechten Erfahrungen: »Mist, schon wieder diese miesen Schmerzen. Ich kriege sie einfach nicht in den Griff«. Bei positiven Erfahrungen: »Das schaffe ich!« wird eher der Rückgang der Schmerzen erinnert und somit ein Gefühl der Linderung ausgelöst.

Bei operativen Eingriffen wird das Bewusstsein durch eine Narkose ausgeschaltet. So kann der Patient seine Schmerzen nicht spüren. Aber die Schmerzreize werden weiterhin dem Gehirn gemeldet und dieses scheint sie auch – jedenfalls teilweise – im Schmerzgedächtnis zu speichern. So kann z. B. der Operationsschmerz bei einer Amputation im Nachhinein über das Schmerzgedächtnis wieder aufleben und zu lang anhaltenden Qualen führen. Damit das Schmerzgedächtnis erst gar keine Informationen von der Operation erhält, will man nun zusätzlich bereits die Schmerzleitung nach oben durch Betäuben der Leitungsbahnen (Blockaden) ausschalten. Auch bei sehr intensiven Schmerzen durch Verletzungen oder Krankheiten will man jetzt mit Schmerzmitteln eine Speicherung im Schmerzgedächtnis rechtzeitig verhindern.

Einflüsse der Umgebung

Unser Gedächtnis hat nun in den Erfahrungen herumgesucht und unterbreitet uns Vorschläge, was wir tun könnten. Nur können wir nicht blindlings wiederholen, was wir oder andere früher einmal bei Schmerzen unternommen haben. Denn jede Situation ist doch gewissermaßen einzigartig. Wir müssen daher zusätzlich die Situation schnell erfassen und an ihr messen, welcher Vorschlag realisierbar ist. Arbeiten wir auf einer Baustelle und halten gerade eine wichtige Stütze, so können wir nicht ohne weiteres einfach alles stehen und liegen lassen. Wir müssen erst noch durchhalten, so gut es geht. Anders im Büro. Da wird so schnell nichts zusammenbrechen, wenn wir mal wegen der Schmerzen etwas anderes tun wollen. Selbst die weitere Umgebung wird mit einbezogen: Ob die Sonne scheint, ob nette Menschen in der Nähe sind u. ä.

Den größten Einfluss hat meiner Erfahrung nach die soziale Situation:

Stell dir vor, du hast ständig Schmerzen und kannst deshalb deine Aufgaben in der Firma nicht mehr voll erfüllen. Der Chef sagt: »Wenn Sie Ihre Leistung nicht mehr bringen können, dann müssen Sie gehen. Ich habe keine andere Arbeit für Sie.«

Was für ein Gefühl hast du dann? Sicher ein ganz mieses. Und was macht dann das Gefühl? Es gesellt sich zu dem miesen Gefühl, das schon der Schmerz selbst erzeugt hat. Die Qual des Schmerzes wird dadurch größer. Man spürt tatsächlich mehr Schmerz. In unserem Gehirnteil »Emotionen« fließt alles in einen Topf. Die Schmerzen und Qualen, die vom Körper her entstanden sind, nennen wir den »ursächlichen Schmerz«. Die »Schmerzen« und Qualen, die in der Folge davon zusätzlich entstanden sind, bezeichnen wir als »sekundäre Schmerzen«.

Zur sozialen Situation zählen genauso die zwischenmenschli-

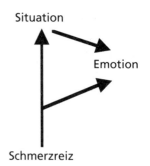

chen Beziehungen: Partnerschaft, Familie, Freunde und Kollegen. Hier gibt es ebenfalls viele Probleme:

- Man nimmt mich nicht ernst.
- Ich fühle mich als Krüppel nicht mehr vollwertig.
- Ich bringe keine volle Leistung und erfülle meine alten Aufgaben nicht mehr.
- Bei Liebe und Sex tut es mir so weh, dass ich Sex nicht mehr mag und nun als Versager dastehe.

Die Liste solcher Probleme ließe sich seitenweise fortsetzen. Und wie fühlen wir uns dabei? Wiederum sehr mies! Der sekundäre Schmerz wird immer stärker.

Kompetent oder hilflos

Wir setzen nun alles in unserer Macht Liegende daran, die Situation, die Schmerzen und ihre Qualen zu verbessern. Mal sind wir sehr engagiert, mal richtig aggressiv und mal – wenn es dann doch nicht so klappt – sind wir betrübt bis depressiv. Und wenn man dann merkt, dass man hilflos, machtlos dem Lauf der Dinge ausgeliefert ist, wie fühlt man sich dann? Noch schlechter! Die Qual des Schmerzes ist dadurch erneut gestiegen. Diesmal durch die Gefühle der Hilflosigkeit, Ohnmacht und den damit verbundenen Ängsten.

Fazit:
Der Schmerz ist nicht allein und oft nur zu einem kleineren Teil vom reinen körperlichen Schaden abhängig. Der Einfluss der Situation und der eigenen Kompetenz ist oft ganz beachtlich.

Die Kompetenz kann die Schmerzen positiv beeinflussen, also lindern, wenn sie über geeignete Werkzeuge verfügt. Ihr Einfluss kommt über das Denken, die Erfahrung etwas verzö-

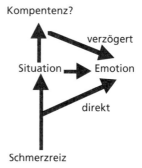

gert zur Wirkung. Das kostet Zeit und zusätzlich Energie, weshalb das ständige Kämpfen gegen Schmerzen zugegebenermaßen auch anstrengend und schließlich zermürbend sein kann. Aber beruhigend ist, dass wir durch Lernen und Üben immer besser und schneller Schmerz und Leid lindern können.

Wenn Schmerzen »chronisch« werden

Mit »chronisch« bezeichnete man bisher solche Schmerzen, die länger als 6 Monate andauerten oder häufig wiederkehrten. Man wollte damit ausdrücken, dass sie schon recht lange existieren, oft auch keine medizinisch-diagnostische Aufgabe mehr haben, sich aber sehr hartnäckig bemerkbar machen. Im Gegensatz zu akuten Schmerzen, die gewissermaßen frisch sind, noch als körperliche Schadensmelder angesehen werden und deren Ursache man noch zu beseitigen hofft.

Inzwischen bezeichnet man mit »chronisch« mehr einen Prozess, einen Vorgang, der sich weiterentwickelt und den Betreffenden immer mehr in seiner Lebensqualität beeinträchtigen kann. Die Häufigkeit, Dauer oder Stärke der Schmerzen nehmen zu. Das Schmerzgefühl breitet sich im Körper oft weiter aus. Der Verbrauch von chemischen Schmerzmitteln nimmt zu, bis gravierende Nebenwirkungen oder gar Abhängigkeit auftreten. Verschiedenste Ärzte und medizinische Einrichtungen werden aufgesucht. Meist werden die Betroffenen im Laufe der Zeit depressiver, das Leben macht immer weniger Freude. Schwierigkeiten im Beruf und in der Familie nehmen zu.

Was geht hier vor, warum gibt der Schmerz keine Ruhe? Warum kann sich der Schmerz weiter ausbreiten? Hierzu gibt es verschiedene Gründe:

- Die Schmerzursache kann nicht gefunden oder behandelt werden oder die eigentliche Schmerzursache wurde übersehen. Der Schmerz schlägt daher weiter Alarm.
- Es besteht die Gefahr, dass sich durch die Beeinträchtigun-

gen der Körper verändert und nun neue, ungünstige Belastungen auf ihn zukommen. Fehl- oder Schonhaltungen können zu neuen Schmerzen führen.
- Die Schmerzen werden nicht rechtzeitig und ausreichend gedämpft, der Betroffene wird nervös, kann schlecht schlafen, verliert immer mehr an Kraft, um gegen seine Schmerzen anzugehen.
- Das Nervensystem kann durch die ständigen Schmerzen sensibler werden und ist möglicherweise auf Schmerzreize schon programmiert.
- Veränderungen und Fehlsteuerungen im Nervensystem können auftreten. Schmerzimpulse werden gesendet bzw. Schmerzen gespürt, auch wenn der Schaden behoben oder verringert wurde (neuroplastische Veränderungen).
- Das körpereigene Schmerzabwehrsystem arbeitet nicht richtig und ist nicht in der Lage, Schmerzen ausreichend zu kontrollieren und zu dämpfen.
- Die Fähigkeit, mit der Krankheit und ihren Folgen umzugehen, ist mangelhaft. Soziale Probleme können nicht gelöst werden, das Leid wird quälender.
- Der Betroffene fühlt sich hilflos. Die Angst vor Schmerzen nimmt zu und damit die Aufmerksamkeit auf Schmerzen.
- Aus der Hilflosigkeit heraus bekommt der Schmerz vielleicht neue Aufgaben – als Hilferuf, als Beeinflussungsmittel u. a. Dadurch erhält er einen hohen Stellenwert und wird folglich intensiver beachtet.

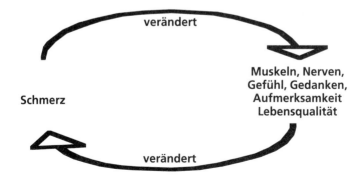

Wollen wir Schmerz und Leid überwinden, so müssen wir alle
Anteile betrachten und an mehreren Punkten ansetzen:

- Körper, Umgang mit dem Körper
- Schmerzleitung
- Erregung, Schlaf
- Wahrnehmung
- Emotionen
- Gedanken, Einstellungen
- Situation, Umfeld, Beziehung, Beruf
- Fähigkeiten, Erfahrung, Verhalten

Tipps gegen Schmerz und Leid

Lieber Leser,
Schmerz und Leid sind etwas sehr Vielseitiges. Viele Bereiche des Nervensystems, des Gehirns, aber auch unseres Lebens spielen dabei eine Rolle. Das Schmerz- und Leidensgefühl wird zum einen direkt durch die Ursache, z. B. eine Krankheit, eine Störung oder ein Problem erzeugt. Zusätzlich wird es im weiteren Verlauf davon beeinflusst, wie wir unsere Situation und unsere Möglichkeiten einschätzen. Dies geschieht erst im zweiten Schritt und hat daher eine etwas verzögerte Wirkung. Aber in diesem Bereich liegen immer Möglichkeiten, den Schmerz und das Leid zu verändern, selbst wenn es an den Ursachen beim besten Willen nichts mehr zu drehen und wenden gibt.

Worauf es ankommt

Wir alle wissen: Von nichts kommt nichts. Wenn die bisherigen Maßnahmen noch nicht genügend Linderung und Abhilfe gebracht haben, wirst du dich jetzt selbst verstärkt darum kümmern müssen.

TIPP 1 Verbessere deinen »Selbstwirksamkeitsglauben«, denn gerade der bestimmt in hohem Maße, wie du mit Schmerzen und Leid zurechtkommst:
Selbstwirksamkeitsglauben nennt man die Wahrnehmung der eigenen Fähigkeiten und Möglichkeiten. Er besteht aus deiner Überzeugung, dass dein Verhalten zu einem bestimmten Ergebnis führen wird. Dieser natürlich sehr subjektive Einfluss ist größer als der Einfluss von Intelligenz oder der tatsächlichen Fähigkeiten. Denn wer von seinen Fähigkeiten überzeugt ist, der traut sich mehr zu, hat mehr Mut und Ausdauer und dementsprechend mehr Erfolg als derjenigen, der an seinen Möglichkeiten zweifelt. Menschen mit geringem Selbstwirksamkeitsglauben empfinden mehr Angst, Aggressivität, Depression und Hilflosigkeit. Sie unterschätzen eher ihre eigenen Fähigkeiten und empfinden daher Herausforderungen als Bedrohung und Stress.

Derartige Überzeugungen von sich selbst entstehen auf verschiedene Weisen. Zum einen durch direkte Erfahrung: Ich weiß, dass ich es kann, weil ich es ausprobiert habe und dabei erfolgreich war. Zum anderen durch indirekte Erfahrung: Wenn andere das können, kann ich das auch. Ebenso spielt erlebtes Vertrauen eine Rolle: Ich kann das, weil andere es mir zutrauen (Partner, Eltern, Freunde). Und das Selbstvertrauen: Ich kann das, weil ich es spüre.

TIPP 2 Bearbeite möglichst viele Ratschläge.
So sammelst du neue Erfahrungen. Erfahrungen machen kompetent, schützen vor Hilflosigkeit. Kompetenz für sich

verringert bereits Schmerzen und Leid. Was will der Schmerz denn von dir? Dass du etwas Sinnvolles für dich, deinen Körper und dein Leben tust. Je besser du das kannst, desto weniger muss dich der Schmerz immer wieder daran erinnern.

Ergreife die Initiative.

Warte nicht darauf, bis der Schmerz von allein nachlässt. Du wartest oft vergeblich. Und vergeblich warten tut weh! Weil du dich dabei ständig auf deine Schmerzen konzentrierst – und dann spürst du sie natürlich umso deutlicher. Unternimm selbst etwas, dann werden sie schneller nachlassen.

Akzeptiere den Schmerz und auch andere negative Gefühle als etwas Nützliches.

Sieh in Schmerz, Leid und Angst nicht immerzu den Teufel oder eine Strafe. Sie sind Warnsignale deines Körpers, des Umgangs mit ihm und Warnsignale deines Lebens. Sieh in ihnen deine Diener, deine Gehilfen. Sie wollen doch nur dein Leben schützen. Nur, du musst vielleicht erst lernen zu verstehen, was sie wollen. Akute Schmerzen sind meist körperliche Warnsignale, die wir in der Regel schnell verstehen. Chronische Schmerzen hingegen sind sehr allgemeine Warnsignale, die wir nicht immer gleich verstehen. Lerne daher die Sprache des Schmerzes! Negative Gefühle wie Leid, Kummer, Trauer und Angst sind ebenfalls Zeichen dafür, dass dein Leben nicht harmonisch ist und irgendetwas nicht mehr stimmt.

- Akzeptiere diese Botschaft, du wirst dafür dankbar sein.
- Lerne deine Gefühle zu verstehen (Tipp 144).
- Gehe den Ursachen und Zusammenhängen auf den Grund. Siehe nächste Kapitel und Tipp 144 und 188
- Orientiere dich an deinen innersten Bedürfnissen, weniger an Oberflächlichkeiten. Finde heraus, was du brauchst, und sorge dafür, das du das möglichst erhältst.
- Setze dir nicht so sehr zum Ziel, Schmerz, Leid und andere unangenehme Gefühle gänzlich zu beseitigen. Das ist oft kaum möglich. Lerne lieber trotzdem dein Leben zu leben und das zu tun, was du tun möchtest und könntest.

Zusammenhänge zeigen dir Einflussmöglichkeiten

Lange Zeit ging man in der Schmerzbehandlung nur davon aus: Wenn wir die Ursache der Schmerzen kennen und diese beseitigen, verschwinden die Schmerzen. Aber nicht alle Ursachen lassen sich finden geschweige denn beheben. So müssen wir nach anderen Wegen und Zugängen Ausschau halten: *Was kann den Schmerz denn sonst noch beeinflussen?* Chemische Schmerzmittel sind dabei ein großer Segen – aber wegen der Nebenwirkungen sollten sie so gering wie möglich gehalten werden. Daher müssen wir uns auf die Suche machen nach weiteren Zusammenhängen zwischen dem Schmerz und irgendwelchen anderen Einflüssen.

Das folgende Bild soll noch einmal die Möglichkeiten der Beeinflussung aufzeigen: 1. Ursache beseitigen, 2. direkte Beeinflussung und 3. Einflüsse verändern.

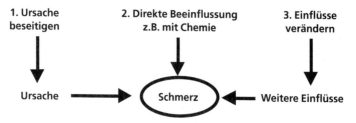

Die wichtigste Hilfe dabei ist zunächst das Beobachten. Beobachten, was mit dem Schmerz im Verbindung stehen könnte. Z.B. was war vorher geschehen oder gleichzeitig, was folgte daraufhin. Sorgfältiges und wiederholtes Beobachten ist der Schlüssel zur Hilfe. Hat man dann den einen oder anderen Verdacht, so kann man mit Experimenten den Verdacht näher erforschen: Ganz gezielt wird eine bestimmte Bedingung hergestellt und beobachtet, ob die Krankheit, der Schmerz usw. wieder auftreten, sich verschlimmern oder verbessern.

Was aus den Beobachtungen und Versuchen schließlich herauskommt, sagt noch nichts Endgültiges darüber aus, ob nun die *Ursache* gefunden wurde, ein *Auslöser* oder ein *Verstärker*. Auslöser müssen nicht die Ursache sein, setzen aber bestimmte Prozesse in Gang. So ist z. B. die Ursache für Migräne noch längst nicht restlos geklärt. Aber wir wissen, dass bestimmte Speisen oder Stress eine Attacke auslösen können. Verstärker sind ebenfalls keine Ursache und auch keine Auslöser, aber haben zusätzlichen Einfluss auf Krankheitsverlauf, Schmerzstärke, Emotionen usw. Haben wir beispielsweise Ärger am Arbeitsplatz, so kann dieser den Schmerz noch verstärken. Obwohl er für den eigentlichen Schmerz gar nicht verantwortlich sind.

Am Anfang ist es natürlich schwierig: Was soll man alles beobachten und notieren? In der Regel sind als Einflüsse denkbar:

- Unsere Tätigkeiten (was wir tun und lassen)
- Speisen und Getränke, Genussmittel, Medikamente, Gifte (was wir in den Körper hineinschlucken)
- Luft mit Sauerstoff, Gasen, Schmutz, Pollen (was wir in den Körper hineinatmen)
- Reize wie Wetter, Temperatur, Licht, Schadstoffe, die die Haut berühren (was unseren Körper von außen berührt)
- Psychische Reize wie Gedanken, Ängste, Stress, Freude, Schmerz, Enttäuschung usw. (was uns von innen berührt)
- Gewaltsame Einwirkungen auf den Körper: Schläge, Stöße, Rütteln, Beschleunigung, abruptes Bremsen, Schnitte, sonstige Verletzungen (was uns mechanisch zerstört)
- Kontakte mit Infektionsquellen (was uns ansteckt)
- Tageszeit, Zeitrhythmen (Schichtarbeit), Biorhythmus, Jahreszeit. Die Zeit ist nur ein Maß, wann etwas auftritt. Entscheidend sind die inneren Prozesse, die zeitlichen Änderungen ausgesetzt sind z. B. Auf- und Abbauprozesse, Wachheit, Schlaf, Hormonzyklus.
- Abhängigkeit von Lichtverhältnissen (hell/dunkel, Sonnenstand) z. B. bei Stoffwechselprozessen (was uns verändert)

Um die Beobachtungen wirklich brauchbar zu machen, müssen sie systematisch und gewissenhaft durchgeführt werden. Ohne Aufzeichnungen haben wir sie bald wieder vergessen oder durcheinander gebracht und dann sind sie wertlos. Und eine gewissen Anzahl oder Dauer muss schon eingehalten werden, um nicht bloßen Zufällen zu erliegen.

TIPP 5
Das Schmerz-und-Leid-Tagebuch

- Für Aufzeichnungen eignen sich am besten DIN-A5-Hefte. Für unterwegs oder am Arbeitsplatz kannst du auch kleinere Hefte verwenden.
- Entscheide dich, wie viele Einflüsse du zunächst beobachten willst. Nimm vielleicht solche, die du schon vermutet hast oder die im weiteren Teil dieses Buchen in manchen Tipps empfohlen werden. Nimm nur wenige gleichzeitig, um durchzuhalten.
- Überlege, was du als Maßstab der Beeinflussung nehmen willst, z.B. Schmerzen werden stärker oder schwächer, Schlafstörungen werden häufiger oder weniger, Stimmung ist positiv oder negativ, Durchhaltekraft stark oder schwach usw.

Wo es geht, da nimm dazu ein Zahlenmaß, z.B. Dauer der Kopfschmerzen in Stunden, Anzahl der Migräneattacken. Bei *Schmerzen* allgemein hat sich eine 10er-Skala bewährt, die auch optisch als Dreieck helfen kann, die Schmerzstärke einzuschätzen.

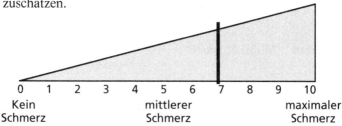

In Worten:
 0 kein Schmerz
 1 sehr geringer Schmerz (kaum spürbar)

4 unangenehm, kann ihn aber zeitweise ignorieren
5 mittelstark (ich werde damit noch ganz gut fertig)
8 kaum erträglich, kann mich kaum auf anderes konzentrieren
10 ich halte es absolut nicht mehr aus.

Für *Emotionen, Stimmung und Befindlichkeit*, die zwei verschiedene Vorzeichen haben können, z. B. Ärger und Freude, nimm eine Skala mit zwei Richtungen.

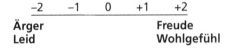

–2 viel Ärger, –1 etwas Ärger, 0 keinen Ärger und keine Freude, +1 etwas Freude, +2 viel Freude

Handelt es sich mehr um ein einseitiges Gefühl z. B. Schuldgefühl, so nimm eine einseitige 4er-Skala:

0	1	2	3
kein	wenig	deutlich	sehr stark
	Schuldgefühl		

Nun teile deine Seiten in so viele Spalten ein wie du brauchst, z. B. 4 – für Zeit, Tätigkeit o. ä., Schmerzstärke, Befinden

Montag, den 7.5.01		Wetter: regnerisch, windig	
Uhrzeit	Tätigkeit, Speise	Schmerzstärke	Befinden/ Emotion
8	Besprechung im Team	4	-1
9	Lkw beladen, sehr schwer	6	-2
10	Besorgungen, leicht	4	+1
...	...	...	...
...	...	...	...

- Für Einflüsse, die sich nicht ständig ändern (Wetter), kannst du oben oder unten etwas Platz zum Notieren lassen. Halte auch das Datum fest und den Wochentag.
- Für Begleiterscheinungen z. B. bei Migräne kannst du darunter oder auf der Rückseite Notizen machen: Übelkeit, Schwindel, Erbrechen. Oder hinter die Schmerzstärke Abkürzungen wie: Ü, S, E.
- Und wenn dir andere Erscheinungen verdächtig sind, dass sie vielleicht dazugehören: kurz notieren, am besten mit in die Schmerzspalte, z. b. Anfälle, Steifigkeit oder mit in die Befindlichkeitsspalte, z. B. Angst, Panik.
- Willst du später messen, ob deine Bemühungen zur Schmerz- oder Leidbekämpfung erfolgreich sind, so musst du eine Spalte für »Bemühungen« einfügen, du kannst dafür eventuell die Tätigkeit weglassen.
- Die Einnahme von Medikamenten oder Schmerzmitteln kannst du darunter festhalten oder zu den Bemühungen schreiben.

Montag, den 7.5.01		Wetter: regnerisch, windig	
Uhrzeit	Schmerzstärke	Eigene Bemühungen	Befinden
8	4	Atementspannung	+1
9	6	Verdrängen, pos. Gedanken	−1
10	4	An Familie gedacht	+2
...	...		
...	...		
Mittags: 1 Schmerztablette			

Wenn du deine Aufzeichnungen lang genug geführt hast, dann gehe an das *Auswerten*. Teils kannst du es allein, teils solltest du die Aufzeichnungen dem Arzt oder Therapeuten vorlegen und mit ihnen besprechen.

Zusammenhänge lassen sich vermuten, wenn sie öfter auftreten. Du findest Zusammenhänge

a) auf gleicher Höhe deiner Aufzeichnung:
   Uhrzeit ⟶ Schmerz/Befinden
   Tätigkeit ⟶   "   "
b) versetzt ⟶, weil Einflüsse ja erst einmal eine gewisse Zeit lang einwirken müssen. Im Folgenden ein Beispiel:

Uhrzeit	Tätigkeit, Speise	Schmerz-stärke	Befinden/Emotion
10–12	Stehen an Drehbank	3	–1 (Stress)
12–13	Mittag Kantine, Sitzen, Pause	7	+2 (Pause)

Dieses Beispiel lässt drei Möglichkeiten zu:
1. Hier haben die Schmerzen entweder nach der Arbeit erst zugenommen oder
2. du hast sie erst in der Pause richtig gespürt
3. oder Stehen an der Drehbank macht dir kaum Schmerzen, hingegen das Sitzen z. B. in der Kantine.

Weitere Aussage: Dein Befinden war bei der Arbeit mit Stress verbunden und daher etwas unangenehm. Beim Essen hingegen fühltest du dich trotz der stärkeren Schmerzen recht wohl.

Zunächst gibt es verschiedene Interpretationsmöglichkeiten. Erst das wiederholte und jetzt gezielte Beobachten und vielleicht noch direktes Ausprobieren gibt dir weitere Klarheit:

In meiner Jugend hatte ich viel Kopfschmerzen, Migräne und Rückenschmerzen. Viele Jahre später waren erneut mörderische Kopfschmerzen aufgetreten. Monatelang experimentierte ich mit allen denkbaren Einflüssen herum: Speisen, Alkohol, Bettgestaltung, Raumtemperatur, Fernsehen u. a. – nichts änderte sich. Doch eines wusste ich jetzt: Die Ursache musste Stress sein. Nur: Hier konnte ich nicht einfach etwas ändern. Wieder kam der Gedanke: »Du musst dich mehr entspannen!« Jedoch durch regelmäßige Entspannungsmaßnahmen hatte sich bisher der Kopfschmerz nicht beeinflussen lassen, teilweise war ich wohl auch zu verbissen. Was könnte ich sonst noch tun? Ich ging noch einmal Schritt für Schritt meinen Tagesablauf durch. Mir fiel auf, dass ich zwischen meiner Arbeitsstätte und der Universität meist die U-Bahn benutzte und diese Zeit noch mit Lernen oder Vorbereitungen ausfüllte. Das änderte ich: In der U-Bahn saß ich von da ab ganz still und schaute nur in die Umgebung. Jedes Arbeiten und Denken wurde unterbunden. Und das war nach über 6 Monaten Experimentierens der Durchbruch: Schon nach 2 bis 3 Tagen verschwanden die Kopfschmerzen.

Klarheit ist der erste Schritt zur Linderung

Unklare Schmerzen tun mehr weh als aufgeklärte. Der Schmerz hilft dir und deinem Arzt bei der Diagnose. Doch wo es weh tut, da muss nicht die Ursache sein. Suche weiter! Denn der Schmerz kann erst recht nicht schweigen, solange die Diagnose unklar ist.

TIPP 6 Lass dich notfalls zu einem anderen Spezialisten überweisen.

Keiner weiß alles. Ein Facharzt hat spezielles Wissen, aber meist nur in seinem Fachbereich. Manchmal muss ein ganzes Team suchen.

TIPP 7 Sprich in Ruhe mit deinem Arzt über deine Krankheit.

Wenn er keine Zeit dafür aufbringt, sage ihm das und suche notfalls einen anderen. Je weniger ein Arzt sich Zeit für dich nimmt, desto heftiger fordert dein Schmerz das. Schmerzen werden stärker, je weniger man ihre Forderungen erfüllt. Und eine Forderung heißt: Klärung!

TIPP 8 Fühle dich nicht als Simulant,

wenn andere dich nicht verstehen. Auch nicht gegenüber deinem Arzt. Wechsele ihn notfalls. Schmerzen sind spürbar, auch wenn die Medizin sie nicht immer erklären kann. Dafür sind sie viel zu kompliziert, als dass ein einzelner Fachmann sie begreift. Gib nicht auf!

Viele Leidtragende, bei denen keine angemessene Ursache für die Höhe ihrer Schmerzen gefunden wurde, stempelt man als Rentenjäger und Faulpelze ab. Die Diagnose lautet dann oft: »sekundärer Krankheitsgewinn«. Man will damit ausdrücken, dass die Schmerzen nur deshalb noch so hoch seien, weil der

Betroffene mit den Schmerzen sich den Vorteil des Nichtstuns erkaufen wolle. Gewiß, manch einer hat schon aufgegeben und sieht seine Zukunft nur noch als Rentner. Die Ursache ist jedoch in den seltensten Fällen Faulheit, sondern eher die mangelnde Fähigkeit unserer Gesellschaft, solchen Menschen geeignete Arbeit und Lebensbedingungen zu geben. Deshalb: Gib nicht auf! Kümmere dich um dein Weiterkommen.

TIPP 9
Gib dich nicht mit pauschalen oder populären Diagnosen zufrieden,
z.B. »Verschleiß«. Selbst »Bandscheibenleiden« ist meist nicht die wahre Ursache von Rückenschmerzen. Du und dein Arzt, ihr seid natürlich froh, etwas gefunden zu haben, besonders nach langem Suchen. Aber leider wird durch solche Diagnosen die Suche nach der entscheidenden Ursache oder wichtigen Einflüssen verzögert. Suche selbst nach weiteren Möglichkeiten und Zusammenhängen. Getraue dich, sogar an psychische und soziale Einflüsse zu denken. Aber auch nicht alles Leid kann man als »Depression« diagnostizieren.

TIPP 10
Auch wenn du ziemlich unwahrscheinliche Ursachen vermutest (Krebs o.a.), sag es einer Vertrauensperson und bitte um Klarheit. Sonst findest du doch keine Ruhe. Lass dich nicht einfach mit besänftigenden Worten abspeisen, wenn du ihnen nicht voll vertrauen kannst. Denn deine Angst muss wirklich überzeugt werden, notfalls mit handfesten Laborwerten.

Frau M. litt unter ständigen Schmerzen im Rücken und wurde zu mir geschickt, weil sich durch die medizinischen Therapien nichts besserte. Wir führten schon mehrere Gespräche und auch ich fand noch keine Möglichkeit zum Helfen. Plötzlich mitten im Gespräch hörte ich so nebenbei das Wort »Bechterew«. Bei der Bechterewschen Krankheit versteift allmählich die Wirbelsäule. Die Betroffenen krümmten sich früher immer mehr nach vorn und versteiften in dieser Haltung. Frau M. erzählte, dass sie große Angst habe vor die-

ser Krankheit. Am nächsten Tag brachte sie ein Foto mit von einer Geburtstagsfeier. Vor einem schlichten Haus stand eine größere Familie mit lauter gekrümmten Frauen. Jetzt war mir klar, wo wir ansetzen mussten: bei ihrer berechtigten Angst vor der Bechterewschen Krankheit. Ich erzählte das nachher ihrem Stationsarzt und bat ihn, ihr Klarheit zu verschaffen. Seine Antwort: »So ein Unsinn. Sie hat kein Bechterew. Es gibt keinen Hinweis darauf. Sagen Sie ihr das.« Aber solche Bemerkungen, selbst in geschickte Worte verpackt, konnten Frau M. nicht beruhigen. Ich bat den Arzt, die Diagnostik für Bechterew durchzuführen, auch wenn es nur aus psychologischen Gründen ist. Schließlich ging er auf die Bitte ein. Die Labordaten und Röntgenbilder konnten die Patientin endlich beruhigen. Und damit beruhigte sich auch der Schmerz.

TIPP 11 Versuche nicht, deine Schmerzen selbst zu klären.

Außer, wenn es ganz einfache und offensichtliche Gründe gibt. Manch einer hat sich schon zu viel eingebildet und dann erst recht darunter gelitten.

Herr S. erzählte kurz vor seiner Abreise, er habe eine zusammengestauchte Wirbelsäule. Er habe das im Röntgenbild gesehen. Nachher ging ich zur Stationsärztin und schaute mir die Bilder an. Auf der Seitaufnahme seiner Wirbelsäule sah man eine starke Krümmung nach vorn. Solch eine Verkrümmung sieht dann auf der Aufnahme von vorn tatsächlich aus wie eine zusammengeschobene Wirbelsäule: Der Patient hatte zufällig seine Frontalaufnahme an einem Bildbetrachtungsgerät hängen sehen. Daraufhin war er der Ansicht, eine ganz zerstörte Wirbelsäule zu haben – was natürlich sehr schmerzhaft sein kann. Nachdem die Ärztin ihn noch einmal gründlich über seine Krankheit aufklärte, war er sichtlich erleichtert – und sein Schmerz ebenfalls.

TIPP 12 Wenn sich deine Schmerzen medizinisch nicht befriedigend erklären lassen: Versuche es bei anderen Fachleuten mit anderem Wissen und anderen Erfahrungen, z.B. einem Psychotherapeuten.

Frau A. litt schon über 20 Jahre lang an Bauchschmerzen. Keiner konnte sie erklären oder beseitigen. Jetzt erst wurde sie mal zum Psychologen überwiesen. »Wie fühlen sich die Schmerzen so an, wie könnten Sie mir diese beschreiben?« »So, als ob etwas sehr Schweres sich in meinem Bauch befindet und drückt.« Nach einer Weile kam ihr der Gedanke, dass im Bauch z. B. auch Babys liegen. Wie sie so weiter darüber nachdachte, sagte sie: »Ich habe meine Tochter nie richtig geliebt, schon von Geburt an und noch früher. Ich wusste, dass das nicht richtig ist, konnte es aber einfach nicht. Ich habe sie sehr fürsorglich behandelt, vom Verstand her alles Wichtige gegeben. Nur eben keine richtige Liebe.« So lag ihr ihre Tochter offensichtlich schwer im Bauch. Sobald diese Einsicht – die Verbindung der Bauchschmerzen mit der Tochter – auf dem Tisch war, gingen die Schmerzen zurück.

Besonders Kopf-, Bauch- und auch häufig Rückenschmerzen haben in einem hohen Maße ihren Ursprung in psychischen Problemen. Siehe nochmals unter »Schmerzen psychischen Ursprungs«.

TIPP 13 Wenn nach allen ernsthaften Bemühungen kein Fachmann dir Klarheit verschaffen kann,

lege die Diagnostik auf Eis. Vielleicht hast du später noch Glück und man findet die Schmerzursache. Aber erst wenn die Diagnostik ihren Stellenwert verliert, tut das auch der Schmerz und verzieht sich in den Hintergrund. Konzentriere dich stattdessen lieber auf die anderen Wege der Schmerzbeeinflussung.

Übel an der Wurzel packen

Schmerzen können verschiedenste Ursachen haben. Die Medizin hat schon viel hervorgebracht, um diese Ursachen zu finden, zu beseitigen oder wenigstens einzudämmen. Die klassische Medizin arbeitet mit Medikamenten, Operationen und anderen Eingriffen, mit manuellen Techniken und in enger Verbindung mit der physikalischen Therapie wie Bädern, Massagen, Gymnastik, Übungen usw.

Medikamente

Medikamente haben die Aufgabe, in die chemische Steuerung unseres Körpers so einzugreifen, dass dieser möglichst wieder optimal funktioniert. Die Mittel sind sehr speziell für eine Krankheit. Da musst du dich vertrauensvoll mit deinem Arzt zusammensetzen und die Dinge bereden, die dich bewegen. Hier ein paar generelle Hinweise zum Umgang mit den Medikamenten.

Halte Heilmittel und Schmerzmittel auseinander.
Heilmittel, die in die Körperregulation eingreifen, sind oft lebensnotwendig. Nimm daher nicht selbständig Änderungen in der Medikation vor.

Psychopharmaka haben eine Sonderstellung. Bei bestimmten Erkrankungen sind sie regelrecht ein Heilmittel oder verhindern wenigstens Schlimmeres. In vielen Fällen werden sie jedoch auch nur benutzt, um das Befinden zu verbessern. Direkt heilen tun sie dann nichts. Psychopharmaka können im Zentralnervensystem spezielle Gehirntätigkeiten anregen oder dämpfen. Es gibt drei große Gruppen: Antidepressiva, Tranquilizer und Neuroleptika.

TIPP 15 Im Wesentlichen gilt hier das Gleiche wie bei Schmerzmitteln:
- Zunächst die Ursachen für depressive Stimmung und depressive Reaktion herausfinden sowie für Ängste, Unruhe und Schlafstörungen.
- Dann möglichst die Ursachen abstellen. Hier ist eine Psychotherapie unerlässlich.
- Tranquilizer (Beruhigungsmittel) nur vorübergehend zur Unterstützung. Gefahr der Abhängigkeit.
- Nebenwirkungen berücksichtigen.
- Bei schweren Depressionen kann ein Antidepressivum dabei helfen, eine Psychotherapie überhaupt durchzuführen.
- Bei Psychosen ist eine Langzeitbehandlung mit Neuroleptika oft das Mittel der Wahl, um Betroffenen ein »normales« Leben zu ermöglichen.
- Psychopharmaka-Therapie nur unter Kontrolle eines Fachmannes!

TIPP 16 Hast du den Medikamentenbeipackzettel gelesen
und nun einige Fragen oder gar Bedenken, besprich es unbedingt mit deinem Arzt. Sonst konzentrierst du dich zu sehr auf deinen Körper, suchst nach den befürchteten Nebenwirkungen und machst eventuell falsche Feststellungen. Außerdem ist eine erhöhte Konzentration auf den Körper wiederum für den Schmerz ungünstig.

TIPP 17 Manche Krankheiten wie z. B. die Migräne lassen sich bisher zwar noch nicht heilen, aber Medikamente können die Anfallshäufigkeit senken. Weil auch hierbei **Vorteil und Risiko sorgfältig abzuwägen** sind, solltest du einen Facharzt aufsuchen, der sich gut auskennt damit. Z. B. gibt es Migränemittel, die nach längerer Einnahme selber Kopfschmerzen fördern, und solche, die bei Kreislauferkrankungen gefährlich sein können.

Operationen

Durch Eingriffe in den Körper können falsch arbeitende Teile wieder verbessert oder Fehlstellungen korrigiert werden. Zerstörte Teile werden repariert, störende beseitigt. Es ist heute schon erstaunlich viel Heilung und Hilfe möglich durch Operationen. Doch nicht jede Krankheit kann damit behandelt werden.

Mach dir bewusst, dass es nicht zu jeder Krankheit hilfreiche Operationen gibt. Viele Menschen schinden ihren Körper in dem Glauben, sie könnten immer so weitermachen. »Und wenn es nicht mehr geht, so lasse ich mich operieren.« Am Ende stehen sie aber da und der Arzt muss ihnen möglicherweise sagen: »Da kann ich leider nichts machen.« Hier ist Vorbeugen das Mittel der Wahl.

Operationen, die wirklich weitere Schäden verhindern oder bestehenden Schaden gut reparieren können, **sind rechtzeitig zu erwägen**, z. B. Bandscheibenoperationen bei beginnender Lähmung oder Gefühlsstörung, Herzschrittmacher usw.

Operationen allein wegen der Schmerzen solltest du möglichst vermeiden – außer sie bieten genügend hohe Wahrscheinlichkeit an dauerhafter Hilfe. Schmerzen kannst du auch anders lindern, nicht nur durch Eingriffe.

Durchtrennungen und andere Formen der Ausschaltung von Nerven zur Linderung von Schmerzen sind für den Normalfall nicht sinnvoll und werden auch nur als letztes Mittel der Wahl vorgenommen.

Lass dich nicht kaputtoperieren. Mache dir klar, dass Operationen nicht automatisch immer ein Segen sind. Es sind zugleich Eingriffe, die auch den Körper belasten: Wunde, Schnitt, Gewebeentfernung, Fremdkörper, Schrauben, Nägel usw. Nutzen und Schaden solltest du ganz genau abwägen. Manche Patienten glauben nur an Hilfe durch Operationen, lassen sich noch mal und noch mal operieren und sind dann endgültig kaputt.

TIPP 23 Vor einem operativen Eingriff, besonders wenn er von zweifelhaftem Nutzen ist, **frage lieber einen weiteren Facharzt.** Du hast sogar das verbriefte Recht dazu.

TIPP 24 Erkundige dich lieber an mehreren Stellen. Hilfreiche Eingriffe sind nicht jedem und überall bekannt. Auch Ärzte und Krankenkassen können nicht alles wissen. Wende dich an Organisationen, deren Schwerpunkt die Bekämpfung dieser speziellen Krankheit ist. Suche zunächst Spezialkliniken auf für ein Vorgespräch. Beschaffe dir Literatur z. B. aus Fachzeitschriften. Heutzutage findest du auch viele Informationen im Internet durch eine Suchmaschine. Oder du kannst dich mit anderen Betroffenen in einem so genannten Chat oder Forum unterhalten. Du profitierst von den praktischen Erfahrungen anderer.

TIPP 25 Nach einer Operation kommst du schneller wieder auf die Beine, wenn du eine Anschlussheilbehandlung (AHB) mitmachst. Hierbei wechselst du vom Krankenhaus in eine Klinik, die mit ihren therapeutischen Maßnahmen den Körper und teilweise auch die Psyche wieder auf Vordermann bringt. Berufliche Probleme werden in Angriff genommen.

Gesunder Umgang mit dem Körper

Ruhigstellung und Entlastung

Manche Erkrankungen fordern zunächst eine gewisse Ruhigstellung entweder des betroffenen Körperteils oder des ganzen Körpers. Das ist dort angebracht, wo der Körper unter einem extremen Reizzustand leidet und dieser erst einmal abklingen muss, z. B. bei Entzündungen. Oder wo eine Bewegung bzw. Belastung den Heilvorgang stören könnte, z. B. nach Verletzungen, Brüchen und Operationen. Und auch dort, wo der Körper geschwächt ist und seine Energie für den Heilungsprozess braucht, sollte man die Kraft nicht durch andere Aktivitäten wegnehmen, z. B. bei Erkrankungen innerer Organe, bei hohem Fieber.

Eine Ruhigstellung wird meist vom Körper selbst eingeleitet: Bei Verletzungen und Erkrankungen mit Schmerzen am Bewegungssystem werden sämtliche Muskeln in dieser Umgebung angespannt, sodass man sich dort nicht bewegen kann. Oder der Schmerz selbst verhindert direkt weitere Belastungen.

TIPP 26 Stelle den Körper bei Bedarf ruhig durch Loslassen jeglicher Muskelanspannung. Die Ruhigstellung einzelner Körperteile durch hohe Muskelspannung ist meist ungünstig. Verspannungen treten ein und in deren Gefolge weitere Schmerzen. Durch Loslassen von Spannung kann er sich gleichfalls nicht bewegen und du vermeidest die Nachteile der hohen Spannung. Notfalls wird der Teil durch Tücher, Schienen oder Stützen in günstiger Haltung fixiert.

TIPP 27 Stützmieder: Zuweilen tragen Menschen mit Wirbelsäulenproblemen Stützmieder im Kreuz oder Halskrausen. Für eine bestimmte Übergangszeit können sie sehr hilfreich sein. Bei Dauerbenutzung besteht die Gefahr, dass die eigene Muskulatur immer mehr ihre Kraft verliert. Dann kann sie die Wirbelsäule überhaupt nicht mehr halten und die Schmerzen nehmen eher zu als ab. Sprich mit deinem Arzt hierüber. Solche Stützhilfen solltest du nur zeitweise benutzen, eventuell nur in sehr belastenden Situationen. Treibe lieber ein Muskelaufbautraining und stärke auch deine seelische Kraft. Nicht selten sind solche Hilfen auch Stützen der Seele.

Bei anderen Erkrankungen z. B. fühlt man sich matt, antriebs- und lustlos, ja regelrecht depressiv. Auch hier hat das scheinbar Negative seine Aufgabe. Meist ist es sinnvoll, diesem Ruhebedürfnis vorübergehend nachzukommen.

Doch Ruhigstellung hat gleichfalls ihre Nachteile, besonders wenn sie länger andauert:

- Die Muskulatur schrumpft
- Kraftlosigkeit tritt ein
- die Knochen verlieren einigen Kalk
- Gelenke werden nicht genügend Gelenkschmiere erhalten
- Abwehrkräfte kommen nicht genügend zum Einsatz
- die Durchblutung wird schwächer
- Aufbauprozesse finden zu langsam statt
- der Antrieb sinkt ganz in den Keller
- der Körper arbeitet uneffektiv.

Das liegt daran, dass viele Prozesse in unserem Körper erst bei Aktivität wieder ausreichend in Gang kommen. Der Körper braucht Tätigkeiten, Anregungen, um bestimmte Stoffe erst einmal zu bilden und dann auch einzusetzen. Durch Aktivität wird die Muskulatur wieder fester und kann so vor Fehlbelastungen schützen. Studien an Patienten mit Rückenschmerzen ohne akute Entzündungen zeigen, dass sie viel länger leiden müssen, wenn sie herumliegen.

TIPP 28 Denke bei Ruhigstellung an die langfristigen Folgen. Besprich mit deinem Arzt und den anderen Therapeuten, wann und wie du deinen Körper wieder aktivieren kannst. Spaziergänge, geeignete Gymnastik, ein Aufbautraining und Fitnessübungen sind hierbei sinnvoll. Natürlich kommt es auf die richtige Dosierung an:

Frau T. erlitt durch einen Unfall einen Bruch an der Wirbelsäule. Dieser wollte und wollte nicht weiter heilen. Als ich die Patientin einmal fragte, was sie so den ganzen Tag mache, antwortete sie: »Ich laufe ständig im Zimmer umher. Damit der Körper wieder in Gang kommt.« Das war aber offensichtlich zu viel – der Heilungsprozess hatte zu wenig Ruhe.

Mobilisierung

Bei einer Krankheit ist oft der ganze Mensch geschwächt – sowohl der Körper als auch der persönliche Antrieb. Aber auch einzelne Bereiche, z. B. Rückenmuskeln können durch einseitige Körperhaltungen, mangelnde Bewegung und Beanspruchung vernachlässigt und damit zu schwach geworden sein. Hier hilft nur weiter, den Körper zu kräftigen und wieder aufzubauen. Natürlich geht das nicht von heute auf morgen. Die Ausgangssituation, die Belastbarkeit und die Besonderheiten der Krankheit sind zu beachten. Es gibt für verschiedene Erkrankungen spezielle Programme zur ersten Mobilisierung. Grundsätzlich gilt bei allen Maßnahmen: langsam und genau üben, leicht beginnen und langsam steigern. Ausreichend lange und oft üben. Dabei gleichmäßig atmen. Nicht quälen. Notfalls vorher ein Schmerzmittel einnehmen.

Bewegungen in warmem Wasser (Schwimmen, Gehen, Gymnastik) sind sehr angenehm: Die Wärme lindert den Schmerz und der Auftrieb des Wassers erleichtert die Bewegungen. Vorsicht aber bei Herz-Kreislauf- und manch anderen Erkrankungen – den Arzt fragen!

Spazieren gehen ist bei vielen Erkrankungen und nach einer Operation eine erste Kräftigungsmaßnahme, wenn du überhaupt wieder auf die Beine darfst. Du kannst es weiter ausdehnen auf kleine Wanderungen und schnelleres Gehen.

Fahrrad fahren bewegt die gesamten Gelenke und Muskeln der Beine, regt die Durchblutung an. Da der Sattel den übrigen Körper trägt, wird die Belastung dabei gering gehalten. Hierzu kann auch ein Heimtrainer dienen.

Muskeltraining ohne belastende Bewegungen kannst du durchführen durch mehrfaches Anspannen und Loslassen der Muskeln. Geeignet ist hierzu auch das Jacobson-Training. Oder die Kraft wird gegen einen Widerstand (Wand, Hand eines Helfers) ausgeübt. Dabei erfolgt jeweils Muskeleinsatz, aber keine Bewegung. Z.B. beide Hände gegeneinander drücken. Solche »isometrischen Übungen« zeigen dir auch die Krankengymnastin, Sporttherapeutin oder Fachbücher.

TIPP 33
Ein wohl dosiertes Fitnesstraining stärkt deine Muskeln und den Kreislauf und gibt dir auch allgemeinen Antrieb. Die Trainings mit speziellen Geräten und Maschinen lassen gezielt bestimmte Körperbereiche üben. Bitte nur unter fachkundiger Anleitung starten.

Oft kommt ein schlaffer Körper auch von einem mangelnden Antrieb. Vielleicht ist unser Geist erschöpft, müde von geistiger Arbeit. Das kann dann ein regelrechter Teufelskreis werden:
Die Muskeln werden nicht betätigt ⟶ ihre Schlaffheit wird dem Gehirn zurückgemeldet ⟶ das Gehirn denkt: Die Muskeln sind zu keiner Leistung in der Lage, also lassen wir sie in Ruhe ⟶ und so schließt sich wieder der Kreis: Die Muskeln werden nicht betätigt. Im Laufe der Zeit werden sie immer schwächer.

TIPP 34
In solch einem Fall frage dich ganz bewusst, ob du wirklich dich weiter ausruhen solltest oder ob es nicht besser wäre, wieder in Gang zu kommen. Denke zunächst an interessantere Tätigkeiten als das Herumliegen vor dem Fernseher oder auf dem Sofa. Anregungen unter 3.3. Dann gib dir einen Schubs, spanne die Armmuskeln zunächst kräftig an, mehrmals, hole tief Luft und steh dann zügig auf. Geh an ein offenes Fenster mit frischer Luft, atme mehrmals tief durch. Mach dabei noch ein paar kräftigere Bewegungen. Und nun beginne mit einer leichten bis mittel anstrengenden Tätigkeit – je nach deiner Belastbarkeit.

Bewegung und Kräftigung

TIPP 35 Kräftige und lockere zugleich deinen Körper durch sinnvolle Bewegung: Gymnastik, Spazierengehen, Schwimmen, Radfahren, Tanzen u.ä. Mach wenigstens am Wochenende ausreichend Gymnastik. Anleitungen hierzu findest du in Rückenschulen, Gymnastik- und Tanzkursen, Broschüren und Büchern. Am besten fragst du vorher eine kompetente Person. Fange immer langsam und vorsichtig damit an, steigere langsam und sei nie gewaltsam zu deinem Körper.

Oft gibt es spezielle Sport-Gruppen für bestimmte Erkrankungen, z. B. die Herzsport-Gruppe, Sport für Körperbehinderte, für Rheumatiker u. a. In diesen Sportgruppen wird weit mehr geboten als nur reine Körperbetätigung und Gymnastik. Oft kommen Dehnungsübungen und Entspannungstrainings hinzu, Ballspiele, Geschicklichkeitsübungen, Training zur Körperwahrnehmung und Körperbeherrschung. Es wird viel gemeinsam getan und gespielt, du findest netten Kontakt, neues Selbstbewusstsein und oft werden auch gemeinsame Veranstaltungen organisiert. Solche Gruppen sind häufig einer Selbsthilfegruppe angegliedert.

TIPP 36 Gemeinsam ist vieles leichter. Wenn du Schwierigkeiten hast, regelmäßig deine Gymnastik einzuhalten, schließe dich einer Gruppe an. Schon in kleineren Orten führen Sportvereine, Krankenkassen, Volkshochschulen, Fitness-Studios nützliche Kurse durch.

TIPP 37 Mit Musik geht vieles einfacher. Lass bei Gymnastik entsprechend flotte Musik laufen, beim Entspannen ruhige. Musikkassetten und CDs hierzu gibt im Handel.

TIPP 38 Schmerzen bei der Gymnastik: Bei normaler Gymnastik solltest du nicht über die Schmerzgrenze gehen. Bei gezielter Krankengymnastik jedoch sind Schmerzen nicht immer ganz zu vermeiden. Höre nicht gleich auf, wenn du sie spürst. Sonst kommst du kaum weiter. Die Verspannungen lassen sich dann nicht richtig beseitigen und die Beweglichkeit wird nicht besser. Unter Umständen nimm vor der Gymnastik ein Schmerzmittel, damit die Bewegung erst ermöglicht wird. Bei einem schmerzhaften Gelenk kannst du es vorher mit Eis kühlen, es tut dann nicht so weh. Bei verspannten Muskeln kannst du vorher auch ein Entspannungstraining durchführen. Das ließ viele schon weiterkommen. Doch gehe auch nicht zu weit. Quäle dich nicht, bis die Tränen laufen. In Gruppen richte dich nicht nach den anderen, sondern nur danach, was du wirklich verkraftest. Sprich unbedingt mit der Gymnastin.

TIPP 39 Versuche, in deine Arbeitsabläufe mehr Bewegung hineinzupacken. Arbeit ist zwar keine Gymnastik, aber auch oft mit Bewegung verbunden. Arbeit mit Bewegung ist besser als Arbeit ohne, auch wenn die Bewegung nur der Gesundheit dient. Kurze Wege, Hand- und Armbewegungen z. B. kannst du verlängern.

Verspannungen beseitigen

Viele Schmerzen haben etwas mit Verspannungen zu tun. Teils durch schlechte Haltung, einseitige Belastungen, teils durch Stress. Verspannungen lassen sich meist sehr gut abbauen und damit sehr viele Schmerzen einsparen.

TIPP 40 Lerne, dich besser zu entspannen, lockerer und gelassener zu sein – selbst wenn du schon 3 Kurse enttäuscht abgebrochen oder hinter dich gebracht hast. Gib nicht auf und übe weiter. Es gibt viele Wege zum Ziel. In »Gesunder Umgang mit dem Körper« findest du verschiedene Techniken mit Anleitungen. Da ist sicher auch etwas Passendes für dich dabei.

TIPP 41 Entspanne dich durch besseres Lockerlassen deiner Muskeln im Alltag. Das kannst du mit dem Muskelentspannungstraining und dem Spannungsregulationstraining lernen.

TIPP 42 Führe Bewegungen, Tätigkeiten und Körperhaltung nicht mit zu hoher Spannung aus. Besonders Aktivisten und Power-(Kraft-)Menschen neigen zu überhöhter Spannung. Lerne, Spannung gezielt und maßvoll einzusetzen: nicht zu viel und nicht zu wenig. Hierzu verhilft dir das Spannungsregulationstraining.

TIPP 43 Benutze möglichst deinen eigenes Tempo. Jeder Körper hat ein Tempo und einen Rhythmus, der zu ihm passt und bei dem er sich am wohlsten fühlt. Bei der Arbeit unterliegen wir oft einem aufgezwungenen Tempo. Das verursacht dann vielfach Verspannungen und Schmerzen in den Muskeln. Versuche dich davon zu befreien und nimm dein Tempo, bei dem du dich wohl fühlst. Auch wenn es etwas auf deinen Lohn drückt. Vielleicht kannst du es auf andere Art ausgleichen. Vertritt es gegenüber anderen.

TIPP 44 Sei insgesamt etwas lockerer und gelassener, nicht so verbissen, halsstarrig oder überkorrekt. Frag dich, was du von deiner Starrheit und Korrektheit hast. Meist ist es ein Zeichen von Angst. Angst loszulassen, Nachteile einzustecken, ins Schwimmen zu geraten. Bearbeite deine Unsicherheit.

TIPP 45 Vertrauen mindert überhöhte Spannung. Lerne mehr zu vertrauen, dich mal hinzugeben, um Hilfe zu bitten usw. So etwas kannst du in Kursen, beim Psychologen und aus Büchern wie diesem lernen. Siehe Tipp 128.

TIPP 46 Nimm dir Zeit für deine Gesundheit – für Bewegung, Training und Entspannung. Gesundheit ist wichtiger als Auto, Wohnung, Sauberkeit, Fernsehen und Computer. Plane in deinen Alltag regelrecht Zeiten ein für Gesundheitsmaßnahmen – sonst führst du sie nicht durch. Lass notfalls anderes liegen – putzen kannst du später noch, aber Gesundheit kannst du nicht nachholen.

TIPP 47 Verspannungen kannst du sehr schön mit Stretchen (Dehnungsmaßnahmen) beseitigen. Hierbei wird der verspannte (zusammengezogene) Muskel wieder auseinander gezogen, also gedehnt. Durch die Dehnung erhält der Muskel seinen Arbeitsspielraum zurück, deine ganze Beweglichkeit wird dadurch verbessert. Diese gewissermaßen aktive Einwirkung auf den Muskel muss jedoch behutsam und unter genauer Anleitung erfolgen, damit man ihm nicht schadet. Du kannst dieses Dehnen in Kursen lernen und auch aus Broschüren und Büchern. Oft gehört es auch zu Gymnastik- oder Sportstunden.

TIPP 48 **Prüfe deine Atemtechnik,** wenn du viele Schmerzen und Verspannungen im Oberkörper, Schulter- und Nackenbereich hast. Prüfe, ob du mehr mit dem Brustkorb oder mehr mit dem Bauch atmest. Das merkst du am besten, wenn du die eine Hand auf den Brustkorb legst, die andere auf den Bauchnabel. Welche Hand bewegt sich am deutlichsten? Brustkorbatmung beansprucht stark die Muskeln des Brust- und Schulterbereiches. Diese Muskeln sind aber häufig schon überanstrengt durch ungünstige Körperhaltung und Arbeit. Bauchatmung hingegen benutzt das Zwerchfell, das ansonsten nicht viel anderes zu tun hat. Durch Bauchatmung kannst du also die Oberkörper-Schulter-Bereiche entlasten.

Bauchatmung kannst du leicht lernen: Setz dich oder leg dich bequem hin und lockere die Kleidung am Bauch. Nun konzentriere dich auf den Atem und gleichzeitig auf den Bauch. Lege – wenn du willst – als Konzentrationshilfe wieder eine Hand auf den Bauchnabel. Schau auf die Hand oder spüre sie bewusst. Übe das täglich ein paar Minuten – du wirst staunen: Schon nach einigen Übungen fängt der Bauch allmählich an, sich durch Atmung zu bewegen. Der ganze Trick beruht darauf, dass Konzentration ein starkes Lenkungsmittel ist. Das Umwandeln von Brustkorb- in Bauchatmung hat schon vielen Betroffenen die Schmerzen gelindern, einigen sogar beseitigt.

TIPP 49 **Massage** ist sehr hilfreich gegen Verspannungen. Sie fördert die Durchblutung im Gewebe und man kann sich dabei mal selbst loslassen. Die eigentliche Ursache dieser Verspannungen wird dabei jedoch nicht beseitigt, sodass Massage als einziges Mittel meist nicht reicht. Suche zusätzlich den Grund der Verspannungen und beseitige diesen, so gut es geht.

Halte immer Rücksprache mit deinem Masseur/Masseurin. Nicht immer löst Massage Verspannungen. Sie kann gelegentlich auch solche fördern und damit schmerzhaft sein. Dann nämlich, wenn die Spannung für eine Schutzhaltung gebraucht wird, kann sich der Körper gegen ein Lösen der Spannung wehren.

TIPP 50 **Vorsichtige Massage gegen Verspannungen kannst du selbst lernen** und dort anwenden, wo du mit deinen Händen hinkommst, z.B. am Nacken, an der Stirn, am Rücken. Manches kannst du mit Akupressur verbinden, siehe weiter unten. Diese Kombinationen findest du bei asiatischen Massagen wie Shiatsu u.a. Streichen mit der Hand, leichtes Drücken mit dem Handballen und Kneten mit den Fingern sind in der Regel nicht gefährlich. Vergiss aber das Öl oder den Puder nicht.

TIPP 51 **Traue dich,** auch am Arbeitsplatz mal deine Verspannungen zu lösen, z.B. mit leichter Bewegung, Dehnungsübungen, Räkeln, Recken und Strecken, Lockerlassen. Kümmere dich nicht um dein Aussehen, deine Gesundheit ist wichtiger. Wenn es allzu dumm auffällt, tarne es als Arbeitstätigkeit. Oder mach es in einer nicht einsehbaren Ecke oder auf dem WC.

TIPP 52 Gönne deinem Körper mal ein richtig entspannendes, **heißes Bad.** Vielleicht mit beruhigenden Badezusätzen. Und danach 30 Minuten Bettruhe.

TIPP 53 Wenn du Gelegenheit hast und deine übrige Gesundheit es nicht verbietet, **gehe in eine Sauna.** Sie hat schon viele Verspannungen und Schmerzen beseitigt.

Falsche Belastungen vermeiden

TIPP 54
In der **Rückenschule** oder ähnlichen Kursen kannst du lernen, deinen Körper besser und gesünder einzusetzen. Hier die bewährten 10 Rückenschul-Regeln:

1. Bewege dich.
Darüber haben wir bereits gesprochen. Wichtig ist noch der Hinweis, dass durch Bewegung die Bandscheibe und auch andere Körperteile abwechselnd be- und entlastet werden. Dadurch entsteht eine Pumpwirkung, die Endprodukte des Stoffwechsels herausdrückt und neue Nährstoffe sowie Flüssigkeit für diese Teile einsaugt.

2. Halte den Rücken gerade.
Bei gerader Haltung ist die Belastung der Rückenmuskulatur und auch der Bandscheibe ausgewogener.

3. Gehe beim Bücken in die Hocke.
Beim Bücken unterliegt die Wirbelsäule einer extremen Belastung. Du kannst sie vermeiden. Beim Heben von Lasten in die Knie gehen und mit geradem Rücken anheben.

4. und 5. Hebe keine schweren Lasten. Verteile Lasten gleichmäßig und halte sie dicht am Körper.
Je schwerer die Lasten sind, desto mehr belasten sie die Bandscheibe, aber auch andere Gelenke. Also kleinere Portionen nehmen. Und je weiter weg sie vom Körper getragen werden, desto größer ist ihre Hebelwirkung. Wir müssen dies ausgleichen durch mehr Anspannung oder der Rücken gerät in eine krumme Haltung – beides ist nicht gut! Daher sind z. B. auch Rucksäcke wieder sehr beliebt. Überbelastung ist auch das einseitige Tragen. Daher nimm lieber in jede Hand eine kleinere Tasche.

6. Halte auch beim Sitzen den Rücken gerade,
z.B. durch Anlehnen des Rückens oder Abstützen mit den Armen. Wechsele oft die Sitzposition, sog. dynamisches Sitzen. Stehe auf, wo es geht, laufe zwischendurch mal wieder ein paar Schritte.

7. Stehe richtig – nicht mit gestreckten Beinen.
Gestreckte Beine fördern ein Hohlkreuz, was der Rücken nicht mag. Beim Stehen ist es besser, die Beine etwas von einander weg zu stellen, sowohl seitlich als auch nach vorn und hinten. Die Knie werden dabei fast automatisch etwas eingewinkelt.

8. Liege nicht mit gestrecktem Körper.
Günstig ist eine Unterstützung, die die natürliche Krümmung der Wirbelsäule fördert. Nimm z.B. ein kleineres und gut formbares Kissen. In Rückenlage als Nackenrolle geformt, in Seitenlage zum Stützpaket für den Kopf geknautscht.

9. Treibe Sport,
am besten Rückenschwimmen, Laufen oder Radfahren. Siehe oben.

10. Trainiere täglich deine Wirbelsäulenmuskulatur.
Besonders wichtig ist auch ein Bauchmuskeltraining. Eine kräftige Bauchmuskulatur ist ein guter Partner für die Rückenmuskeln.

Gelenkschutz
Bei Erkrankungen der Gelenke – z.B. bei Gelenkentzündung, Polyarthritis (Rheuma), Arthrose – schütze sie vor Überlastung und ungünstiger Haltung. Die Ratschläge hierzu werden als »Gelenkschutz-Tipps« bezeichnet und von Organisationen wie der Rheuma-Liga an die Betroffenen weitergegeben.

Ziel des Gelenkschutzes ist es,
- Fehlstellungen vorzubeugen, die sich durch die Rheumaerkrankung bilden,

- ihrem Fortschreiten entgegenzuwirken,
- Schmerzen zu vermeiden sowie
- die Verwendbarkeit der Gelenke zu verbessern.

Wichtige Gelenkschutz-Tipps:

1. Tätigkeiten, die länger als 10 Minuten dauern könnten, führe lieber im Sitzen durch.
2. Wirst du länger als etwa 1/2 Stunde sitzen, so stehe zwischendurch auf und bewege deine Gliedmaßen.
3. Beim Schreiben und anderen Arbeiten mit Werkzeug bewege Hände und Arme etwa alle 10–15 Minuten durch.
4. Beginne nicht mit einer Tätigkeit, die du nicht sofort abbrechen kannst, wenn du merkst: Es geht nicht mehr. Z. B. schwere und heiße Gegenstände tragen.
5. Sorge auch während der Arbeit dafür, dass du genügend Pausen einlegen kannst. Nach einer Pause geht vieles besser.
6. Führe keine Arbeiten über die Schmerzgrenze hinaus durch.
7. Führe möglichst Arbeiten aus, die mit verschiedenen Bewegungen verbunden sind. Einseitige Arbeiten vermeide. Beim Handarbeiten z. B. kein Stricken, lieber Sticken.
8. Führe bestimmte Tätigkeiten lieber mit beiden Händen aus. Z. B. Tragen von heißen Töpfen, Teller, Pfannen u. ä., Tasse halten, mit einer Kanne eingießen. Unterstütze mit der zweiten Hand die Gegenstände. Sind sie heiß, verwende unbedingt einen Topflappen, ein Handtuch o. ä.
9. Benutze – wo immer es geht – Servierwagen, Einkaufsroller und andere fahrbare Untersätze. Oder Umhängetaschen.
10. Meide Erschütterungen, Druck oder Zug auf die Gelenke, z. B. keine Arbeiten mit dem Hammer.
11. Halte die Hand möglichst in gerader Stellung. Z. B. Gegenstände auf der flachen Hand tragen, Schubladen mit gestreckter Hand öffnen (von oben in den Griff schieben), Brot und Aufschnitt schneiden mit gestreckter Hand, kleinere Maschinen von unten mit gestreckter Hand auf der Handinnenseite halten.

12. Verringere deine Belastung durch größere Hebel. Hierfür gibt es bereits zahlreiche, zweckmäßige technische Hilfen: Schraubdeckel-Öffner, elektrische Dosenöffner, Wasserhahnöffner, Schlüssel-Aufsteck-Griffe.
13. Verwende dicke, weiche und rauhe Griffe, die einen besseren Halt bieten, deine Kraft besser nutzen und zugleich eine Überbeanspruchung der Hand vermeiden. Hierzu kannst du Moosgummischläuche verwenden, die du über den Griff ziehst.
14. Zum Lesen benutze einen Leseständer oder lehne das Buch an ein dickes Kissen.
15. Zum Putzen verwende moderne Putzhilfen, bei denen du keinen Putzlappen mehr auswringen musst.
16. Erleichtere dir die Arbeit im Haushalt durch elektrische Maschinen. Achte dabei darauf, dass die Bedienung nicht ungünstig ist und die Reinigung nicht zu schwer. Z.B. Küchenmaschine, Wäscheschleuder bzw. Waschmaschine mit guter Schleuderwirkung, Trockner, Geschirrspüler, Staubsauger mit Rollen.
17. Gestalte die Arbeitsflächen, Schränke, Geräte und Aufbewahrung der Gegenstände möglichst so, dass du auch im Sitzen arbeiten kannst, dich nicht unnötig bücken oder klettern musst und nicht überflüssige Wege zurücklegst.
18. Verwende Material, das selbst leicht ist und leicht zu behandeln, z.B. leichtes Geschirr, Aluminiumtöpfe, Plastik, bügelfreie und pflegeleichte Wäsche und Kleidung, Leichtbügeleisen.
19. Liege mit gestrecktem Knie, verwende keine Knierolle, auch wenn es momentan den Schmerz erleichtert. Langfristig versteift sonst das Knie in einer ungünstigen Beugehaltung.
20. Stütze dich beim Aufstehen mit flacher und gestreckter Hand ab auf der Lehne, Stuhlkante, am Tisch, auf dem Knie oder auf dem Oberschenkel.
21. Stütze den Kopf nicht auf die Hände.

TIPP 56

Lerne richtiges Stehen, Sitzen, Liegen, Aufstehen und Gehen. Wenn du eine Rückenschule besuchst, kannst du dort lernen, wie es für den Rücken am besten ist. Beispiel für rückengerechtes Aufstehen und Hinlegen: Aus der Seitenlage werden der Körper mit Hilfe beider Arme in die aufrechte Position gedrückt und gleichzeitig die Beine abgesenkt. Mit Hilfe der Hände stützt man sich dann von der Bettkante oder wie oben unter Punkt 20 beschrieben vom Oberschenkel zum aufrechten Stand hoch. Eine leichte Gewichtsverlagerung nach vorn erleichtert das Aufstehen. Beim Hinlegen geht man denselben Weg in der umgekehrten Reihenfolge.

Wenn du einen Gehstock oder eine andere Gehhilfe benutzt, so solltest du auch von Zeit zu Zeit deine Gehtechnik überprüfen lassen und die Einstellung der Höhe deiner Hilfe. Es kann sich immer mal etwas ändern oder im Laufe der Zeit ein Fehler einschleichen.

TIPP 57

Ergotherapie: Den richtigen Umgang mit deinem Körper besonders im Alltag und bei Schwerbehinderung auch am Arbeitsplatz zeigt dir eine Ergotherapeutin. Zuständig ist hier die Krankenkasse, für Schwerbehinderte am Arbeitsplatz auch die Schwerbehindertenfürsorge.

TIPP 58

An eine bessere Haltung und neue Bewegungsabläufe musst du dich erst gewöhnen, bis es dann fast automatisch geht.

TIPP 59

Benutze festes und zugleich elastisches Schuhwerk, mit federnden Sohlen. Das dämpft Stöße des Rückens beim Gehen. Scheue dich nicht, eventuell orthopädisches Schuhwerk zu benutzen. Damit du gewiss sicheren Halt hast, besonders bei »wackeligen Füßen«.

TIPP 60

Gehe federnd, nicht steifbeinig. Rolle mit dem Fuß ab und stoße nicht mit dem Hacken auf. Plane den Rückweg mit ein. Kehre also nicht erst um, wenn der Schmerz kommt.

Gestalte deine Arbeitsplätze so, dass du möglichst gerade stehen oder sitzen kannst – nicht zu niedrig, nicht zu hoch. Für das Sitzen sollte die Stuhlhöhe genau so hoch sein wie die Länge von der Ferse bis zur Kniebeuge. Die Lehne sollte einen geraden Rücken ermöglichen und die Sitzfläche nach hinten etwas angehoben sein (etwa 10 Grad). Die Arme sollten – wo immer es möglich ist – nach unten zeigen und im Ellenbogengelenk eingewinkelt sein. Anzeigegeräte wie auch der Monitor beim Computer sollten ein ständiges Beugen oder Überstrecken des Kopfes vermeiden und daher etwa in Augenhöhe angebracht sein. Nähere Hinweise zur Körperhaltung beim Arbeiten findest du in Broschüren der Rückenschule, der Berufsgenossenschaft u. a.

Schütze deinen Körper vor Zugluft und Kälte durch geeignete Kleidung. Besonders Hals, Nacken und das Kreuz sowie die Gelenke sind oft gefährdet. Wärmende Unterwäsche oder ein besonderer Kreuzwärmer lassen viele Schmerzen unnötig werden.

Schütze dich vor Stress und seinen Folgen.

Ernährung und Gewicht

Mit der Nahrung gelangen Stoffe in unseren Körper. Einerseits können bestimmte Substanzen uns schädigen, krank machen und damit Schmerzen verursachen. Andererseits können wir empfindlich darauf reagieren, weil wir sie nicht vertragen. Das löst z. B. Lebensmittelallergien oder Bauchschmerzen aus. Und schließlich gibt es Krankheiten, die werden durch bestimmte Nahrungsmittel schlimmer. Dann müssen wir mit solchen Mitteln behutsam umgehen wie z. B. mit zuckerhaltigen Mitteln bei Diabetes. Bei Migräne wird vermutet, dass sie bei einigen Personen durch Milchprodukte, Schokolade oder Alkohol ausgelöst werden kann. Dann sollten solche Produkte vorsichtshalber gemieden werden.

Mängel an bestimmten Substanzen wie gewisse Vitamine, Spurenelemente u. ä. werden gleichfalls für vermehrte Schmerzen verantwortlich gemacht. Durch den Mangel ändert sich das Gleichgewicht verschiedener Transmitter (Übertragungsstoffe im Nervensystem). Und durch solche Veränderungen könnte sich die Schmerzempfindlichkeit des Nervensystems erhöhen.

Beobachte mal ausführlich, ob deine Schmerzen irgendwie mit Nahrungsmitteln, Getränken oder Genussmitteln zusammenhängen. Mache Aufzeichnungen von dem, was du zu dir nimmst und notiere die Höhe der Schmerzen. Siehe Tipp 5. Besprich die Aufzeichnungen dann mit deinem Arzt.

Gelegentlich kann die vermehrte Zufuhr von gewissen Stoffen hilfreich sein, so z. B. bei Kopfschmerzen, die durch eine momentane Unterzuckerung hervorgerufen werden.

Bei Unterzuckerungskopfschmerzen ist eine Steigerung des Blutzuckerspiegels nützlich. Iss z. B. einen Apfel, etwas Honig, etwas mehr Brot, Schokolade und dergleichen. Die Kopfschmerzen können dadurch rasch verschwinden. Tun sie das nicht, dann war es wohl kein Unterzuckerungskopfschmerz und du musst mit anderen Methoden weiterarbeiten.

Manche Kopfschmerzen reagieren auf Kaffee. Dann, wenn sie durch die Blutgefäße bedingt sind. Koffein verengt die Blutgefäße. Mir hat das in meiner Jugend viel geholfen.

Meide Alkohol als Schmerzkiller. Er kann zwar vorübergehend betäuben, langfristig erzeugt er aber neue Schmerzen. Ich meine hier nicht den Alkoholkater, sondern die Tatsache, dass langfristiger Alkoholmissbrauch den Nervenstoffwechsel schädigt und dann an vielen Stellen des Körpers Schmerzen auftreten können (sogenannte Polyneuropathie).

Zuweilen kann Alkohol auch schon in kleinen Mengen sofort Schmerzen erzeugen. Alkohol erweitert die Blutgefäße. Wenn durch die erweiterten Blutgefäße nun Nerven gedrückt werden z. B. in Engpässen der Halswirbelsäule, dann können dadurch Schmerzen entstehen.

TIPP 68
Bei bestimmten Krankheiten wie Diabetes und Gicht ist eine darauf abgestimmte Diät wichtig. Diese erklärt dir dein Arzt, eine Ernährungsberaterin oder ein gutes Fachbuch.

TIPP 69
Bei rheumatischen Erkrankungen wird oft eine vegetarische Kost empfohlen. Dadurch soll die Menge der so genannten Arachidonsäure verringert werden. Aus ihr werden entzündungsfördernde Stoffe gebildet. Die Zurückhaltung bei tierischen Lebensmitteln ist hier der Tipp – dafür mehr Gemüse, Salat und Obst. Diese Entzündungs-fördernden Stoffe werden auch verringert durch Fischspeisen, die reich an Omega-3-Fettsäuren sind. Empfohlen wird, zweimal pro Woche Lachs, Heringe und Makrelen zu speisen. Ebenso wird geraten, Speisen mit Rapsöl, Soja-, Walnuss- und Weizenkeimöl anzurichten.

Abgeraten wird, ganz auf tierische Produkte zu verzichten, also auch auf Milch- und Käseprodukte. Denn wichtige Stoffe wie Vitamin D und Calcium sind z. B. in der Milch enthalten. Sie beugen der Osteoporose vor. Ansonsten ist die wichtigste allgemeine Empfehlung, sich möglichst viel mit Vollwertkost zu ernähren.

TIPP 70
Achte auf dein Gewicht: Ein »Bäuchlein« zieht nach vorn und belastet damit die Wirbelsäule. Muskeln schmerzen, weil sie ständig den Rücken halten müssen. Und die Bandscheibe kann von dem Gewicht und der Krümmung unnötig belastet werden. Ebenso ergeht es den Gelenken, die sich unterhalb des schweren Rumpfes befinden und ihn tragen müssen. Sie werden stärker beansprucht und tun dann verdammt weh. Innere Organe wie z. B. das Herz werden stärker belastet, weil sie eine viel zu große Körpermasse versorgen müssen. Dafür sind sie nicht konstruiert.

Chirotherapie

Der Arzt kann durch spezielle Griffe gezielt Blockaden in Gelenken lösen. Fälschlicherweise wird das von vielen als Einrenken bezeichnet. Für die Chirotherapie braucht man eine gute Ausbildung, um keine Schäden anzurichten. Vor der Anwendung dieser Handgriffe muss sich der Arzt ein Bild vom Gelenk machen.

TIPP 71
Achte bei dieser Technik also darauf, ob die Gelenke vorher geröntgt wurden und diese Aufnahmen dem Chirotherapeuten vorliegen. Sonst keine Behandlung! Wird das Gelenk nach 3–4 Eingriffen nicht beweglicher, sollte die Behandlung abgebrochen werden. Zu häufige chirotherapeutische Eingriffe können Schaden anrichten.

Osteopathie

Dies ist sozusagen ein sanfterer Weg, Körperblockaden zu ertasten und zu lösen, damit Energien wieder fließen und Selbstheilungskräfte angeregt werden. Zum Einsatz kommen hierbei verschiedene Techniken wie sanfte Druck-, Zug- oder Drehbewegungen, Körperstellungen und Bewegungen, Dehnung und Atmung sowie sanfte Massage. Einige Übungen können auch selbst durchgeführt werden. Eine spezielle Variante davon ist die craniosakrale Therapie.

Biofeedbacktherapie

Biofeedback ist die Rückmeldung biologischer Größen wie Muskelspannung, Durchblutung, Puls, Erregung u. a. mittels eines Gerätes. Eine Person mit z. B. erhöhter Muskelspannung an der Stirn leidet viel unter Kopfschmerzen. Bei einer Biofeedbacktherapie werden Elektroden an der Stirn befestigt, die die Muskelspannung messen. Auf einem Gerät wird die Höhe angezeigt – als Lichtpunkt auf einer Skala und/oder als Ton mit einer ganz bestimmten Höhe und Lautstärke. Die Person lernt dadurch, wie sie selbst die Spannung senken kann: Anfangs durch Ausprobieren danach durch gezieltes Weiterüben in dieser Richtung.

Zur Behandlung von Migräne scheint ein Gerät sehr erfolgreich zu sein, das die Durchblutung im Bereich der Schläfe anzeigt. Die Person lernt nun, die Blutgefäße bei einem Anfall enger werden zu lassen durch Gedanken z. B. an einen engen Tunnel. Bisher ist diese Methode noch nicht sehr verbreitet, vermutlich auch der Kosten wegen. Der Nachteil der Biofeedbackmethode ist nämlich, dass man dazu ein Gerät braucht. Dieses kostet einige hundert bis einige tausend Euro.

TIPP 72 Lass dir von Kliniken und Praxen Informationen darüber geben, ob sie diese Methode anwenden. Geräte werden manchmal auch für das Üben zu Hause ausgeliehen. Nach einiger Zeit merkt man dann selbst auch ohne Gerät, ob es besser wird oder nicht.

Elektro-, Strahlen- und Lasertherapie

Hier kommen physikalische Reize zum Einsatz, die sich insbesondere auch zur Fernwirkung eignen. Sie durchdringen bei richtiger Einstellung die oberen Schichten, ohne sie zu zerstören, und senden ihre Reizwirkung an die darunter befindlichen Körperregionen.

Die *Elektroreizstromtherapie* kann auf diese Weise z. B.

Muskeln aktivieren oder ihre Durchblutung fördern. Die *Strahlentherapie* vernichtet Gewebezellen, die sich abartig entwickelt haben z. B. bei Krebs. Die *Lasertherapie* kann durch ihre gebündelten Lichtstrahlen Gewebe zusammenschweißen, Gewebe entfernen oder intensive Wärme erzeugen. Aber sie hat nicht überall die versprochene Wirkung, besonders die sogenannte Sanft-Lasertherapie. Ihre Energie ist offensichtlich zu gering, um die gewünschte Wirkung zu erzeugen.

Besprich jegliche Nebenwirkungen, die du spürst, mit dem Arzt und denen, die dich mit solchen Geräten behandeln. Bei der Elektrostimulation z. B. starke Hitze und Hautrötung. Das Gerät ist dann wahrscheinlich falsch eingestellt. Wenn du Metallteile in deinem Körper hast, z. B. künstliches Gelenk, Nägel, Schrauben, Klammern, Herzschrittmacher usw., so sag es vor der Therapie. In diesem Bereich sollte keine Elektrostimulation erfolgen.

Heilkräuter

Heilkräuter enthalten Substanzen, die manches in unserem Körper bewirken können. Sie können die Durchblutung fördern oder bremsen, Entzündungen hemmen, Krämpfe lösen und anderes mehr, z. B. Kamille, Arnika, Melissengeist. Unsere heutigen Medikamente und Schmerzmittel sind letztlich aus ihnen hervorgegangen. Und noch vor nicht all zu langer Zeit gab es auch kaum etwas anderes. Also müssen sie durchaus wirksam sein. Vieles wird auch in der Schulmedizin noch oder wieder angewendet. Manche Ärzte (Homöopathen) und besonders Heilpraktiker sind hierauf spezialisiert. Suche dort Rat. Ich will gar nicht erst anfangen, die Kräuter und ihre Wirkung aufzuzählen. Darüber gibt es komplette Bücher. Doch insgesamt ein paar Worte hierzu:

Lass dich nicht irritieren durch manch reißerische Werbung wie: »Nie wieder krank« u. ä. – du weißt, es gibt keine

Allheilmittel. Viele Mittel sind hilfreich, aber viele erreichen auch nicht mehr, als der Glaube an ihre Wirkung erreicht. Beschäftige dich näher damit und mach eigene Erfahrungen.

Akupunktur und Akupressur

Beide kommen aus der fernöstlichen Gesundheitslehre. Bei der *Akupunktur* werden Nadeln an bestimmten Punkten des Körpers leicht eingesteckt. Der Lehre nach bewirken sie einen besseren Energiefluß, der bei Krankheiten stets behindert ist. Westliche Forscher erklären die Wirkung damit, dass die Nadelreize den Körper provozieren und ihn somit veranlassen, das körpereigene Morphium zur Schmerzlinderung besser einzusetzen.

Die Akupunktur kann – richtig angewandt – manchen Krankheitszustand und Schmerz verbessern. Heute gibt es schon viele Ärzte und Heilpraktiker, die diese Methode anwenden. Schmerzambulanzen arbeiten oft damit, Institute für traditionelle chinesische Therapie sowie einige Kliniken.

Bei der *Akupressur* drückt man mit den Fingern bestimmte Punkte außen am Körper, um dadurch den Energiefluß wieder von Blockaden zu befreien und um die Selbstheilungskräfte anzuregen. Die Punkte sind dieselben wie bei der Akupunktur. Der Vorteil ist, dass du diese Technik auch ohne große Erfahrung bei dir selbst anwenden kannst.

Je nachdem, wie man drückt, hat es mehr eine anregende oder eine beruhigende Wirkung. Da hierfür eine genauere Anleitung nötig ist, muss ich dich wieder auf die spezielle Fachliteratur verweisen.

Psychotherapie

Heilwirkung geht auch vom Gehirn aus, der Steuerungszentrale des Menschen.
Die Psychobiologie hat manches schon bewiesen, steht aber eher noch am Anfang ihrer Möglichkeiten.

Professionelle Therapeuten: Pass auf, dass du nicht an Scharlatane, so genannte Wunderheiler, falsche Gurus oder Psychosekten gerätst. Suche lieber seriöse und fachlich ausgebildete Psychotherapeuten, die dir nicht ganz so viel versprechen. Psychotherapeut darf sich nur nennen, wer ein Studium mit entsprechender Zusatzausbildung absolviert hat.

Nutze autogenes Training und artverwandte Methoden: Die bekannteste Heil-Psychotherapie ist wohl das autogene Training. Es ist eine Technik der Selbstbeeinflussung des Körpers durch Konzentration, Atmung und zielgerichtetem Denken. Das, was man erreichen will, wird dabei gedanklich vorgegeben, siehe unter Suggestion.

Das autogene Training kann natürlich auch nur so weit wirken, wie tatsächlich ein Einfluss auf unseren Körper besteht. Es wirkt sich außer auf Ruhe und Entspannung besonders auf die Bereiche des vegetativen Systems aus: Atmung, Herzschlag, Durchblutung, Blutdruck, Verdauungssystem, Immunkraft, Heilkraft allgemein, Aufbau. Ähnlich arbeiten Heilmeditation und Heilhypnose. Ausführliche Anleitungen hierzu findest du im Teil 3.

Hier ein paar Beispiele für zielgerichtete Gedanken. Sie werden eingesetzt, nachdem du dich durch Konzentration und Atmung in einen ruhigen und aufnahmebereiten Zustand versetzt hast.

Bei Spannungskopfschmerzen und Verspannungen allgemein: Stell dir vor, wie ein zusammengezogener, verkrampfter Muskel sich wieder langsam ausdehnt und damit länger wird. Oder: wie ein harter Gegenstand z. B. Eisblock weich wird (schmilzt) und zerfließt. »Länger werden, weich und zerfließen« sind die gedanklichen Einflüsse, die du dir am besten sehr bildlich, plastisch vorstellst.

Bei Migräne: Stell dir in einem bereits entspannten Zustand vor, wie das Blut aus deinem Kopf herausfließt, durch den Hals herunter, rechts und links durch die Schultern in die Arme bis in die Hände. Diese werden durch das Blut warm, der Kopf dafür kühl. Die entscheidenden Einflüsse sind die Vorstellungen von Heraus- und Herunterfließen. Sorge dafür, dass dabei gleichzeitig der Unterkiefer locker hängt, die Stirnsowie Schläfenregion gelöst und Schultern und Arme entspannt sind.

Bei einem geschwächten Immunsystem stelle dir vor, wie deine inneren Abwehrkräfte – bildlich z. B. als Soldaten oder andere Verteidiger vorgestellt – sich wieder erholen (Pause machen), zu Kräften kommen und nun erfolgreich mit viel Einsatz gegen Eindringende oder terrorisierende Feinde kämpfen (sie vertreiben, zu Boden werfen, einsperren, kampfunfähig schlagen, töten).

Bei einem zu starken inneren Kampf z. B. wenn das Immunsystem den eigenen Körper angreift (sog. Autoimmunkrankheiten wie Rheuma), stelle dir Szenen vor, indem etwas harmonisiert bzw. besänftigt wird – farblich, bildlich, musikalisch. Vielleicht eine harmonische Landschaft, Liebesszene und dergleichen. Die mitwirkenden Anteile fügen sich harmonisch in ein friedliches Ganzes, gehen friedlich miteinander um, unterstützen sich, statt sich zu bekämpfen.

Andere psychologische Therapien helfen dir, mit deiner Situation und deinen Herausforderungen erfolgreicher umzugehen. Sie stärken deinen Lebenswillen, geben dir Mut, Hoffnung. Machen dich sicherer, z. B. auch bei Gangstörungen. Helfen beim Lernen neuer Bewegungen und Handgriffe. Umgekehrt bremsen sie Übererregungen, falschen Eifer, geben Geduld und Gelassenheit. Sie bauen Ängste ab und verbessern deine depressive Stimmung. Dort, wo die Psyche die Krankheiten, Schmerzen und Leiden verursacht oder sehr stark mitbeeinflusst (s. »Schmerzen psychischen Ursprungs«), dort ist eine psychologische Behandlung unerlässlich.

Die Ziele von Psychotherapien sind:
- Erkennen von negativen Einflüssen
- Motivation, dieses besser in den Griff zu kriegen
- Verbesserte Wahrnehmung von Belastungen und von inneren Vorgängen, z. B. von negativen Gedanken
- Umgang mit Gefühlen, Wünschen und Bedürfnissen
- Finden von Sinn und Zielen im Leben
- Aufbau von Selbstvertrauen und Selbstsicherheit
- Lernen, auf Belastungen und Herausforderungen erfolgreicher zu reagieren. Lernen neuer Verhaltensmöglichkeiten, z. B. auch im Kontakt mit Partner, Familie, Kollegen, Vorgesetzten, Mitarbeitern. Oder im Umgang mit Stress, beruflichen Aufgaben, ungewöhnlichen Situationen usw.
- Gesunder Umgang mit dem Körper
- Unterstützung der Selbsthilfe- und Selbstheilungskräfte

Wenn auch die Ziele im Grunde immer gleich oder sehr ähnlich sind, so sind die Herangehensweisen und die Schwerpunkte der verschiedenen Psychotherapieformen unterschiedlich.

Das Problem ist eher die Finanzierung. Nach dem Psychotherapeutengesetz werden bisher bei Erwachsenen nur die Psychoanalyse, die Tiefenpsychologie und die Verhaltenstherapie durch die Krankenkasse finanziert. Hinzu kommen soll demnächst die Gesprächspsychotherapie.

TIPP 82
Wenn du eine Psychotherapie über deine Krankenkasse in Anspruch nehmen willst, so kannst du außer einen »ärztlichen Psychotherapeuten« auch einen von der Krankenkasse zugelassenen »psychologischen Psychotherapeuten«

aufsuchen. Für Kinder und Jugendliche sind spezielle Kinder- und Jugendtherapeuten zuständig. Die ersten 5 Sitzungen sind genehmigungsfrei und dienen dem gegenseitigen Kennenlernen, der Diagnostik, der Zielsetzung und der Therapieplanung. Danach muss der Therapeut einen Antrag bei der Kasse stellen, damit sie die Kosten übernimmt.

Natürlich kannst du eine Therapie auch selbst bezahlen. Dann braucht der Therapeut keine Kassenzulassung. Aber er muss vom Staat zur Ausübung der Heilkunde zugelassen (approbiert) sein.

Alternative Medizin

Es gibt zahlreiche andere Maßnahmen, die sich als Heilkunst verstehen. Sei es die Aromatherapie, Handauflegen, Sauerstofftherapie oder fernöstliche Heilpraktiken. Besonders wenn die hiesige Schulmedizin nicht mehr weiterkommt, greifen Patienten mit unheilbaren Leiden zu allen möglichen Maßnahmen. Wie sieht es aus mit solchen Heilkünsten? Wirken sie? Sind sie harmlos oder riskant? Auf welche Weise sollen sie wirken? Zahlt die Krankenkasse die Kosten? Wenn du mehr hierüber erfahren willst: Die Stiftung Warentest hat hierüber ein Handbuch herausgegeben mit dem Titel: Die andere Medizin, Nutzen und Risiken sanfter Heilmethoden. Kosten ca. 27 €, zu beziehen über den Buchhandel oder direkt über Warentest. In diesem Buch werden Therapieverfahren erklärt und dazu kritisch Stellung genommen. Zu den meisten alternativen Verfahren kann man jetzt schon sagen: Ihre Wirkung ist nicht größer als die Wirkung durch den Glauben. Das heißt: Glaubt man, dass ein Mittel hilft, so geht davon schon eine gewisse Wirkung aus. Die psychischen Kräfte (der positive Glaube) setzen Einflüsse in Gang, wie wir es bereits beschrieben haben. In der Medizin nennt man es den »Placebo-Effekt«. Eine Wirkung durch den Glauben haben grundsätzlich alle Heilverfahren, auch die Medikamente. Nur: Die wissenschaftlich anerkannten Heilverfahren besitzen darüber hinaus nachgewiesenermaßen noch eine eigene Wirkung – durch Chemikalien, mechanische und andere physikalische Kräfte oder durch spezifische psychologische Vorgehensweisen.

Die Kosten für solche Maßnahmen werden in der Regel von der Krankenkasse nicht übernommen. In schwer wiegenden und ausweglosen Situationen, wo bisher kein anerkanntes Verfahren geholfen hat, kann und muss die Krankenkasse auch mal noch nicht bewiesene Methoden finanzieren. Natürlich nur auf Antrag, nur in solchen begründeten Fällen und nur solche Methoden, von denen man durchaus meinen könnte, sie hätten einen Einfluss.

Schmerzmittel

Heilmittel sollen den krankhaften und Schmerzen verursachenden Zustand beseitigen oder zumindest verbessern. Schmerzmittel hingegen blocken den Schmerz ab, damit wir ihn nicht oder weniger spüren. In bestimmten Situationen können sie auch vorbeugend gegen schlimmere Schmerzen eingesetzt werden. Dort, wo sie verhindern, dass das Schmerzgedächtnis mit zu starken Schmerzreizen gefüttert wird und später mit chronischen Schmerzen antworten könnte. Schmerzmittel dienen ansonsten in erster Linie der Verbesserung des Befindens und damit der Lebensqualität bei bestehender Krankheit.

Chemische Schmerzmittel (Analgetika)

Analgetika haben den Vorteil, dass sie rasch und meist zuverlässig wirken und dass sie bequem zu handhaben sind – man selbst braucht nicht viel zu tun. Man kann sie in 3 Gruppen einteilen:
- Die 1. Gruppe wirkt am Ursprungsort des Schmerzes, also an dem Nervenende, das den Schmerzreiz in Gang setzt. Sie verändern die Empfindlichkeit der Rezeptoren oder verhindern, dass sie Signale aussenden. Das sind die so genannten peripheren Schmerzmittel. Hierzu zählen die Acetylsalicylsäure (ASS), das Paracetamol und Metamizol.
- Die 2. Gruppe wirkt auf dem Weg nach oben. Sie hemmt die leitenden Nerven und blockt damit den Schmerz unterwegs ab. Diese Mittel werden z. B. durch Spritzen an ihren Wirkungsort gebracht.
- Die 3. Gruppe schließlich setzt im Zentralnervensystem an, also im Rückenmark und im Gehirn; sie verhindert, dass der Schmerzreiz in die Gehirnzellen gelangt, mit denen wir ihn spüren. Sie werden deshalb »zentral wirkende Schmerzmit-

tel« genannt. Der Hauptvertreter dieser so genannten Opioide ist das Morphin.
- Genau genommen müssen wir hier noch eine 4. Gruppe anschließen. In diese gehören Mittel, die ursprünglich gar nicht als Schmerzmittel gedacht waren, aber trotzdem eine schmerzlindernde Wirkung besitzen. Das sind bestimmte Psychopharmaka, z. B. einige Antidepressiva.

Manche Krankheiten zeigen sich anfallsartig oder gar in Schüben, wie Migräne, Anfallsleiden, Rheuma u. a. Hier unterscheidet man vorbeugende Medikamente und anfallslindernde. Beispiel Migräne:
- Vorbeugend bei Migräne sind so genannte Blocker: Betablocker, die das vegetative Nervensystem vor Stress abschirmen – Calcium-Blocker, die die Sauerstoffversorgung und Gefäßdurchblutung verbessern – und Serotonin-Blocker, die die Bildung von Schmerzsubstanzen bremsen.
- Anfallslindernd sind: Mittel, die die Blutgefäße verengen – Mittel gegen Übelkeit und Erbrechen – und eben Mittel gegen Schmerzen.

Der Nachteil chemischer Schmerzmittel ist, dass sie auch Nebenwirkungen haben können – wie alle chemischen Mittel: Verdauungsbeschwerden, Hautreaktionen, Mundtrockenheit Benommenheit, Veränderungen des Blutbildes u. a. Sogar Dauerkopfschmerzen können entstehen. Betroffene mit Kopfschmerzen geraten in einen Teufelskreis: Sie nehmen Schmermittel gegen ihren Kopfschmerz und nach zu häufiger Einnahme bekommen sie dadurch erst recht Kopfschmerzen.

Die Substanzen müssen auch im Körper verarbeitet werden, teils im Magen, teils in Leber und Niere. Über längere Zeit eingenommen, können sie diese Organe schädigen. Ein zusätzliches Problem mancher Schmerzmittel – besonders der stärkeren – ist, dass sie eine Abhängigkeit bewirken können. Der Körper behandelt diese Stoffe nach einer Weile so, als gehörten sie schon immer zu ihm. Und wenn der Wirkstoff nicht mehr ausreichend im Körper vorhanden ist, so meldet dieser sich mit so genannten Entzugserscheinungen, er wird rappelig. Außerdem tritt oft eine Toleranz gegenüber einem Mittel ein: Es bringt nicht mehr die ursprüngliche Wirkung. Daher muss die Dosis gesteigert werden. Damit nehmen aber auch die Nebenwirkungen zu. Durch gezielte Verabreichung lässt sich die Gefahr verringern.

Schmerzmittel werden – wie alle anderen Stoffe – im Körper abgebaut und haben dann keine Wirkung mehr, sobald ihre Konzentration eine gewisse Grenze unterschreitet. Außerdem brauchen sie eine gewisse Anlaufzeit, bis ihre Konzentration im Körper groß genug ist, um zu wirken. Im Bild sieht das etwa folgendermaßen aus:

Konzentration des Wirkstoffes

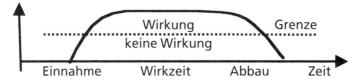

Diese Tatsachen spielen eine Rolle bei der Einnahme von Schmerzmitteln. Hat man nur von Zeit zu Zeit solch starke Schmerzen, dass man ohne ein Schmerzmittel nicht auskommt, so nimmt man es nur bei Bedarf ein. Es braucht dann zunächst eine Anlaufzeit und wirkt anschließend für eine gewisse Zeit.

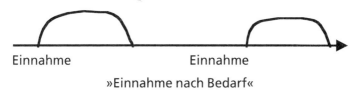

»Einnahme nach Bedarf«

Sind die Schmerzen z. B. nach Operationen oder bei Krebserkrankungen für eine längere Zeit unerträglich, so sollte man nicht warten, bis das Mittel verbraucht ist, sondern es rechtzeitig auffrischen, also immer nach einer bestimmten Zeit neu einnehmen. Dies nennt man »Einnahme nach Zeit«:

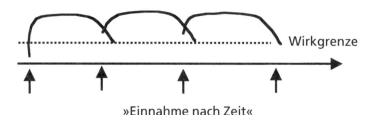

»Einnahme nach Zeit«

Manche Mittel können auch als Depotpräparat verabreicht werden. Der Wirkstoff wird dann kontinuierlich abgegeben und hält somit den Wirkspiegel aufrecht.
Damit du durch chemische Schmerzmittel viel Nutzen und wenig Nachteile hast, hier die wichtigsten Tipps dazu:

Beschränke die Einnahme von Schmerzmitteln auf Zeiten extremer Schmerzen und überschreite nicht die empfohlenen Höchstmengen. Benutze so viel wie möglich andere und eigene Bewältigungsmaßnehmen.

Als Dosierungsgrenzen für ASS und Paracetamol werden genannt:

Einzeldosis nicht mehr als 2 Tabletten = 1000 mg, danach etwa 6–8 Stunden Pause.

Innerhalb von 24 Stunden nicht mehr als 6 Tabletten = 3000 mg.

Im Monat nicht mehr als 15 Tabletten = 7500 mg.

Benutze möglichst »einfache« Schmerzmittel wie z. B. Aspirin (ASS) oder Paracetamol. Die Gefahr von Nebenwirkungen und Abhängigkeit ist geringer. Versuche es auch bei Migräne zunächst damit. Die spezielleren Migränemittel können oft eingespart werden. **Vorsicht bei »Wundermitteln« und »Superschmerzkillern«.** Als Betroffener greift man gern zu jeder Hilfe, die neu angeboten wird. Neue Mittel sind nicht immer genügend erprobt und können durchaus gefährlich sein. Und »Wundermittel« gibt es nicht. Kombinationen aus mehreren Wirkstoffen haben sich auch nicht als »super« herausgestellt, sondern eher als »weniger geeignet«.

TIPP 85 Beschränke eine Selbstbehandlung ohne ärztliche Rücksprache auf leichte Störungen. Trotzdem solltest du den Arzt darüber lieber beim nächsten Gespräch informieren, vor allem, wenn es häufiger vorkommt. Besonders bei der Einnahme von weiteren Medikamenten und bei bekannten anderen Erkrankungen. Die Wirkungen der einzelnen Mittel können sich gegenseitig sehr beeinflussen.

TIPP 86 **Vorbeugemittel bei Migräne:** Eine vorbeugende Wirkung kannst du nur feststellen, wenn du vor, während und nach der Therapie Aufzeichnungen machst über die Anfallshäufigkeit und Zusammenhänge. Führe daher in dieser Zeit das Schmerztagebuch.
- Fange mit einfacheren Mitteln an wie Betablockern.
- Die Wirksamkeit stellt sich innerhalb von max. 12 Wochen heraus. Dann solltest du zusammen mit dem Arzt eine Entscheidung treffen: weitermachen oder ändern.
- Ist das Mittel wirksam, so sollte nach einiger Zeit (ca. 1 Jahr) die weitere Notwendigkeit geprüft werden. Dazu ist es allmählich abzusetzen und durch Tagebuch herauszufinden, wie häufig Anfälle noch auftreten. Lerne in diesem Jahr eigene Bewältigungsmethoden und wende sie jetzt an. Wahrscheinlich kommst du von nun an ohne Vorbeugemittel aus.

TIPP 87 **Wenn du Schmerzen hast, die kaum noch auszuhalten sind,** z. B. nach einer Operation oder bei Krebs im fortgeschrittenen Stadium, und kein anderes Mittel hilft dir, dann sind die stärksten Schmerzmittel wie Morphium ratsam. Die moderne Morphiumtherapie ist schon sehr gezielt und weniger risikoreich. Sie ist dann die einzige Hilfe für ein erträgliches Leben.

TIPP 88 **Eine Serie von Schmerzleitungsblockaden** ist dann angebracht, wenn vom Schmerz eine Rückkoppelung ausgeht, die ihn immer wieder verstärkt. Dann müsste nach einer gewissen Zeit Ruhe eintreten. Ist dies nicht der Fall, dann lass dich nicht ewig spritzen.

TIPP 88 Bestimmte Psychopharmaka wie z. B. Antidepressiva sind bei hartnäckigen Schmerzen eine Alternative (siehe oben). Sie lösen auch innere Spannungen und verbessern möglicherweise die Energiesteuerung. Sprich mal deinen Arzt darauf an. Die Mittel sind verschreibungspflichtig. Wenn ein Mittel jedoch nach etwa 8 Wochen keine Besserung bewirkt, so sollte es möglicherweise gewechselt werden. Verwende sie nicht als Dauermedikation.

TIPP 89 Lies den Beipackzettel genau – wann das Mittel nicht eingenommen werden sollte z. B. bei Schwangerschaft und wo sonst große Vorsicht geboten ist. Frage notfalls den Arzt oder auch den Apotheker. Aber denke daran: Auch sehr seltene Nebenwirkungen werden hier aufgezählt. Unterhalte dich darüber lieber ausführlich mit deinem Arzt, wenn du bei dir plötzlich neue Symptome zu erkennen glaubst.

TIPP 90 Nimm nicht gleichzeitig zum Schmerzmittel Alkohol zu dir oder Beruhigungsmittel. Die Wirkung wäre dann zu stark.

TIPP 91 Vorsicht! Manche Mittel machen träge. Denk an deine Reaktionsfähigkeit im Straßenverkehr und an Maschinen – notfalls zu Hause bleiben oder ein anderes Präparat suchen.

TIPP 92 Wenn innerhalb einer angemessenen Zeit keine Besserung eintritt, suche erneut den Arzt auf und sprich mit ihm ausführlich über die Schmerzmittel. Gehe nicht nur zum Arzt, um dir schon wieder ein neues Rezept zu holen. Sprich mit ihm über Alternativen und geh zu einem Schmerztherapeuten.

TIPP 93 Wenn du mal für eine gewisse Zeit täglich ein Schmerzmittel einnehmen musst, dann sprich mit deinem Arzt über Art und Zeit der Einnahme. Bei einer »Einnahme nach Bedarf« nimmt man in solch einem Fall meist mehr Chemie zu sich als bei einer »Einnahme nach Zeit«. Außerdem erhöht sich im Falle der »Bedarfseinnahme« das Abhängigkeitsrisiko.

Vermeide das Abhängigwerden. Achte darauf, ob du die Dosierung steigerst, ob du »dein« Schmerzmittel verlangst (»unbedingt dieses muss es sein«), ob du beim Weglassen verschiedene Störungen spürst. Das könnten schon Zeichen der Abhängigkeit sein.

Sei vorsichtig: Manche Schmerzmittel (besonders Migräne- und Kopfschmerzmittel) können nach längerer Zeit der Einnahme mehr Schmerzen erzeugen als sie verhindern. Wenn du z. B. schon fast täglich Kopfschmerzen hast und die Empfehlung zur Einnahme der Schmerzmittel schon überschritten wurde, so ist dies sehr wahrscheinlich. Durch Absetzen dieser Mittel sind häufig die Schmerzen verschwunden. Wenn du schon abhängig bist, können zunächst Entzugserscheinungen auftreten. Da musst du durchhalten. Denke nicht schon wieder: »Also brauche ich das Mittel«, sondern sag lieber: »Weil ich abhängig war, muss ich jetzt dadurch. Doch danach wird es mir besser gehen.«

Wenn du von Schmerzmitteln herunterwillst: Du kannst es von heute auf morgen machen. Dann musst du ein paar Tage Entzugserscheinungen in Kauf nehmen. Machst du es lieber stufenweise (ausschleichend), so werden Entzugserscheinungen verhindert oder gesenkt. Bei manchen besteht dann allerdings die Gefahr, dass sie die Maßnahme nicht richtig zu Ende führen und wieder rückfällig werden.

Wenn du dich von Schmerzmitteln stufenweise befreien willst: Nimm einen selbst gemixten Schmerzcocktail, mische deine Schmerztropfen oder die aufgelöste Schmerztablette darunter und trinke es. Nimm vom Schmerzmittel immer mal etwas weniger, bis du frei bist. Du kannst auch einen anderen bitten, jedesmal eine kleinere Dosis Schmerzmittel unterzumischen.

Nutze den Glauben: Selbst chemische Schmerzmittel wirken bis zu 50% durch den Glauben daran. Wenn du dich stark genug fühlst, mixe dir aus Saft, Kräutern und Gewürzen einen »Schmerzcocktail« zurecht. Stell dir vor: »Wenn du das trinkst, geht es dir besser.« Viele Menschen brauchen nämlich etwas zum Sehen oder Anfassen, sonst wirkt es nicht.

Versuche es mal mit Erinnern und Suggestionen. Manche Menschen reagieren schon durch den Gedanken an ein Schmerzmittel so stark, dass es eine Linderung bewirkt.

Wärme und Kälte lindern Schmerzen

Wärme und Kälte wirken auf zwei Wegen auf den Schmerz ein. Zum einen überdecken sie das Schmerzgefühl und lassen es in den Hintergrund treten. Zum anderen verändern Wärme- und Kältegefühle die Durchblutung, was sehr nützlich sein kann. Bei Wärme erweitern sich die Blutgefäße, es dringt vermehrt Blut ein. Das Blut bringt eigene Wärme mit, zusätzlich Wirk- und Heilstoffe. Bei Kälte ziehen sich die Blutgefäße zusammen, das Blut wird herausgedrückt. Das ist dort hilfreich, wo sich z. B. durch eine Entzündung oder Reizung zu viel Blut angesammelt hat.

Wärme tut gut bei Verspannungen der Muskeln, Hexenschuss, Bauchbeschwerden u. ä. Aber nicht anwenden bei Durchblutungsstörungen, Entzündungen, an Stellen mit starken Krampfadern. Und vermeide zu starke Hautreizungen durch zu große Hitze.

Wärme für den ganzen Körper erhältst du durch ein Vollbad oder in der Sauna. Hier sei aber vorsichtig bei Herz- und Kreislaufproblemen. Für Wärme an bestimmten Stellen verwende: Teilbäder, Handbrause, Heizkissen, Rotlicht, Wärmflasche sowie Wärmepackungen und Körnerkissen, die du in der Mikrowelle schnell erhitzen kannst. Auch Einreibemittel oder spezielle Pflaster erzeugen lokale Wärme.

Kälte hilft dir bei Prellungen, Blutergüssen, Entzündungen, Verbrennungen und dergleichen. Aber nicht anwenden bei schweren Herz-Kreislauf-Schäden, Nieren- und Blasenerkrankungen und wenn du sehr empfindlich auf Kälte reagierst. Bei Hauterkrankungen frage vorher einen Arzt. Vermeide Unterkühlung und Frieren.

Kälte am ganzen Körper wendet man an z. B. bei Rheuma durch Kältekammern und kühle Bergwerksstollen. Kälte an bestimmten Stellen erzielst du mit Eispackungen, Eiswürfeln, vereisten trockenen Erbsen, durch Teilbäder und mit der Handbrause, kalte Wickel. Auch hier gibt es Einreibemittel, kühlende Salben.

Atmung gegen Schmerzen

Unsere Atmung steht über mindestens zwei Wege mit dem Schmerz in Verbindung. Einmal über die Konzentration von Sauerstoff und Kohlendioxyd im Blut. Über diesen Weg wird die Empfindlichkeit des Nervensystems beeinflusst. Dadurch kann der Schmerzreiz anders aufgenommen und weitergeleitet werden: Ist die Atmung zu schnell, wird vermehrt Kohlendioxyd ausgeatmet, zu viel Sauerstoff ein. Das verstärkt die Nervenempfindlichkeit und die Schmerzen.

Der zweite Weg besteht in der Koppelung von Atmung mit unserer Erregung und Spannung. Wenn du verkrampft bist, hältst du die Luft an – und wenn du länger die Luft anhältst, dann verkrampfst du dich. Wenn du schneller atmest, wirst du erregter. Und du wirst schneller atmen, wenn du erregt bist. Verkrampfungen und zu starke Unruhe fördern aber wiederum die Schmerzen.

Weiteratmen! Bei starken Schmerzen halten wir die Luft an, aber das verkrampft noch mehr. Übe ganz intensiv, dass du auch bei Schmerzen automatisch wieder weiteratmest.

Tipp 104 Tief durchatmen bremst und beruhigt schon etwas. Mach das öfter, immer wieder!

Tipp 105 Atembremse: Atme durch den Mund aus und schließe dabei etwas deine Lippen. Du wirst dadurch automatisch langsamer atmen und damit wieder ruhiger und dein Schmerz ebenfalls.

Tipp 106 Stöhnen bremst den Atem und jede ähnliche Geräuschentwicklung ebenso, weil hierbei die Luft an den Stimmbändern gebremst wird. Kümmre dich nicht darum, was andere dazu sagen. Notfalls halte ein Tuch, Kissen oder deinem Arm vor den Mund.

Tipp 107 Hechele, wenn du bei sehr starken Schmerzen deinen Atem kaum bremsen kannst: Kurzes, schnelles – aber mehr oberflächliches Atmen. Nach einigen Hechel-Atemzügen atme wieder einmal tief durch. Gegen die Mundtrockenheit kannst du z.B. kleine Schlucke Flüssigkeit zwischendurch trinken oder kleine Drops von Zeit zu Zeit lutschen.

Tipp 108 »Atementspannung«. Beruhige deine Nerven und den Schmerz durch Atementspannung: Konzentriere dich auf deinen Atmen und die Bewegung deines Bauches. Stell dir dabei vor, der Bauch ist eine Welle und bewegt sich gemächlich auf und ab. Oder wie eine Schaukel an einem langen Seil und schwingt langsam vor und zurück.

Ruhe und Entspannung

Ruhe und Entspannung beruhigen das Nervensystem und damit auch Schmerzen und Leid. Besonders ganz tiefe Entspannung kann so weit gehen, dass du im Augenblick nichts mehr davon spürst. Die Wirkung hält oft sogar noch eine Weile an.

TIPP 109 Für Ruhe ist besonders geeignet die Atementspannung, siehe oben. Für noch tiefere Ruhe das Abschalttraining – Tipp 128.

TIPP 110 Weine, wenn dir danach zumute ist. Weinen baut Spannung ab, entkrampft. Kümmere dich nicht darum, was andere sagen – die können vieles erst dann verstehen, wenn sie selbst betroffen sind.

Diesen Tipp erzählte mir vor vielen Jahren eine Patientin, die von schwerem Rheuma getroffen war. Ihre Hände waren schon sehr versteift und verbogen und dazu äußerst schmerzhaft. Wenn sie es nicht mehr aushielt, ging sie in ihre »Brüllecke«: Im Schlafzimmer stand ein Sessel, dort heulte sie und schrie vor Schmerzen. »Mein Mann sitzt nebenan im Wohnzimmer, der hört das gar nicht. Ich halte mir ein Kissen vor den Mund. Das ist in diesem Moment das Einzige, was mir gegen die Schmerzen hilft.«

TIPP 111 Schrei, schimpfe oder fluche, wenn du deine Schmerzen kaum aushalten kannst. Auch das entkrampft und tut gut. Wenn es niemand hören soll, halte dir wie im letzten Tipp ein Kissen oder ein Tuch vor den Mund. Oder mach es innerlich. Meist lassen die Schmerzen wenigstens für einige Zeit nach. Das kann für bestimmte Zwecke durchaus reichen. Außerdem lässt sich das ja mehrmals einsetzen. Auf längere Sicht baut das zusätzlich die Hilflosigkeit ab, fördert die Aktivität und »Kampfbereitschaft«. Zu diesen Themen kommen wir später noch.

Frau S. konnte es während der Mahlzeiten im Speiseraum der Klinik vor Schmerzen nicht aushalten und musste meist wieder auf ihr Zimmer, um sich hinzulegen. Sie wollte das so nicht weiter hinnehmen und bat mich um Rat. Ich erzählte ihr u.a. auch den Tipp vom inneren, nicht hörbaren Schimpfen. Und tatsächlich: Sie berichtete zwei Tage später, dass sie die Mahlzeiten jetzt durchhalte. Sie mache innerlich den Schmerz derart »zur Sau«, dass er sich für etwa 30 Minuten kaum noch bemerkbar mache.

Schlaf und Schmerzen

Der Schlaf ist die Erholungsphase in unserem Biorhythmus. Verbrauchte Stoffe, besonders auch die des Nervensystems, werden wieder aufgebaut, damit am nächsten Tag alles funktionieren kann. In dieser Phase wird das Bewußtsein abgeschaltet, damit es sich ebenfalls ausruht und die anderen Prozesse in Ruhe ablaufen können. Die Wahrnehmung ist sehr stark gedrosselt – im Schlaf merken wir so schnell nichts. Trotzdem sind wir aus Sicherheitsgründen weckbar. Der Reiz muss dann aber schon intensiv sein.

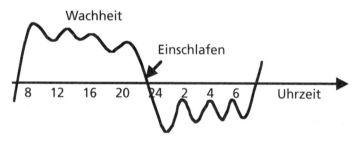

Wie schnell wir weckbar sind, hängt davon ab, ob wir uns gerade im Tief- oder im Leichtschlaf befinden. Diese beiden Phasen wechseln sich mehrmals in der Nacht ab. Im Leichtschlaf sind wir schneller weckbar, z. B. durch Schmerzen. Und wenn wir dann wach sind, liegen wir oft eine Weile wach herum. Denn das Wiedereinschlafen erfolgt oft erst mit dem nächsten Abwärtstrend der Schlafkurve. So liegen viele von Schmerzen Geplagte wach im Bett und warten auf das Wiedereinschlafen. Meist warten sie auch am Anfang auf den Schlaf. Gewiss, mit starken Schmerzen schlafen zu wollen ist nicht einfach. Doch auch hier gibt es Hilfen.

TIPP 112
Beachte deinen Biorhythmus: Gehe möglichst dann schlafen, wenn du merkst, dass du müde wirst. Das ist der Teil, an dem dein Rhythmus vom Wachsein in den Schlaf wechselt – der absteigende Teil.

Abstand nehmen vom vergangenen Tag: Schließe den Tag ab, damit du eher Ruhe findest. Setz dich in einen Sessel – nicht im Bett – und bearbeite noch einmal den Tag: Wie hast du ihn erlebt? Bist du zufrieden? Was hast du erreicht, was ist noch offen? Ziehe dann einen Schlussstrich, möglichst positiv. Die noch offenen Punkte vertraue deinem Unterbewusstsein an. Es wird in der nächsten Zeit dafür sorgen, dass es weitergeht. Dann gehe zuversichtlich ins Bett.

Lerne intensiv das autogene Training oder eine ähnliche Entspannungsform. Am besten ist ein Abschalttraining, wo du nichts anderes tust, als dich immer wieder gehen zu lassen. Die Patienten, die anfangs vor Schmerzen kaum ruhig auf der Matte liegen konnten, waren am Ende des Kurses die Ersten, die eingeschlafen waren.

Ruhige, langsame und harmonische Musik ist ein ausgezeichnetes Einschlafmittel. *Frau W., eine 35-jährige Patientin, litt unter massiven Schmerzen. Ich fragte sie u. a. nach ihrem Schlaf. Der war sehr gestört. Meinen Vorschlag, am autogenen Training teilzunehmen, wollte sie nicht annehmen. So gab ich ihr einen kleinen Kassettenrecorder und drei Kassetten mit Entspannungsmusik. Nach drei Wochen etwa berichtete sie, dass sie jetzt viel besser schlafen könne und der Schmerz seitdem deutlich nachgelassen habe.*

Chemische Schmerzmittel sind bei Schlafstörungen durch Schmerzen sinnvoller als Schlafmittel. Letztere haben den Nachteil, dass sie den Menschen eher betäuben. Damit wird auch das automatische Drehen betäubt und so muss der Schmerz uns wecken, um eine andere Lage anzufordern.

Lagerung: Durch den Schlaf und die damit einsetzende Entspannung kann es vorkommen, dass die Wirbelsäule in eine ungünstige Haltung gerät. Sie drückt dann auf die Nerven und erzeugt starke Schmerzen z. B. im Arm. Verwende dann ein kleines, zur Rolle gedrehtes Kissen, das du unter den

Nacken legst. Oder ein Nackenhörnchen mit Dinkel gefüllt. Ähnlich gehe vor, wenn du nur in einer bestimmten Haltung schlafen kannst. Stütze dich mit Kissen ab oder blockiere das Drehen durch Kissen. Bei Gelenkrheuma, der Polyarthritis, aber verwende keine Knierolle, weil sonst das Knie in einer ungünstigen Stellung versteifen kann.

Wenn du bei Rückenschmerzen unbedingt auf dem Bauch schlafen willst, lege ein kleines Kissen unter den Bauch. So vermeidest du ein Hohlkreuz.

TIPP 118

Erzwinge keinen Schlaf: Solltest du zu denen gehören, die nachts durch Schmerzen aufwachen und so schnell nicht wieder einschlafen: Versuche es zunächst mit Musik und Entspannung. Aber erzwinge es nicht, es hat keinen Sinn. Akzeptiere jetzt das Wachsein. Mach dir noch mal bewusst mit Hilfe der Schlafkurve: »Es geht jetzt nicht.« Wenn du Fantasie hast, denk dir eine schöne Geschichte aus. Oder höre ein leichtes Hörspiel von Kassette oder CD. Lies etwas. Am geeignetsten sind Illustrierte und Fachzeitschriften mit vielen interessanten Bildern. Der Text ist nicht so mühsam und die Bilder liefern viel Ablenkung. Stehe notfalls auf und geh in ein anders Zimmer, wenn du Angst hast, den Partner zu stören.

TIPP 119

Gelassenheit fördert Schlaf. Sich ärgern, enttäuscht sein, weil du nicht schlafen kannst, ist das größte Gift gegen Schlafen. Du gerätst dann nur in einen Teufelskreis. Versuche gelassener zu werden und wieder mehr Vertrauen zu deinem Schlaf zu gewinnen. Ein Training hierzu findest du im Tipp 128.

TIPP 120

Ausruhen am Tag: Wenn die nächtlichen Schmerzen dir zu wenig Schlaf lassen und es dir möglich ist, mache ruhig auch einen kleinen Mittagsschlaf. Nur wundere dich nicht, dass du dann nachts weniger Schlaf brauchst.

TIPP 121

Was noch den Schlaf günstig beeinflussen kann:
Beruhigungstee, ein Glas Milch mit Honig
Frische Luft

Ein kleiner Spaziergang, wenn er nicht wieder wach macht
Eine freundliche Zu-Bett-geh-Zeremonie
Freundliches Zimmer
Bequemes Bett
Angenehme Nachtwäsche

chmerzen zurückdrängen: »Retraining«

Normalerweise gehen wir unserem gewohnten Leben nach, achten dabei mehr auf unsere Umwelt und spüren hin und wieder Schmerzen und unangenehme Gefühle. Diese helfen uns, vernünftig zu leben. Wir nehmen sie wahr, ziehen daraus unsere Schlüsse und treffen Maßnahmen, um weitere Schäden zu vermeiden bzw. bestehende zu beseitigen. Dann gehen wir wieder mit gewissen Änderungen unserem Leben nach.

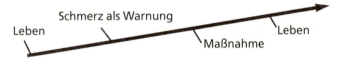

Schmerzen jedoch, die wir nicht in den Griff bekommen, ziehen ständig unsere Aufmerksamkeit auf sich. Es fällt uns dann immer schwerer, ein befriedigendes Leben zu führen.

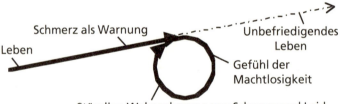

Deshalb ist es wichtig zu lernen, unsere Aufmerksamkeit auf Schmerz und Leid auf ein vernünftiges Maß wieder zu reduzieren (»Retraining« auf Deutsch: Umschulung). Früher sprach man vom Ablenken. Im Grunde ist es von der Wahrnehmung her das Gleiche. Aber für unser Gehirn und speziell für unseren Selbstwirksamkeitsglauben macht es einen Unterschied: Beim »Ablenken vom Schmerz« haben wir die Vorstellung, der Schmerz jetzt sei das Normale und wir müssen notgedrungen davon wegkommen. Beim »Zurückdrängen des

Schmerzes« wird uns klar: Das Leben ist das Normale, der Schmerz ist der »Störenfried«. Im ersten Fall bekommt er fälschlicherweise einen zu hohen Stellenwert – was ihn nur weiter aufrechterhält. Im zweiten Fall ist das Leben das Normale und erhält damit wieder seinen ursprünglichen Stellenwert, während der Schmerz in seiner Wertigkeit zurückgedrängt wird.

Zurückdrängen, auf Abstand gehen und abschalten

TIPP 122
Beschäftige dich wieder mit den interessanten Dingen des Lebens und konzentriere dich darauf. Du weißt – worauf man sich konzentriert, das wird stärker empfunden. Suche dir auch neues Interessantes und beschäftige dich intensiv damit. So wird die Aufmerksamkeit vom Schmerz wieder fortgelenkt. Du spürst ihn so lange nicht oder deutlich weniger. Siehe unter »Kataloge voller Anregungen«.

Herr B., viermal an der Bandscheibe operiert: »Solange ich meine interessante Arbeit im Beruf mache, habe ich keine Zeit für den Schmerz. Den spüre ich erst hinterher, am Abend. Es muss für mich eine mehr geistige Arbeit sein, die mich fesselt. Schwere, körperliche Arbeit kann ich nicht mehr verrichten«. Er arbeitete im Automobilbau in der Arbeitsplanung und Vorbereitung.

TIPP 123
Halte Abstand vom Schmerz. Lass deine Aufmerksamkeit so wenig wie möglich sich dem Schmerz nähern – denn sonst spürst du den Schmerz ganz besonders. Schick deine Aufmerksamkeit möglichst weit weg – weg vom Körper – in die Außenwelt, in die Umgebung. Nutze dafür deine Augen und Ohren: Konzentriere dich darauf, was du in der Umgebung alles sehen und hören kannst. Schaue und höre ganz bewusst auf die vielen Dinge und Geräusche. Solange du die Augen und Ohren intensiv benutzt, kannst du nicht noch

gleichzeitig das Gefühl so stark einsetzen – und damit blendest du den Schmerz aus. Achte darauf, dass du dich voll mit deiner Umgebung beschäftigst und nicht schon wieder mit inneren Vorgängen (Schmerzen, Leid, Gedanken, Fantasien).

TIPP 124
Übe, dich auf die Außenwelt zu konzentrieren.
- Nimm dir Zeit. Schaue ganz bewusst deine Umwelt an. Konzentriere dich auf bestimmte Personen, Tiere, Pflanzen, Gegenstände. Wie sehen sie aus, welche Formen und Farben haben sie, wie groß, wie nah sind sie, was ist daran ganz besonders auffällig? Übe es bewusst auch mit weniger interessanten Dingen. Ist etwas sehr interessant, dann zieht es ja schon von selbst die Aufmerksamkeit mehr auf sich. Bei langweiligeren Anblicken übst du mehr deine eigene Stärke und Fähigkeit.
- Mache es ebenso mit den Ohren. Höre ganz bewusst die Umwelt. Was klingt und rauscht da, was für Töne, Geräusche, laut und leise, hoch und tief?
- Wer vom Tinnitus – ständigen inneren Ohrgeräuschen – belästigt wird, kann sich zum Üben auch einen CD-Spieler oder einfach auch nur ein Radio nehmen. Musik oder Programm so leise einstellen, dass man es noch hört, aber leiser als der Tinnitus ist. Nun täglich immer wieder üben, sich auf die Musik oder das Programm zu konzentrieren. Bei Musik, die lauter ist als der Tinnitus, ist das Zurückdrängen keine so große Kunst.
- Und schließlich übe, das Körpergefühl nach außen zu richten: Berühre Gegenstände und nimm wahr, wie sie sich anfühlen: fest, hart oder weich, zart, rau, kühl oder warm usw. Näheres dazu siehe unter »Wahrnehmungstraining«.

TIPP 125
Auch dein Körper bietet Möglichkeiten, Schmerz und anderem Leid den Rücken zu kehren – wenn du etwas Angenehmes empfindest. Sorge also für angenehme Körpergefühle und genieße sie:
- Wärme: Das ist schon seit altersher ein beliebtes Mittel, um Schmerzen zu verdrängen.

- Entspannung bietet mehrere Gefühle: Ruhe, Schwere oder Leichtigkeit, Wärme.
- Ruhige Atmung: Konzentriere dich ganz konsequent darauf, wie sich dein Bauch mit dem Atem mitbewegt und wie sich das Ausatmen entspannend anfühlt. Wenn aus diesem Bereich keine Störungen kommen, so hast du hier einen wunderbaren Halt für deine Aufmerksamkeit.
- Zärtlichkeit und Erotik, durch den Partner oder eigenes Streicheln, Massieren, Handauflegen, Kuscheln im Bett, auf dem Sofa, angenehme Kleidung.
- Bewegungen und Aktivitäten, die Spaß machen: Tanzen, stressfreier Sport, Spazieren gehen, Theater spielen, Hobby.
- Innere Schwingungen: Lass schöne Musik auf dich wirken, die unter die Haut geht, und stell dir vor, wie sie deinen Körper erfüllt und in angenehme Schwingungen und Gefühle versetzt. Oder schau dir einen gefühlvollen Film an oder lies einen entsprechenden Roman.

Dadurch gewinnst du auch wieder ein besseres Verhältnis zum Körper. Denn die meisten haben wenig Freude am eigenen Körper, wenn von ihm viele Schmerzen ausgehen.

Schmerz und Leid sehen (Visualisierung): Wenn du sehr starke Schmerzen spürst und dir die Zuwendung zu anderen Dingen besonders schwer fällt, mache dir regelrecht ein Bild vom Schmerz und tu so, als schautest du dir das Bild aus einigen Metern Entfernung an. Auch damit hast du schon etwas Abstand gewonnen – und Linderung. Denn du bist mit deinen Sinnen zur Außenwelt gerichtet – also weg von körperlichen (inneren) Reizen. Selbst wenn dieses Zurückdrängen nur künstlich ist.

Den Schmerz als Bild sehen? Den spüre ich, aber sehen ist unmöglich. Doch das ist gerade der Trick. Beim Spüren tut er weh, beim Sehen weniger. Wir versuchen daher, die Wahrnehmung künstlich vom Spüren aufs Sehen zu verlagern. Indem wir zwar nicht real etwas sehen, sondern vor unserem geistigen Auge. Viele Menschen besitzen schon längst solche Schmerzbilder. Auch, um anderen etwas erklären zu können: »Es ist so, als ob ständig ein Messer ins Kreuz sticht.« »Wie ein ständiges Hämmern im Kopf.« Das Bildermachen von unsichtbaren Phänomenen ist also nichts Ungewöhnliches – es dient dazu, selbst so Komplexes wie den Schmerz in den Griff zu kriegen. Unter »Bilder, die verändern« findest du noch mehr Anregungen hierzu. Auch andere unangenehme Gefühle kannst du auf diese Art lindern.

Wenn du noch weiter gehen willst
Stell dir zur letzten Übung vor, der schmerzerzeugende Gegenstand entferne sich von dir, rückt in die Ferne und wird immer kleiner. Der Abstand zum Schmerz wird damit größer und größer. Du kannst das jetzt noch kombinieren: Stell dir vor, anschließend kommt etwas Wunderschönes vor dein Auge, was dich angenehm berührt. Insgesamt ist die ganze Sequenz:

- Du spürst den Schmerz im Körper,
- machst dir ein geistiges Bild davon,
- stellst dir vor, es sei außerhalb deines Körpers, ein paar Meter vor dir und du schaust es dir an.
- Das Bild (der gedachte Gegenstand, der den Schmerz erzeugt) rückt jetzt in die Ferne, weit weg. Wird kleiner und kleiner.
- An seine Stelle tritt dafür etwas Schönes, Angenehmes, das du dir ebenfalls intensiv betrachtest.

Petra litt ständig unter drückenden Kopfschmerzen. Als ob ihr Kopf in einem Schraubstock eingespannt wäre. Bei dieser Übung schaute sie sich vor ihrem geistigen Auge einen Schraubstock an, der an einem Tisch mit Rädern so etwa 1 Meter vor ihr befestigt war. Langsam ließ sie im Geiste den Tisch mit dem Schraubstock auf den Rädern von sich wegrollen. Immer weiter, bis sie beides kaum noch sehen konnte. Dafür bewegte sich eine wunderschöne Blumenwiese allmählich auf sie zu. Schließlich stand sie mitten in den Blumen, schnupperte an ihnen, strich ihnen über die Blüten und legte sich nun hinein. Das empfand sie als wunderschön und der Schmerz war für sie weit weg.

Träume: Um Schmerzen zurückzudrängen, kannst du Träume und Fantasien einsetzen. Unternimm z. B. eine Traumreise in ein fernes Land – die Entfernung spielt keine Rolle. Mit vielen Blumen in wunderschönen Farben mit bezauberndem Duft, mit warmen Heilquellen, prunkvollen Bauten, faszinierenden Landschaften, tollen Menschen und und und.

Oder erinnere dich an frühere schöne Begebenheiten – die Zeit ist in der Erinnerung aufgehoben. Es muss nur ein Erlebnis oder ein Lebensabschnitt sein, in dem du dich wohl gefühlt hast, großartig warst und dergleichen. Du kannst überall hin. Du kannst dir einen Ort der Ruhe ausdenken und dich dorthin begeben. Du merkst, der Fantasie sind keine Grenzen gesetzt. Lass dich anregen von Reiseprospekten, Bildern, Romanen, Büchern mit Fantasiereisen usw. Achte mal auf deine Gedanken, wo sie hinreisen, wenn du verträumte Musik hörst oder vor einem fantastischen Bild sitzt.

Diesen Tipp kannst du natürlich nicht anwenden, wenn du Auto fährst, Maschinen bedienst, Verhandlungen führst oder sonst sehr aufmerksam sein musst. Dann nutze die Arbeit selbst, die Umgebung oder die Atmosphäre, um dich voll darauf zu konzentrieren und den Schmerz zurückzudrängen.

Unsere gesamte Wahrnehmung abzuschalten, das geht nur im Schlaf. Manchmal wünschten wir, wir hätten einen Schalter hierfür, könnten einfach mal abschalten, nichts sehen, nichts hören, nichts spüren. Doch den gibt es leider so nicht. Glücklicherweise lässt sich Abschalten üben:

Lerne Abschalten, Gelassenheit und Vertrauen – lerne, etwas zu lassen, dich jetzt nicht aktiv um etwas zu kümmern und darauf zu vertrauen, dass es doch optimal für dich weitergeht:
- Begib dich an einen Ort, an dem du dich sicher fühlen

kannst, und in eine Zeit, in der du keine Störungen oder Termine erwartest.
- Schließe deine Augen oder – wenn es dir anfangs schwerfällt – lass sie an einem Punkt ruhen. Lass deine Aufmerksamkeit auf die Außenwelt sein – achte auf keine Geräusche – auf keine Berührung – lass Welt Welt sein.
- Vertraue darauf, dass dein Unterbewusstsein auf dich aufpasst und dir schon mitteilen wird, wenn etwas Verdächtiges eintritt.
- Konzentriere dich nun auf dich selbst, deine Körperteile und
- lass Tätigkeiten und Bewegungen sein.
- Lass dich sinken auf deine Unterlage (Stuhl, Sessel, Bett).
- Lass dich ganz locker, lass Anspannung weg und nimm jetzt nur wahr, wie sich Loslassen anfühlt.
- Lass jegliches Anstrengen sein, lass aktives Eingreifen weg, unterlass Kontrollen.
- Lass die Zeit einfach laufen und spüre jetzt nur, wie sich »Zeit haben« anfühlt.
- Überlass dich nun deiner inneren Führung, deinen innersten Kräften. Vertraue deinem Körper, dass er auch ohne deine Aufmerksamkeit und Kontrolle alles richtig steuert. Im Inneren weiß man am besten, wie der Körper zur Ruhe kommt.
- Lass die Ruhe (und gegebenenfalls den Schlaf) sich einfach selbst entwickeln und spüre nur die Ruhe z.B. in deinem Atem.
- Lass nun Körper Körper sein. Irgendwann spürst du deine Hände nicht mehr, dann deine Arme, Beine, den Rumpf, den Herzschlag, schließlich den ganzen Körper. Spüre noch einmal, wie sich »Lassen« so anfühlt und dann achte nicht weiter darauf.
- Nun werden deine Gedanken ruhiger. Lass sie vorbeiziehen, sie kommen und gehen, ganz von allein. Sie möchten jetzt keinen Zuschauer – sie brauchen jetzt dein Vertrauen, um Erlebnisse einzuordnen, Unwichtiges von Wichtigem zu trennen und um in Ruhe eine Lösung zu finden für all das, was unklar geblieben ist. Vertraue deinem reichen Schatz

an Erfahrungen und Fähigkeiten, dass er dir stets weiterhilft. Vertraue auf die, die dir nahe stehen und dich nicht im Stich lassen werden. Vertraue auf eine höhere Kraft, die dir irgendwie immer zur Seite steht. Spüre einen Moment, wie sich Vertrauen anfühlt.

- Dann schließlich lass deine Aufmerksamkeit überhaupt ruhen. Lass dich immer weiter in die Ruhe hineingleiten. Alles andere regelt sich jetzt allein zu deinem Vorteil. Du bist nun in einem schläfrigen Zustand. Und schließlich wirst du auch die Ruhe als solche nicht mehr bemerken – du hast abgeschaltet.
- Irgendwann wirst du wieder aufwachen und in die Aktivität zurückkehren. Machst du die Übung abends zum Einschlafen, dann kümmere dich um nichts. Du wirst am nächsten Morgen einfach wie gewohnt wieder aufwachen. Wenn du am Tag abschalten willst, so stell dir vorher einen Wecker, wie lange du so bleiben willst. Oder programmiere deine innere Uhr: »Nach so und so viel Minuten will ich wieder wach und frisch sein.«
- Am Ende sorge dafür, dass alles wieder eingeschaltet ist: Achte auf deine Gedanken und deine Stimmung, bewege dich langsam etwas, atme tief durch, recke und strecke dich und nimm wieder Notiz von deinem Körper und der Umwelt. Dann stehe wieder auf.

Mangelndes Vertrauen ist fast immer die Ursache, warum wir schlecht abschalten können. Wie du Vertrauen wieder zurückholst siehe weiter hinten im Buch.

Kein Prüfen: Wenn du etwas gegen Schmerzen unternimmst, so teste nicht ständig oder wenigstens nicht zu früh, ob es wirkt und ob der Schmerz kleiner geworden ist. Denn das Überprüfen lenkt ja gerade deine Aufmerksamkeit auf den Schmerz – und dann empfindest du ihn natürlich wieder stärker. Hier musst du Geduld aufbringen.

Wegdrängen von Schmerzen und Leid solltest du erst dann anwenden, wenn die Diagnostik abgeschlossen ist und sinnvolle medizinische, psychologische und gegebenenfalls soziale Maßnahmen eingeleitet wurden. Also dann, wenn Schmerz und Leid ihre Warnaufgabe erfüllt haben. Anderenfalls verdrängst du etwas, was sich später doch wieder in den Vordergrund schiebt, dann aber mit umso größerer Heftigkeit.

Dieses »Retraining« bedarf einiger Anstrengungen, erfordert also Kraft und Energie. Viele Menschen haben nicht genügend davon. Sie sind erschöpft, zermürbt, depressiv. Es liegt dann nicht am guten Willen, wie viele Außenstehende meinen, sondern an der mangelnden Energie. Meistens betrifft es nicht die rein körperliche Energie, sondern die Energie des nervlichen Steuerungssystems. Diese Menschen sind zuweilen nicht einmal mehr in der Lage aufzustehen, einfache Routinetätigkeiten auszuführen geschweige denn Schmerzen oder unangenehme Gefühle beiseite zu schieben.

Wenn die Energie nicht ausreicht, Schmerz und Leid zu verdrängen, so müssen wir zunächst einmal hieran arbeiten. Dabei können Medikamente hilfreich sein oder/und Maßnahmen zur Energieverbesserung.

Gewöhnen schiebt den Schmerz beiseite

Im Kapitel »Aufmerksamkeit« wurde beschrieben, wie nützlich Gewöhnung bei Schmerzen ist und wie sie funktioniert. Gewöhnung setzt allerdings einige Bedingungen voraus, die nicht immer erfüllt sind:
- Gewöhnung braucht seine Zeit, je nachdem, wie schnell ein Mensch sich umstellen kann. Bei chronischen Schmerzen und Krankheiten etwa 1 bis 3 Jahre.
- Der Schmerz darf als Warnsignal nicht mehr wichtig sein. Wenn du z. B. hinter dem Schmerz Krankheiten wie Krebs, multiple Sklerose o. ä. vermutest, muss das zuerst bearbeitet werden.

- Der Schmerz darf überhaupt keine Aufgaben mehr haben oder von irgendeinem Interesse sein.

TIPP 130
Bringe die gesamte Diagnostik zum Abschluss. Ohne abgeschlossene Diagnostik kein Gewöhnen! Bei unklaren Diagnosen lege sie auf Eis. Bearbeite notfalls noch einmal das Kapitel »Klarheit«.

Der Schmerz hat außer einer direkten Warnaufgabe noch eine erzieherische: dich darauf hinzuweisen, wo deine Grenzen liegen und wie du am besten jetzt dein Leben gestaltest.

TIPP 131
Akzeptieren: Denke daran, du bist nicht mehr ganz der oder die, die du früher warst. Allein durch die Krankheit und die Schmerzen kannst du nicht mehr alles so wie vorher. Damit solltest du dich abfinden. Du kannst natürlich daran arbeiten, deine Grenzen langsam wieder auszudehnen. Aber im Augenblick ist es nun mal so!

Zahlreiche hartnäckige Schmerzen ließen sich schon beseitigen, indem die Betroffenen endlich davon überzeugt werden konnten: Es gibt keine Heilung, kein Wunder, keine Wunderheiler und dergleichen. Aber es gibt Linderung von Schmerz und Leid! Durch Akzeptieren. Nur das wollen viele Betroffene anfangs nicht. Was ist der Grund? Sie glauben: Akzeptieren bedeute aufgeben, nichts mehr tun und nichts kann sich dann mehr ändern. Im Geiste sehen sie sich schon elendig zu Grunde gehen. Und das wollen sie natürlich nicht.

Es ist die Angst vor der Machtlosigkeit und dem Hilflosausgeliefert-Sein. Dabei ist es gerade umgekehrt: Das Akzeptieren des augenblicklichen Standes macht mich wieder zum Handelnden, zum Aktiven, bestätigt meine Fähigkeit. Es ist wie mit dem Lassen, das viele Menschen als nutzlos ansehen und das doch oft der bessere oder gar einzige Weg ist zum Ziel. Lassen, Akzeptieren, Stillhalten sind auch Optionen (freiwillige Handlungsmöglichkeiten). »Bin ich nicht dazu gezwungen?« fragen viele: »Wo ist denn dann meine freiwillige

Entscheidung?« Nun, du hast wirklich die Wahl: Du musst nicht akzeptieren. Wir sehen das ja bei vielen, dass sie ihren Zustand nicht akzeptieren. Du musst nicht – aber es ist die bessere Wahl.

Das Problem des Akzeptierens liegt auch darin, dass die meisten Menschen sich darunter gleichzeitig auch »Gutheißen« vorstellen. Das ist es nicht. Etwas anerkennen ist nicht automatisch etwas gutheißen.

TIPP 132

Neu bewerten: Sieh deine Krankheit und Situation nicht schlimmer als sie sind. Sicher, sie sind oft schlimm genug. Und man braucht viel Zeit und Energie, um damit leben zu können. Doch gib Krankheit und Schmerz keinen zu hohen Stellenwert. Sie sollten nicht der Mittelpunkt deines Lebens sein.

Sieh dich nicht gleich als Schrotthaufen oder Krüppel. Halte dich nicht für schlechter als andere. Der Körper und seine Gesundheit sind nicht die einzigen Wertmerkmale. Du selbst bist nicht der Körper. Du bist nicht die Krankheit. Du bist nicht dein Gefühl. Es sind alles nur Teile von dir. Du selbst bist mehr! Schau dir andere an – es gibt noch viele Menschen mit Krankheit und Leid. Vielen geht es möglicherweise noch übler als dir.

Lerne deine Grenzen kennen

Wer meldet dir, wenn du die Grenzen der Belastung überschreitest? Natürlich dein Körper – mit Krankheiten, Schmerzen und Qualen sendet er dir Botschaften ans Gehirn: »Lass das!« Wenn du diese Art der Grenzziehung nicht schätzt, weil sie sehr schmerzhaft ist, so wähle eine andere. Wer könnte dich denn sonst noch ermahnen? Nun, deine Mitmenschen, dein Lebensgefährte, Familie, Freunde und Kollegen. Die sagen sicher schon oft genug: »Lass das!«

Aber du selbst hast noch ein zweites Warnsystem in dir. Es arbeitet etwas anders, dient jedoch dem gleichen Zweck der

Grenzeinhaltung. Das ist die *Vernunft*. Sie sagt ebenɩ »Lass das!« Die Vernunft mahnt recht früh. Sie ist uɩ Frühwarnsystem. Der Nachteil ist nur, dass viele auf die Stimme der Vernunft nicht hören. Teils auch, weil sie dann Probleme sehen z.B. am Arbeitsplatz. Und so wird weiter überlastet. Dann muss letztendlich der Schmerz eingreifen und schnell zuschlagen, bevor alles zu spät ist. Er kann daher nicht sanft sein, sondern nur noch unbarmherzig schreien: »Lass das!« Er ist unser Spätwarnsystem.

Halte deine Grenzen möglichst mit dem Verstand, der Vernunft ein. Um die Vernunft einzusetzen, muss diese erst einmal die Grenzen kennen. Wie kann man sie finden? Zum einen durch Ratschläge des Arztes oder anderer Therapeuten, von Leidensgenossen, durch Fachliteratur. Sprich also mit deinem Arzt darüber, was du darfst und was du lieber lassen solltest.

- Zum anderen kannst du deine Grenzen feststellen durch *Austesten*. Wenn du deine Belastbarkeit austestest, fange bitte unten an und nicht oben. Achte auf die ersten Anzeichen des Schmerzes. Gehe jetzt höchstens noch in ganz kleinen Schritten weiter und höre rechtzeitig auf – lieber zu früh als zu spät. Wiederhole den Test.
- Führe *Aufzeichnungen* über deine Tätigkeit und den Schmerz zum Zwecke der Grenzfindung mindestens 3 Wochen lang. Siehe Tipp 5.
- *Belastungserprobung:* Hast du noch immer zu wenig Klarheit über deine Möglichkeiten und Grenzen, besonders hinsichtlich deines Berufs, so beantrage mit Hilfe deines Arztes eine Berufsfindungsmaßnahme mit »Belastungserprobung« durch die Krankenkasse oder durch die Rentenversicherung. Zunächst wirst du an Einzeltests und Einzelarbeiten auf deine Eignung hin überprüft. Danach arbeitest du in verschiedenen Werkstätten oder Kleinbetrieben jeweils für einige Zeit und wirst hinsichtlich der Schmerzen, Belastbarkeit und Eignung und Interessen untersucht.

Gib Schmerz und Leid keine neuen Aufgaben. So sollten sie nicht zur Beeinflussung anderer dienen, denn dann beeinflussen sie dich auch, und zwar sehr unangenehm.

Besonders häufig ist die Beeinflussung des Ehepartners und der Familie. Meist von solchen Personen, die ihre Wünsche und ihren Unmut schwer durch Worte ausdrücken können. Sie teilen sich oft mit durch die Körpersprache, das Leiden oder durch das Reden hierüber. Und wer kann einem Leidenden etwas abschlagen? Daher wirkt diese Methode. Oft haben diese Personen als Kind gelernt, dass man hiermit noch etwas erreichen kann, wenn man ansonsten bei seinen Eltern und Erziehern mit seinen Anliegen nicht gehört wurde.

Lerne, dich selbst mit Worten auszudrücken und deine Ziele zu erreichen, ohne dabei die Argumente »Krankheit«, »Schmerz« oder »Leid« zu benutzen. Weitere Hilfe hierzu findest du unter – »Kommunikation – Reden hilft«.

Schmerz und Leid als Gesprächsstoff: Benutze nicht zu häufig Krankheit und Schmerz zur Unterhaltung. Das lenkt immer wieder deine Aufmerksamkeit auf das Ungewünschte. Suche dir andere Themen, mit denen du deine Mitmenschen unterhalten oder worüber du Gedanken austauschen kannst.

Entschuldige nicht zu viel durch deine Schmerzen, auch nicht deinen Lebenslauf. Selbst wenn es zutreffen sollte – du frischst das Thema und damit die Schmerzen wieder auf.

Kampf mit Hilfe von Schmerzen ist letztlich ein Kampf mit dem Schmerz: Vermeide es, Renten, andere Sozialleistungen oder Verbesserungen hauptsächlich mit Hilfe der Schmerzen durchzusetzen. Warum? Wenn du das Gefühl hast, nicht mehr zu können, aber Sozialleistungen und andere Hilfen abgelehnt werden und du nutzt den Schmerz als wesentliches Argument, dann wird er leider nur heftiger. Er soll dir ja helfen und das tut er dann auch reichlich auf seine Art: »Die müssen doch endlich einsehen, dass ich so nicht mehr kann.« Durch diese Art Kampf tritt selten der gewünschte Erfolg ein. Und du hast den Nachteil schlimmerer Schmerzen. Kämpfe um deine Rechte mit sachlichen, rechtlichen und sozialmedizinischen Argumenten (siehe Tipp 163), mit Fakten auf dem Arbeitsmarkt u.ä. Mehr zum Sozialrecht in »Soziale Hilfen«.

Wenn der Schmerz keine Aufgabe mehr hat, dann ist der Weg zur Gewöhnung und damit zur Linderung frei.

Schmerzimpfung

Schmerzen können sehr überraschend kommen. Man spürt keine rechten Vorwarnungen, die Vernunft und der Verstand sind noch nicht in der Lage, Vorhersagen zu treffen. Wenn du dich an solche Schmerzattacken noch nicht so recht gewöhnen kannst, so führe eine »Schmerzimpfung« durch.

Schmerzimpfung: Erinnere dich, in welchen Situationen du Schwierigkeiten mit den Überraschungsangriffen des Schmerzes hast und wie du darauf bisher reagierst. Wie möchtest du stattdessen reagieren? Nun entspann dich und stell dir plastisch diese Situation vor. Wie du z.B. spazieren gehst, durch einen Park, durch Straßen – plötzlich schießt der Schmerz ein – aber du bist ganz gefasst – bleibst stehen, atmest tief und ruhig durch – denkst dir: »Das schaffe ich« – löst Verkrampfungen behutsam wieder auf – und dann erst versuchst du, langsam und ohne Drängeln wieder in Gang zu kommen – anderenfalls machst du Pause.

Übe das wieder und wieder. Bald hast du dich auch an solche Schmerzattacken und ihre Bewältigung gewöhnt. Verbinde dies mit Tipp 172. Dadurch lernst du, dich auch in unvorhersehbaren Situationen im Griff zu haben. Siehe auch unter »Im entscheidenden Moment das Richtige tun«.

Wege zu einer stärkeren Schmerzabwehr

Erinnere dich: In unserem Körper gibt es ein System, das Schmerzsignale abfängt durch körpereigenes Morphium, die Endorphine. Es wird besonders aktiv durch Lebenswillen und Kampfgeist. Schon durch vermehrten körperlichen Einsatz, z.B. auch durch Laufen, steigt der Endorphinspiegel im Körper deutlich an. Dadurch wird zugleich die Immunkraft gestärkt.

Werde aktiv, so wird deine Schmerzabwehr aktiv

TIPP 139 **Stärke deinen Lebenswillen**, er gibt deinen Abwehrkräften mehr Energie. Mache dir bewusst, was dir das Leben noch bringen kann. Dass du vielleicht noch eine wichtige Aufgabe hast, die du erfüllen solltest.

TIPP 140 **Werde und bleibe aktiv:** Mit Schmerzen im Bett oder auf dem Sofa zu liegen bringt nur kurzfristige Linderung. Dann wird es eher schlimmer. Suche anregende Tätigkeiten, die stärken die Schmerzabwehr, bringen Ablenkung und außerdem Freude. Siehe auch unter »Mobilisation«. Wenn dir an Aktivitäten nichts, rein gar nichts einfällt, findest du Anregungen unter »Tätigkeiten, die verändern«.

TIPP 141 **Das richtige Maß:** Übertreibst du und es wird zum Stress, so schwächt es deine Kräfte. Besonders Personen, die durch zu viel Stress und Kampfgeist ihre Erkrankung fördern, z.B. Herzinfarkt oder Asthma, sollten hierbei besonnen sein. Finde also ein vernünftiges Maß für dich heraus.

Die Elektrostimulation (TENS-Methode)

Die Schmerzabwehr kann auch angeregt werden durch ein kleines, tragbares Elektroreizstromgerät, ein so genanntes TENS-Gerät. Die Elektroden werden auf ganz bestimmte, ausgesuchte Stellen aufgebracht. Das Gerät selbst trägt man am Gürtel oder in der Hosentasche. Reizstärke und Frequenz lassen sich individuell einstellen. Die Wirkungsweise dieser Methode ist wohl noch nicht ganz geklärt. Die einen sagen, durch Reizung von Nerven werden direkt Nervenkontakte blockiert, sodass der Schmerzreiz nicht durchkommt. Andere weisen nach, dass durch die Elektrostimulation die Produktion des körpereigenen Morphiums (Endorphin) angeregt wird. Erst das Morphium blockiert dann die Nervenkontakte. Und eine dritte Sicht ist, dass durch eine nicht schmerzhafte Reizung der Schmerz einfach überlagert wird (Gegenirritation).

TIPP 142 Probier es mal aus. Dieses Gerät hat viele Schmerzen gelindert, aber nicht bei allen. Das Gerät wird in der Regel von den Krankenkassen ausgeliehen oder angeschafft. Der Arzt weist den Patienten in die Elektroden- und Gerätehandhabung ein, sodass dieser allein damit umgehen kann.

Die Morphiumtherapie

TIPP 143 Reicht das körpereigene Morphium zur Schmerzbekämpfung nicht aus und helfen auch alle anderen Methoden und Schmerzmittel kaum noch, so kann man mit Morphiumgaben von außen weiterhelfen. Ebenfalls auch als vorübergehende Therapie bei starken Schmerzen vor und nach Operationen oder bei Koliken. Zum einen wird es direkt als zentral wirkendes Schmerzmittel verabreicht. Zum anderen durch ein *Morphiumpflaster* auf der Haut. Oder man bringt es durch eine Pumpe und einen kleinen Kathederschlauch direkt ans Zentralnervensystem. In diesem Fall braucht man heute viel weniger Morphium. Die Nebenwirkungen und die Gefahr der Abhängigkeit sind somit geringer. Die Pumpe kann entweder unter die Bauchdecke verpflanzt oder außen an einem Gürtel getragen werden. Ein kleiner Schlauch verläuft im Körper zu den entscheidenden Schaltstellen.

Frau H., eine noch recht junge Patientin, hatte eine Schwangerschaftsvergiftung. Dadurch war ihre Wirbelsäule angegriffen worden und sie hielt es vor Schmerzen nicht mehr aus. Man versorgte sie mit einer Morphiumpumpe, die ihr endlich weiterhalf. In der Zwischenzeit lernte sie mit dem Schmerz umzugehen und sich auch durch andere Methoden zu helfen. Nach drei Jahren wurde die Pumpe entfernt – danach brauchte sie keine mehr.

TIPP 144
Zur richtigen Zeit: Lass dich nicht so schnell zu solch intensiver Methode verleiten. Denn nach der Morphiumtherapie kommt meines Wissens nichts mehr. Dieses Geschütz sollte für extreme Fälle reserviert bleiben und nicht zu früh verbraucht werden. Andererseits sollte man nicht darauf verzichten, wenn man z.B. bei außergewöhnlichen Bandscheibenleiden und Krebserkrankung im Spätstadium unter den Schmerzen sehr leiden muss. Hier ist eine erträgliche Lebensqualität vorrangig. Morphium und verwandte Stoffe (Opiate) unterliegen wegen ihrer Suchtgefahr ohnehin dem Betäubungsmittelgesetz und werden daher vom Gesundheitssystem streng kontrolliert.

In letzter Zeit wird die aus dem Hanf, Cannabis sativa, gewonnene Substanz Dronabinol eingesetzt. Die Beschaffung und die Bezahlung durch die Krankenkassen sind noch umständlich. Manch Betroffener greift daher gleich zu Cannabis (Hasch).

Positiv fühlen vertreibt Schmerz und Leid

In Teil 1 hattest du die Zusammenhänge von Krankheit, Schmerz und Leid kennen gelernt. Dabei wurde deutlich, dass das eigentlich Quälende am Schmerz sein emotionaler Teil, das Gefühl ist. Wenn wir die Gefühle beeinflussen können, so lassen sich auch auf diesem Weg Schmerz und Leid besiegen.

Gefühle wahrnehmen und akzeptieren

Damit werden sie überhaupt erst zugänglich, beeinflussbar und in der Regel auch schon schwächer. Das ist wie mit allem anderen auch im Leben: Was du nicht zur Kenntnis nimmst und nur verdrängst, bekommst du erstens schwer unter Kontrolle und zweitens wird es stärker, weil diese Warnsignale mit immer größerer Heftigkeit ihre Aufgabe ausführen.

TIPP 145 Lass deine Gefühle erst einmal zu. Verdränge sie nicht, weil du glaubst, man darf keine Gefühle haben oder gar zeigen. Schau, wer oder was hinter dem Gefühl steckt:
- Der quälende Schmerz?
- Kummer und Trauer, weil du etwas Wichtiges verloren hast: deine Gesundheit, den Beruf, Sicherheit, die Jugend, Fitness, Ansehen, Kontrolle und Fähigkeiten, Einfluss, einen wichtigen Menschen?
- Angst: Was kommt auf mich zu? Angst vor einer Operation? Angst zu versagen, den Normen nicht zu genügen, jemanden zu verlieren, Angst vor dem Tod, einsam zu sein?
- Wut, Ärger: Weil es nicht besser wird, weil in deinen Augen jemand versagt hat, weil das Schicksal so ungnädig ist, weil du nicht erreichst, was du wolltest?
- Schuldgefühle: Andere mit deiner Krankheit zu belasten,

die Krankheit verursacht zu haben, nicht dein Bestes getan zu haben?

Negative Gefühle abbauen

TIPP 146 Sprich mit jemandem über deine Gefühle. Erzähle, was in dir vorgeht. Suche dir dazu jemanden, dem du dich anvertrauen kannst. Schön, wenn du dazu eine verständnisvolle Familie oder Freunde hast. Es können auch Fremde sein, das Personal einer Klinik, der Arzt, ein Psychotherapeut, Nachbarn, Telefonseelsorge. Hauptsache, du lässt es raus und fühlst dich verstanden. Denn das lindert dein Leid.

TIPP 147 Sieh die Dinge mal in einem anderen Licht: Die Gefühle werden dadurch geprägt, welche Erfahrungen du besitzt, was du dazu denkst und wie für dich die Sachverhalte zusammenhängen. Wenn du z. B. vor der Angst wegläufst, so wird sie nicht besser. Sieh in ihr eine Aufforderung. Stell dich ihr – denn dann spürt sie deine Stärke. Mehr will sie ja nicht, als dass du dich stärkst.

TIPP 148 Besorge dir weitere Informationen. Denn jede neue Information ändert das Denken und damit die Gefühle. Suche nicht nur Informationen, die deine Befürchtungen noch unterstützen. Menschen haben nämlich die Tendenz, sich solche Informationen zu beschaffen, die ihre Ansichten und ihr Weltbild bestätigen. Der Leidende hat nach einiger Zeit – wenn nicht schon immer – das Weltbild, dass alles negativ ist, besonders das, was speziell ihn betrifft. Und daher nimmt er besonders solche Informationen auf. Das ist dann regelrecht ein Teufelskreis. Mach dich frei davon und suche gezielt auch solche Informationen, die sie widerlegen. Darum suche Rat nicht nur bei anderen Leidenden und Pessimisten, sondern bei Menschen, die erfolgreich das Schicksal gemeistert haben.

Wenn du Angst verspürst
Angst ist der Hinweis: Du bis noch nicht genügend vorbereitet. Bereite dich vor auf Operationen, das Sterben, den Tod, Verluste. Setzt dich damit auseinander. Hole dir Informationen über den Vorgang und was wohl danach kommt. Stelle Fragen. Triff Vorkehrungen und gib anderen Anweisungen im voraus.

Mach selbst neue Erfahrungen
Jede Erfahrung gibt dir neue Informationen und Fähigkeiten. Probiere einfach etwas aus, wovon du glaubst, dass es hilfreich sei. Du musst ja nicht gleich perfekt sein.

Suche Menschen, die dir zur Seite stehen. Schon das Gefühl, nicht allein zu sein, stärkt dich. Daher solltest du trotz Schmerz und Leid dich nicht verkriechen. Und in den Kontakten kannst du viel von anderen lernen. Wie sie Herausforderungen sehen und bewältigen. Weitere Ratschläge dazu auch unter »Sicherheit und Geborgenheit« und »Kontakte aufbauen und pflegen«.

Gedanken verändern Gefühle und Schmerzen

Emotionen werden dadurch geprägt, dass wir Ereignisse bewerten. Sagen wir »schlimm, schrecklich, grausam« zu den Ereignisse, so werden die Gefühle entsprechend »schlimm, schrecklich und grausam« sein. Wertet hingegen das Gehirn die Ereignisse als »erträglich, fassbar, aushaltbar«, so wird das Gefühl auch erträglich, aushaltbar. Das Gefühl ist das Ergebnis von dem, was wir über eine Situation denken.

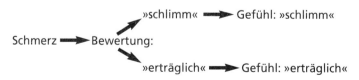

Häufig hört man den guten Rat: »Du musst positiver denken – dann ist alles leichter.« Gewiss, im Grunde ist der Tipp schon richtig. Man kann Gedanken ändern. Nur: Eine Bewertung ändert sich erst dann, wenn man

- neue Erfahrungen gemacht hat oder
- das Bisherige mal überdenkt und zu anderen, neuen Sichtweisen gelangt oder
- neuen Mut und neue Hoffnungen schöpft.

Also erst wenn sich in der Tiefe unseres Gehirns etwas ändert, ändern sich die Bewertung und damit Schmerz oder Leid. Und das geht natürlich nicht über Nacht. Du kannst nicht plötzlich vom Gedanken »schlimm« auf den Gedanken »erträglich« wechseln. Wichtig dabei ist also, dass du den veränderten Gedanken auch wirklich annehmen kannst.

Finde zunächst heraus, was du in schmerzhaften und leidvollen Situationen denkst. Benutze dazu wieder die Beobachtungstechnik von Tipp 5.

- Notiere hierbei: Situation, Schmerzstärke, Stimmung oder Gefühl und Gedanken dabei. Achte sorgfältig darauf, was genau du denkst. Oft sind es mehrere Sätze (Gedanken).
- Markiere solche Gedanken, die stark negativ klingen.

Überarbeite stark negative Gedanken
Hinterfrage mal, wie du zu diesen Gedanken gekommen bist.

- Hilft dir dieser Gedanke, dich so zu fühlen, wie du es willst?
- Muss man unbedingt so denken oder könnte man auch andere Gedanken haben? Kommt jeder Mensch automatisch zu solchen Gedanken?
- Überprüfe mal, ob du nicht auch schon andere, bessere Erfahrungen gemacht hast.
- Kennst du Menschen, die besser mit solchen Situationen fertig werden als du? Was denken sie vermutlich in solchen und ähnlichen Situationen? Würdest du das vielleicht auch können?

- Versuche es: Ersetze »schlimm«, »schrecklich« und Ähnliches durch Worte wie »sie sind erträglich« oder »ich kann sie aushalten«. Im Kapitel »Worte, die verändern« findest du eine Liste, mit der du negative Bewertungen mildern und neutralisieren kannst.
- Überzeuge dich immer wieder davon, dass du durchaus auch andere Gedanken haben kannst.
- Sprich dir immer wieder die Worte vor und hänge an wichtigen Stellen eine Merkhilfe an. Benutze aber nicht die Worte: »Ich habe keine Schmerzen.« Das geht schief. Denn du hast doch welche. Und Lügen straft der Schmerz.

Am Anfang wirst du ganz natürlich erst einmal denken: »Theoretisch gut, praktisch aber hilft mir das kaum.« Das ist normal. Andere denken sogar: »Ich mache mir doch nur etwas vor.« Wörtlich genommen ist das auch so: Erst machst du eine Vorgabe, was du denken und fühlen willst. Dann wird es allmählich durch ständiges Wiederholen weiter in die Tiefe gehen und zu einer neuen Überzeugung, zu einer Gewohnheit, die dir hilft. Skeptischen Menschen fällt so etwas schwerer, gutgläubigen leichter.

Durch Suggestionen wird dieser Prozess beschleunigt. Hierbei benutzt man vor allem bildliche Gedanken, Visionen. Diese wirken besonders in der rechten Gehirnhälfte, in der das erlebende, mit den Sinnen Erfasste überwiegend verarbeitet wird. Während das logische, analytische und rein sprachliche Denken sich mehr in der linken Hälfte abspielt.

Suggestionen

Suggestionen haben die Aufgabe, in der Tiefe zu wirken und dort deine Denk- und Handlungsweise zu ändern. Um speziell körperliche und emotionale Vorgänge zu beeinflussen, müssen die Suggestionen körperliche und emotionale Inhalte haben. Du musst gleichsam deinem Körper etwas anbieten in »Körpersprache«, damit er das auch schneller verstehen kann.

Die menschliche Sprache kennt dein Körper kaum. Beispiel »Ruhe«: Das Wort versteht er nicht, aber Bilder von Ruhe, Erlebnisse von Stille, Urlaub, ruhige Musik, ruhige Sprechweise in tiefer Tonlage, das kennt er – und das wirkt. Die Suggestionen müssen daher anschaulich und sinnlich sein. Das heißt, ihre Inhalte sollten so gestaltet sein, als ob sie »sichtbar, hörbar, fühlbar usw.« wären.

Um etwas auf ein Ziel hin zu steuern, müssen Suggestionen, also die Anleitungen positiv formuliert sein. Sie dürfen daher keine Verneinungen enthalten wie »ich spüre keinen Schmerz«. Im Gehirn wird diese Anweisung nämlich in zwei Schritten verarbeitet. Zunächst wird die Erfahrung bereitgestellt: »Ich spüre Schmerz.« Dann im zweiten Schritt muss diese Erfahrung nun wieder verneint, also zurückgewiesen werden. Das geht, ist aber eine umständliche und komplizierte Denkleistung und daher nicht so schnell wirksam. Natürlich haben wir auch schon die Erfahrung gemacht, dass Schmerzen nachlassen und wir dann »keinen Schmerz mehr spüren«. Dann sollte die Suggestion beinhalten: »Der Schmerz lässt nach, geht zurück« – oder noch besser: »Ich fühle mich wieder wohl.«

Aus diesen genannten Gründen eignen sich für Suggestionen am besten positive Erinnerungen oder Analogien – Fantasien, Märchen, Geschichten, Fabeln und Gleichnisse – mit positivem Ausgang.

- Suche aus deinem Leben passende Erinnerungen. Frage dich z. B. beim Thema »Stärke«: Wo, wie, wann, in welcher Situation habe ich schon einmal Stärke erlebt? Wie fühlte sich Stärke an? Was ist das Wesentliche daran?
- Oder suche in einem Märchenbuch, in einem Buch mit Gleichnissen oder mit sinnlichen Bildern und Sprüchen etwas Passendes heraus.
- Auch gibt es geeignete Musik hierzu und Duftstoffe, die anregend und stärkend wirken.
- Nun konzentriere dich darauf, zunächst am besten in einem ganz entspannten Zustand. Lass das Erlebnis, das Bild, die

Musik usw. langsam wirken und stärker werden, bis du das gewünschte Gefühl deutlich spüren kannst.
- Nun konzentriere dich auf dieses Gefühl und lass es dadurch noch deutlicher werden.
- Nimm das Gefühl und bearbeite damit dein Leid. Nimm deine Suggestion, um Schmerz und Leid zu verringern bzw. erträglicher zu gestalten.

Im Folgenden findest du Beispiele hierzu. Einige andere Anwendungen sind hier im Buch aufgeführt, wie z.B. sich vom Schmerz distanzieren.

TIPP 151 Visionen von Schmerzlinderung: Mach dir ein Bild vom Schmerz (siehe nochmals Tipp 126), z.B. ein Messer, das in die Hüften sticht oder im Rücken bohrt. Jetzt stell dir vor, das Messer wird kleiner und kleiner. Oder stumpfer und harmloser. Sich das Messer ganz wegdenken zu wollen misslingt oft.

Herr P. war wegen eines Tumors operiert worden, die Narbe und die Operationsstelle überhaupt müssen offensichtlich noch lange danach wahnsinnig geschmerzt haben. Er empfand den Schmerz wie einen brennenden Laserstrahl vom Durchmesser einer großen Münze. Gemeinsam überlegten wir, wie man dieses Brennen abschwächen könnte. Er hatte plötzlich eine Idee: Er stellte sich vor, auf seinem Rücken wäre ein Hitzeschild wie bei Weltraumfahrzeugen. Wenn der Laser darauftrifft, wird die Hitze nach allen Seiten abgelenkt, gleichmäßig verteilt und somit abgemildert. Diese Suggestion hat er so lange geübt, bis er tatsächlich eine gemilderte Hitze empfand. Diese verteilte sich nun auf eine Fläche von der Größe eines Tellers.

TIPP 152 Schmerzfrei fühlen: Willst du dich vorübergehend schmerzfrei fühlen, so verwende nicht die Worte: »Ich habe keinen Schmerz.« Zwei Gründe hatte ich schon erklärt. Einmal: Lügen straft der Schmerz, und zum anderen: Ziele müssen positiv formuliert sei, weil Verneinungen im Gehirn

schwerer zum Tragen kommen. Ein weiterer, schwer wiegender Grund ist, dass in diesem Gedanken der Begriff »Schmerz« vorkommt. Und schon musst du unweigerlich daran denken und damit wandert die Aufmerksamkeit wieder in die Richtung »Schmerz«. Das wolltest du doch gerade nicht.
- Benutze Erinnerungen an schmerzfreie – besser: angenehme Zeiten. Als du noch jünger warst und gesund. Wie fühltest du dich damals? Wie und wo hattest du damals gelebt? Allein? Wer war oft an deiner Seite? Was war zu der Zeit dein Lebensinhalt? Was hattest du für Hobbys? Womit hattest du dich gern beschäftigt? Es muss eine Zeit sein, in der du auch keinen anderen Kummer hattest wie z. B. berufliche, partnerschaftliche oder politische Krisen.
- Manche Patienten haben es auch geschafft, den Schmerz mit Hilfe der Gedanken allmählich im Körper so lange zu verschieben, bis er z. B. durch die Arme oder Beine hinausging. Oder umgekehrt:
Frau St. berichtete mir vor kurzem von ihrer neuesten Fähigkeit. Wenn die Kopfschmerzen sie wieder quälten, so führte sie zunächst das autogene Training durch. Dabei lag sie. Bei der Schwereübung ließ sie ihren Körper immer tiefer sinken. Nun stellte sie sich vor, wie auch ihr Kopf immer weiter sinkt, tiefer und tiefer, bis er aus dem Bereich des Schmerzes herausgesunken war. Danach war sie erst einmal wieder für eine gewisse Zeit schmerzfrei.

TIPP 153
Ein Schmerzfrei-Anker im Körper: Eine andere Möglichkeit, um das Gefühl »schmerzfrei« zu erzeugen:
- Konzentriere dich auf einen Körperteil, der augenblicklich nicht schmerzt und der von der schmerzhaften Stelle möglichst weit entfernt ist (schmerzfreie Zone). Welcher Teil ist das? Wie sieht er aus? Wie groß ist er? Welche Aufgabe hat er? Wie fühlt er sich an: warm oder kühl, leicht oder schwer, gespannt oder gelöst usw.? Nimm dir Zeit, in aller Ruhe und Gelöstheit diesen Körperteil und dieses Gefühl gründlich wahrzunehmen.

- Gib dem Gefühl einen schönen Namen. Benutze aber dazu nicht den Begriff »schmerzfrei«, sondern »wohlig« o. ä.
- Vielleicht kannst du dir dazu auch ein angenehmes Bild in Gedanken malen. Es muss nicht unbedingt der Anatomie dieses Körperteils entsprechen. Wiederhole regelmäßig diese Maßnahme.

TIPP 154
Wohlige Gefühle weiterleiten: Wenn du in der Erzeugung von wohligen Gefühlen schon gut bist, versuche diese dem schmerzenden Teil zugute kommen zu lassen:
- Erzeuge dir in einem Körperteil ein wohliges Gefühl durch Suggestionen, z.B. Ruhe, Schwere, Wärme, Leichtigkeit oder Gefühllosigkeit.
- Nun denk dir, dass das Wohlgefühl von dem einen Körperteil langsam zum schmerzhaften Teil wandert und ihm dort zusätzlich zum Schmerz ein angenehmes Gefühl verschafft. Allmählich wird das unangenehme Gefühl vom positiven verdrängt.
- Wenn dieses wohlige Gefühl in deiner Hand oder deinem Arm ist und du den leidvollen Teil mit der Hand erreichen kannst: Lege langsam und vorsichtig deine wohlige Hand auf den Körperteil und stell dir vor, wie das Wohlgefühl jetzt auf den anderen Körperteil herüberfließt.

Auf ähnlichen Suggestionen beruht das Handauflegen. Der Betroffene ist überzeugt, dass jetzt die ganze Kraft des Handauflegers auf die schmerzende oder kranke Stelle übergeht und Linderung oder gar Heilung bringt. Das Handauflegen ist dabei die materielle, plastische Vorstellung von Hilfe. Seriöse Handaufleger bezeichnen sich daher auch »nur« als Medium für den Heilprozess. Sie müssen dazu natürlich selbst von ihrer Fähigkeit überzeugt sein, um den Glauben auf den Kranken übertragen zu können. Also die psychische Ausstrahlung macht's!

TIPP 155
Linderung malen: Du kannst diese Suggestionen auch mit Malpapier und Stiften vornehmen:

- Male deinen Schmerz oder dein Leid.
- Nun übermale das Bild – gib ihm einen harmloseren Ausdruck durch andere Formen und Farben. Oder zerreiße dein scheußliches Bild – mach es ganz bewusst und mit einer gewissen Genugtuung. Dann male ein besseres.
- Ähnliches kannst du auch mit jedem anderen Material machen, z. B. den Schmerz aus Knete, Ton o. ä. formen. Und dann arbeite wieder so lange daran, bis dir das Bild vom Schmerz besser gefällt. Du wirst bald feststellen, dass auch dein wirklicher Schmerz erträglicher wird.

Tipp 156

Hast du Töne? Vielleicht liebst du mehr die Akustik und spielst sogar ein Musikinstrument. In diesem Fall kannst du das Gleiche auch mit Musik machen:
- Spiele zuerst so, wie du deinen Schmerz oder das Leid empfindest.
- Und dann besänftige sie mit einer anderen, besänftigenden, freundlicheren oder fröhlichen Musik. Natürlich geht das mit Singen, Summen und anderen Arten von Geräuschemachen ebenfalls.
- Wenn du selbst nicht musizierst: Entweder besänftigst du den Schmerz gleich mit wohligen Klängen oder stellst dir Musik zusammen, die zunächst in deinen Ohren unschön klingt und dann in ein angenehmes Stück übergeht.

Tipp 157

Optimale Symptomtransformation: Suggestionen wirken am besten, wenn du dir etwas vorstellen kannst, was du besonders gut beherrschst. Bist du z. B. sportlich sehr gut, so bearbeite den Schmerz mit sportlichen Methoden:
- Stell dir vor, dein Schmerz wäre ein Ball. Was würdest du dann tun? Vielleicht würdest du ihn wegschießen oder wenn es ein Tennisball wäre, mit dem Schläger wegschlagen. Oder du könntest den Ball stoppen. Ihm die Luft rauslassen.
- Du spielst Fußball gegen eine Mannschaft, die sich Schmerz nennt oder vom Schmerz gesponsert wird.
- Bist du handwerklich oder künstlerisch geschickt, so eröffnen sich hier ebenfalls viele ungeahnte Möglichkeiten.

- Auch im Schach kann man Schmerzen und Leid besiegen – falls du gut spielen kannst.

Diese suggestive Methode zur Linderung der Schmerzen ist eine der hilfreichsten. Sie ist besonders dann nützlich, wenn wir bei starken Schmerzen mit Wegdrängen nicht mehr weiterkommen. Sie ist zugleich sehr flexibel, da der Fantasie keine Grenzen gesetzt sind.

Noch einmal der Trick dabei: Mit direkten Worten kannst du kaum deinem Gehirn sagen, dass für dich der Schmerz jetzt unbedeutender sein soll. Daher sagst du ihm das in einer anderen Sprache. Du konstruierst dir eine Analogie, ein Sinnbild zum Schmerz, z. B. das Messer. Dann konstruierst du dazu eine Analogie zum Lindern: Kleinerwerden des Messers oder Abstumpfen, und bearbeitest somit das Bild vom Schmerz damit. Die Auswirkung auf den »echten« Schmerz erfolgt nach einiger Zeit automatisch.

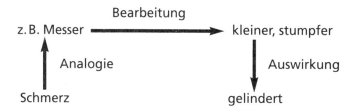

Gegenmittel zu Leid und Qual: Freude und Wohlgefühl

Eine weitere Möglichkeit, Gefühle zu beeinflussen, ist die, neue Gefühle hinzuzufügen und damit die anderen auszugleichen.

»Angenehm« oder »wohl fühlen« sind das Gegenteil und damit das Gegenmittel zu »scheußlich«. Willst du Schmerzen und Leiden lindern, so benutze reichlich dieses Mittel.

TIPP 158
Sorge in deinem Leben für viel Angenehmes:
- Gestalte deine Wohnung hübsch, dein Schlafzimmer und

dein Bett so, dass sie angenehm sind. Arbeite mit schönen Farben, Tapeten, Bildern, Stoffen, Möbeln usw.
- Gestalte deine Beziehungen erfreulich. Zu deinem Partner, den Kindern, der Familie, Freunden, Nachbarn usw. Stelle auch alte Beziehungen wieder her – zu alten Freunden, Kameraden, Kollegen – und suche neue.
- Gönne dir öfter etwas – es muss nicht teuer sein: eine kleine Pause, eine Tasse guten Kaffee, ein warmes Bad, einen Kinobesuch, egal was – Hauptsache, es gibt dir ein angenehmes Gefühl.
- Suche Situationen bewusst auf, die dir angenehme Gefühle bereiten. Tue täglich etwas Angenehmes. Nimm dir das regelrecht als Aufgabe vor.
- Nimm das Angenehme bewusst auf und schiebe das Unangenehme beiseite.

TIPP 159
Lachen ist gesund: Du hast nichts mehr zu lachen? Such dir etwas! Schalte den Fernseher mit seinen ständigen sensationellen Schreckensmeldungen aus. Lies ein schönes Buch, besuche ein Kabarett, eine Komödie. Selbst eine einfache Witzkassette oder ein netter Fernsehfilm haben schon Wirkung auf deine Schmerzen und dein Leiden. Musik, Tiere, Kinder – wie viel Freude geht von ihnen aus!

Mehr Freude – weniger Leid. Es gibt sie überall, wenn du danach suchst. Sage nicht immer: »Mit solchen Schmerzen kann man nicht Freude haben. Erst muss der Schmerz weg, dann kann ich mich freuen.« So herum kannst du lange und möglicherweise vergeblich warten auf eine Linderung. Die wirksamste Reihenfolge ist: Erst die Freude – dann kannst du damit die Schmerzen verringern. Siehe auch unter »Wie du aus dem Teufelskreis herauskommst«.

TIPP 160
Suche dir etwas Naheliegendes, was dir wirklich und oft im Leben Freude bereiten kann. Nicht etwas, das du gar nicht oder sehr selten bekommen kannst. Sage also nicht: »Eine Reise nach Indien könnte mich erfreuen«, wenn du das Geld, die Zeit oder die Kraft dazu nicht hast. Nimm Naheliegendes,

Greifbares – oder sonst nimm es als einen schönen Traum, als Traumreise. Dazu besorge dir Reiseprospekte, Fotos, Bildbände. Aber sei hinterher nicht enttäuscht, dass es nur ein Traum war.

Vergiss deine Quellen der Freude nicht: Präge dir daher gut ein, was dir Freude bereitet. Schon der Gedanke daran löst wieder Freude aus und hilft somit, Schmerzen zu lindern. Präge es dir als Bild ein, bunt, plastisch, in geeigneter Größe und Nähe. Sage dir dazu gleichzeitig ein passendes Stichwort oder lass dazu eine innere Stimme etwas Nettes sprechen. Übe regelmäßig, durch das Stichwort und das Bild die Freude schnell aufkommen zu lassen. Viele meiner Patienten haben den Ehepartner oder Enkel als Rettungsanker gewählt. So vergessen sie auch in ihrer schlimmsten Zeit nicht, dass es außer den Schmerzen in ihrem Leben auch noch Freude gibt.

Rettungsanker: Viele hängen ihre Rettungsanker auf in Form von Fotos, Fotos vom Partner, Kindern, Tieren usw. – oder tragen ihn bei sich in der Brieftasche. Oder in einem Medaillon um den Hals. Gläubige tragen das Kreuz Christi, um nicht zu vergessen, dass es außer dem Leid noch eine höhere Kraft gibt, die Freude und Hoffnung vermittelt. Im Notfall greift man zum Foto, zum Medaillon, Kreuz o. ä. – und sogleich fließt wieder ein positives Gefühl ein.

Gefühle abkoppeln – Dissoziation

Gefühle können wir direkt ein Stück oder zeitweise ausblenden, um von ihnen nicht überwältigt zu werden.

Sachlich werden: Hierbei konzentriere dich nur auf die sachliche Beschreibung der Schmerzen oder des (leidvollen) Erlebnisses. Vermeide dabei jeden Hinweis auf deine Gefühle. Z. B: »Im Knie ist ein starkes Brennen. Es ist mehr auf der rechten Außenseite. Dadurch ist jetzt das Gehen kaum möglich. Es fühlt sich so an wie sehr heißes Wasser.« Beispiel bei sozialen Problemen: »Die Versicherung hat mir einen ablehnenden Bescheid geschickt. Wegen Paragraf so und so können sie keine Leistung erbringen. Jetzt muss ich mir neue Gedanken darüber machen, wovon ich leben soll. Mal sehen, wer mich hierbei beraten kann...« Beispiel Angstgefühl: »Ich spüre ein Rasen meines Herzens. Die Beine werden weich und zittern. Um die Brust spüre ich eine Einschnürung und Enge wie durch ein zu enges Band. Die Umwelt erscheint mir fern.«

Konzentriere dich auf das Sachliche: »Was, wer, wie, wann und wo«, nicht auf das Emotionale: »Schrecklich« oder »Wehtun«. Nimm eine nicht beurteilende Haltung ein. Beschreibe nur die Tatsachen und füge nichts weiter hinzu. Kümmere dich auch nicht um solche Themen wie »gerecht« und »ungerecht«, »richtig« und »falsch«. In diesem Fall ist analytisches Denken hilfreich. Bei Suggestionen haben wir es möglicht weggelegt, weil es ja Distanz schafft. Jetzt ist es gewollt.

Konzentriere dich auf das, was in dieser Situation nun zu tun ist. Tu es auch – so gut du es kannst. Orientiere dich dabei an den Erfordernissen und Möglichkeiten der Situation, in der du dich befindest – nicht der Situation, in der du gerne wärest und die angenehmer für dich wäre. Denke an deine Ziele und was notwendig ist, um sie zu erreichen. Lass sinnlosen Ärger, übertriebenen Gerechtigkeitssinn oder gar Wut, Rache und Hass beiseite. Diese Gefühle verschwenden Energie und ändern gar nichts.

In manchen Lebensbereichen erlebt man ständig emotional Belastendes. Kein Mensch kann das auf Dauer ertragen. Viele helfen sich, indem sie immer mehr emotionalen Abstand nehmen, also regelrecht abstumpfen. Sie werden emotionslos, gefühlskalt. Der Nachteil ist, dass sie dann immer mehr auch in anderen Lebensbereichen abstumpfen, was natürlich dann das Leben ärmer macht. Außerdem schadet es den Beziehungen und der Erfüllung der Aufgaben. Daher benutze diesen Tipp nur für einzelne extreme Situationen. Denn ansonsten brauchen wir ja die Emotionen als Wegweiser des Lebens.

Urlaub von Schmerz und Leid: Nimm – wenn es möglich ist – wenigstens für eine gewisse Zeit mal Abstand von der Dauerbelastung:
- Bei Schmerzen vielleicht durch eine hilfreiche Kur, Urlaub im Süden, längeren Urlaub, andere Schmerzmittel.
- Bei Belastung durch den Beruf: Gönne dir mal einen längeren Urlaub. Besprich das mit deinem Arbeitgeber, damit du mit neuer Kraft später wieder einsetzen kannst. Oder wechsle die Aufgabe. Zu Hause besprich es mit der Familie.
- Betreust du ständig einen kranken Angehörigen, so ist dies auf Dauer ebenfalls sehr belastend. Hier ist es ganz wichtig, dass du noch Freiraum für dich selbst hast und mal Urlaub oder eine Erholungskur machst ohne den Kranken. Der wird es vielleicht so schnell nicht verstehen und sich verlassen vorkommen. Aber das ist immer noch besser, als wenn du mit der Zeit abstumpfst oder zusammenbrichst. Gib in der Zwischenzeit den Kranken in gute Hände. Ist dieser ein Pflegefall, so hat er Anrecht auf eine Kurzzeitpflege.
- Einen gewissen Abstand von negativen Gefühlen kannst du zeitweise auch mal durch Psychopharmaka erzielen.

Trauer über Verluste

Haben wir einen schweren Verlust hinzunehmen – den Tod eines lieben Menschen, unsere Gesundheit oder gar in Kürze unser Leben – so werden wir hierüber tief traurig. Wir spüren dabei körperliche Zeichen wie: Schlaflosigkeit, Unruhe, Appetitlosigkeit, häufig auch Kopfschmerzen. Emotional fühlen wir uns zu tiefst getroffen, machtlos, leer. Unser Leben erscheint jetzt sinnlos. Wieder und wieder beschäftigen wir uns mit dem Verlust. Mal sind wir aggressiv, mal depressiv.

Wir erleben, dass zwischen vorher und jetzt ein krasser Widerspruch besteht. Das Bisherige ist noch gespeichert, gewohnt, im Gehirn allgegenwärtig und hat bis eben alles gelenkt. Die Realität außerhalb der Gehirnzellen sieht dagegen anders aus, noch dazu sehr düster. Damit können wir noch nicht umgehen. Am Anfang steht also die Fassungslosigkeit. Das Gehirn wehrt sich, Änderungen anzunehmen, es verdrängt sie. Ohnehin ist man durch organisatorische Maßnahmen abgelenkt. Man muss sich um vieles kümmern.

Als Nächstes versucht unser Denken, die Realität dem Gewesenen anzupassen. Also nicht sich selbst anzupassen, sondern die Umwelt. Es sucht die alten Leistungen und Fähigkeiten oder den Verstorbenen, hofft auf Wiederherstellung des alten Zustandes oder Wiedersehen. Erinnerungen werden ständig wach. Doch wird dadurch die Wirklichkeit nur umso krasser erlebt.

Die ständige Konfrontation mit den Tatsachen zwingt allmählich, den alten Zustand aufzugeben und Abstand zu nehmen von dem früheren Denken, Fühlen und Handeln. So schmerzhaft es auch noch ist. Nach einiger Zeit wird die Realität im Gehirn herrschen. Man hat sich angepasst, findet neue Ziele, Aufgaben und Verhaltensweisen, die zur Gegenwart besser passen. Das Gewesene wird zur Vergangenheit, an die man sich mehr oder weniger gern erinnert – der Trauerschmerz lässt nun nach. Bei vielen Menschen dauert es bis zu 3 Jahren, manche überwinden es von alleine nie.

TIPP 165

Je eher du die Realität übernimmst, desto eher sind Kummer und Trauer überwunden. Die Wirklichkeit wird umso eher begriffen, je heftiger sie erlebt wird. Die Trauer, der Schock und die Hilflosigkeit sind dafür anfangs besonders heftig, die Zeit zur Überwindung ist dafür kürzer. Wenn es über dich kommt, lass die Traurigkeit und das Weinen zu. Weine, klage oder schimpfe, so heftig du willst. Es tut dir gut. Angehörige und gute Freunde werden es verstehen.

TIPP 166

Lass dich nicht drängen: Andere sind von dem Ereignis (Unfall, Krankheit, Tod) oft nicht so stark betroffen und finden sich schneller damit ab. Häufig bedrängen sie sogar den Trauernden, er solle endlich zur Gegenwart zurückkehren und nicht mehr so trauern. Dann mach denen klar, dass es nun mal nicht so schnell geht und für den Hauptbetroffenen am schwierigsten ist. Und dass ihr Drängeln das Leid nur noch schlimmer macht, weil ihre Verständnislosigkeit neuen Kummer erzeugt. Such dir Menschen, die dich besser verstehen.

TIPP 167

Trauma: Wenn der Übergang in einen neuen Zustand sehr dramatisch kam, z.B. bei Unfällen, Unglücken, Katastrophen, Überfällen, so kann es vorkommen, dass diese Erlebnisse einem ständig im Kopf herumgehen. Oft auch nachts wiederkehren im Traum. Oder durch ähnliche Ereignisse in der Umgebung erneut wachgerufen werden, z.B. Sirenen von Rettungsfahrzeugen. Dann brauchst du fachliche Hilfe durch eine spezielle Psychotherapie, z.B. eine Traumatherapie.

Erfahrung – dein Werkzeugkasten

Erfahrung ist wie ein Werkzeugkasten – bei Schmerzen und Leiden eine Hausapotheke. Da finden wir für die meisten Aufgaben das passende Werkzeug. Andere nennen es »Ressourcen«. Manchmal passiert es, dass wir die eine oder andere Erfahrung verlegt, also vergessen haben. Doch vergessen ist nicht gleichzusetzen mit »weg«. Die Erfahrungen und Fähigkeiten schlummern irgendwo im Gehirn, nur stoßen wir augenblicklich nicht darauf. Wenn wir sie brauchen, so müssen wir sie wieder aktivieren:

Frau O.: »Meine Schmerzen sind zu stark – ich kann mich gegen sie nicht zur Wehr setzen. Ich kann mich überhaupt schlecht wehren oder durchsetzen. Alle machen mit mir, was sie wollen. Ich komme dagegen nicht an.« Wir analysierten sehr ausführlich ihren Lebenslauf, wurden aber nicht fündig. Erst unter Hypnose berichtet sie, wie sie nach dem Krieg in einem Amt mit der Faust auf den Tisch schlug, sodass die Beamten ihr endlich eine andere Wohnung zuteilten. Damit hatte sie sich erfolgreich durchgesetzt. Von jetzt an sprachen wir oft von diesem Erlebnis, und sie sollte dazu immer wieder mit der Faust auf den Tisch hauen. Nach einigen weiteren Sitzungen fühlte sie sich gestärkt und konnte auch dem Schmerz Widerstand leisten. Er zog sich nach und nach spürbar zurück.

Dies ist ein Beispiel zugleich dafür, dass die Erfahrung nicht unbedingt mit Schmerzerlebnissen zusammenhängen muss. Erfahrungen sind übertragbar – nicht nur von Mensch zu Mensch, sondern auch von Problem zu Problem. So, wie viele Werkzeuge für ganz unterschiedliche Arbeiten einsetzbar sind. Entscheidend ist ihre Art und Wirkweise, in dem obigen Fall das Sich-Durchsetzen, sich nicht alles gefallen lassen, nicht alles einfach so hinnehmen.

TIPP 168 Mach dir bewusst, dass du selbst schon viel erreichst hast: Wer im bisherigen Leben schon gelernt hat, dass man auch mit harten Situationen fertig werden kann, der wird auch Schmerzen, Krankheiten und andere Herausforderungen besiegen. Erinnere dich daran, wann und wie du schon einmal in deinem Leben ein großes Hindernis überwunden hast. Was war möglicherweise entscheidend dabei? Was hat dir besonders dabei geholfen? Denk immer wieder erneut daran.

TIPP 169 Nutze deine bisherige Lebenserfahrung besser aus. Schreibe dir in aller Ruhe mal auf, was du in deinem Leben alles erfolgreich gemeistert hast. Schiebe Erfolge nicht immer nur dem Zufall, dem Schicksal, Gott oder anderen in die Schuhe. Das hilft dir wenig. Denn dann bist du ja nicht überzeugt davon, etwas mit eigenen Fähigkeiten gemeistert zu haben.

- Wenn du willst, gehe systematisch durch dein Leben: Kindergarten – Schulzeit – Berufsausbildung – Berufstätigkeit bzw. durch deine Lebensbereiche: Elternhaus – eigene Familie – Freundeskreis – Freizeit – Verein, Kirchen, Partei – Initiativen, Ehrenämter.
- Überlege dir nun, welche Fähigkeiten dahinterstecken und wie diese irgendwie auch zur Linderung eingesetzt werden könnten. Nutze deine Fantasie. Deine Ideen dürfen so seltsam klingen wie nur möglich. Beispiel:

Bereich	Erfolg, Erfahrung, Fähigkeiten	Wie kann ich das beim Schmerz nützlich einsetzen
Verein	Führen, Organisieren, Durchsetzen	Systematisches Vorgehen, Lebensplanung
Kindheit	Mut, Neugier	Neugier und Mut, Neues auszuprobieren

TIPP 170 **Konzentriere dich auf Erfolge**, nicht auf Misserfolge (auf diese höchstens, um ernsthaft daraus zu lernen). Misserfolge – das sind Versuche, die noch nicht geklappt haben. Die sind nicht mehr interessant. Wenn du jedoch viel daran denkst, dann steigen Resignation, Leid und Gejammer wieder auf. Erfolge – an denen solltest du dich hochziehen. Sie geben zugleich ein gutes Gefühl. Und sage zu deinen Stärken und Fähigkeiten nicht dauernd: »Das ist doch nichts Besonderes – das kann jeder.« Damit wertest du sie ab. Die Gefahr besteht, dass du sie zu wenig und nicht gezielt einsetzt.

TIPP 171 **Lege die Interpunktion deines Lebenslaufes besser:**
Nimm ein Blatt Papier und zeichne darauf deine Lebenskurve: das Auf und Ab deines Lebens. Nach oben geht die Kurve, wenn es überwiegend im Positiven war, nach unten, wenn es mehr Negatives gab. Beispiel:

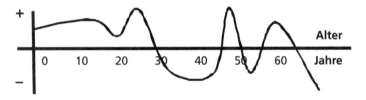

Bei den meisten Menschen findet man Wechsel von Höhen und Tiefen. Gut – so ist nun mal oft das Leben. Jetzt kommt aber der feine Unterschied: Die einen zerlegen ihre Kurve (Interpunktion) in Abschnitte so, dass nach ihrer Betrachtungsweise immer auf positive Zeiten wieder negative folgen. Geht es ihnen mal besser, so können sie ihr Leben gar nicht ge-

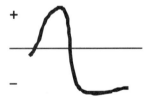
»Auf Positives folgt Negatives«

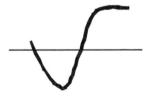
»Auf Negatives folgt Positives«

nießen aus Angst davor, dass es bald wieder abwärts geht – das sind meist die Pessimisten. Andere hingegen sehen ihre Lebenskurve so, dass auf Negatives wieder Positives folgt. Das Positive können sie genießen und in negativen Zeiten sind sie wieder voller Hoffnung – regelrecht optimistisch.

Im Grunde hat ja jeder Recht – aus seiner Sicht. Doch mit der Sicht: »Auf schlechte Zeiten folgen wieder gute« lässt es sich besser leben.

Prüfe nun mal, wie dein Leben aussieht und wie du die Wechsel interpretierst. Ändere gegebenenfalls deine Sicht – es geht nicht ums Rechthaben, um die Bestätigung deiner Lebenssicht, sondern dass du mit der zweiten Sichtweise besser mit Schmerz und Leid leben kannst. Darauf beruht auch die Wirkung des nächsten Tipps.

Bei Schmerzattacken: Schmerzen sind auf Dauer nie gleich stark, sondern mal stärker und mal wieder schwächer. Leidest du gerade unter einer Schmerzattacke, so erinnere dich wiederholt daran: Die früheren Attacken hattest du in den Griff gekriegt und sie waren zu Ende gegangen. So wirst du diese ebenfalls meistern, und der Schmerz wird nach einer gewissen Zeit nachlassen. Eine passende Analogie als Suggestion wäre ein Gewitter, das mit Sicherheit auch bald vorübergezogen sein wird und das in seiner Folge wieder schöneres Wetter mit sich bringt.

Jede neue Erfahrung macht dich kompetenter: Probiere weiter, wie man Schmerz und Leid beeinflussen kann – nimm das nächste Werkzeug. Siehe z. B. Tipp 138 Schmerzimpfung. Mach möglichst systematische Aufzeichnungen über deine Bemühungen (siehe Tipp 5). Denn oft kannst du nur so feststellen, wie du vorankommst. Du bist wie ein Forscher. Auch der muss suchen, probieren, Aufzeichnungen sorgfältig anfertigen. Und findet daraus schließlich das Gesuchte.

Kompetenz und Stärke drücken den Schmerz

Wie man mit einer Herausforderung fertig wird, ist nicht allein von dieser abhängig. Sondern in hohem Maße von der Frage, wie fähig und stark wir ihr gegenüberstehen. Es kommt eigentlich auf den Vergleich an: Wer ist der Stärkere, der Überlegenere? Viele Menschen fühlen sich dem Schmerz und ihrem Leid unterlegen: »Er bestimmt alles, mein ganzes Leben.« Das muss sich jetzt ändern. Denn der Schmerz ist ein Diener und kein Herr. Und er will daran auch gar nichts ändern, aber er will Respekt vor dir haben. Nur, du musst wieder selbst Herr deines Lebens werden. Was brauchst du dazu? Einmal ein starkes Selbstbewusstsein. Damit du dir es überhaupt zutraust, Chef zu sein. Dann Fähigkeiten und Techniken, um deine Rolle ausführen zu können. Schließlich auch Kraft, um diese einzusetzen.

Die Macht des Selbstbewusstseins

Geraten wir in eine Krise wie Krankheit, chronische Schmerzen, Behinderung, Arbeitslosigkeit, Verlust von geliebten Menschen und dergleichen, so hegen wir schnell Zweifel an uns und zugleich darüber, wie die anderen uns nun sehen und bewerten. Ein Teil der Zweifel betrifft unseren Körper, ein anderer uns als Persönlichkeit. Bau diese ab.

TIPP 174
Schimpf nicht ständig über deinen Körper, bezeichne dich nicht als Krüppel oder Schrotthaufen. Erkenne, dass du vieles noch kannst und dein Wert nicht allein von der Gesundheit abhängt. Menschen, die sich und ihren Körper so negativ sehen, die spüren ihn auch sehr negativ, besonders die Schmerzen und das Leiden. Wer zu einem gesunden Selbstbewusst-

sein zurückgekehrt ist, wurde zwar nicht unbedingt körperlich gesünder – doch die Schmerzen haben deutlich nachgelassen. Nimm mit Hilfe der Wahrnehmungstrainings dich selbst besser wahr.

TIPP 175 Lerne dich wieder zu lieben. Schau in einen Spiegel und sage etwas Nettes zu deinem Spiegelbild: »Du da im Spiegel, dich finde ich trotz allem ganz toll.« Vielleicht musst du überhaupt erst einmal wieder lernen dich anzuschauen.

TIPP 176 Sage etwas Nettes zu deinen Körperteilen, besonders zu dem, der dir Kummer macht. Ist er denn allein Schuld an deiner Krankheit? Wer hat ihn denn wahrscheinlich ungünstig behandelt? Versöhne dich mit ihm. Dann versöhnt sich ebenfalls der Schmerz mit dir und wird netter zu dir sein. Denn oft will der Schmerz ja gar nichts anderes, als dass wir netter zu unserem Körper sind. Sage also nicht: »Blöde, verfluchte Beine!« – sondern: »Kommt, liebe Beine, lasst es uns gemeinsam erneut versuchen.«

TIPP 177 Gib deinem Körper etwas Gutes. Etwas, das er deutlich als angenehm spüren kann. Er freut sich darüber und wird es dir danken mit weniger Schmerzen. Pflege ihn mit Streicheln, Massage, Creme, Öl, Einreibemittel, Bäder, Duschen, Wärme, Kuscheln, Zärtlichkeit, Entspannung, bequemer und schicker Kleidung und …

TIPP 178 Male dir ein Bild von deinem Körper – ganz spontan. Nimm ein Stück Papier, Stifte, Buntstifte und dann schau es dir in Ruhe an und bitte zusätzlich eine Vertrauensperson darum. Wie wirkt das Bild auf dich? Angenehm oder abstoßend? Was wirkt daran angenehm, was abstoßend?
- Betrachte die angenehme Seite deines Körpers noch intensiver. Schmücke sie aus mit wohltuenden Farben. Mach sie strahlender, vergrößere sie. Betrachte die unangenehmen, abstoßenden Aspekte weniger intensiv, gehe eher drüber hinweg. Noch besser: Male schönere Farben darüber. Oder

mache die Stelle dunkler und kleiner, damit du sie kaum noch siehst.
- Präge dir danach das neu gewonnene Bild deines Körpers gut ein. Hänge das verbesserte Bild gut sichtbar auf und schaue es dir täglich mehrmals an.
- Verbinde dies mit einem angenehmen Gefühl: Z. B. denke gleichzeitig intensiv daran, wie viel dir schon dein Körper gegeben hat und noch geben wird. *Freue dich an deinem Körper, solange du ihn hast.* Oder erzeuge dir gute Gefühle mit den folgenden Tipps.

TIPP 179
Respekt: Nimm einen Zettel und schreibe dir mal auf, was du trotz Krankheit und Schmerz mit deinem Körper noch alles machen kannst. Du wirst staunen. Hast du Zweifel: Probier es aus. Mehrmals. Erst dann kannst du es beurteilen. Hänge dir diesen Zettel zu Hause gut sichtbar auf, damit es besser in dein Gehirn kommt. Je mehr du wieder von dir überzeugt bist, desto mehr überzeugst du zugleich deinen Schmerz. Er wird mehr Respekt vor dir haben, wenn du es hast.

TIPP 180
Ein großartiges Gefühl erzeugen: Erinnere dich an drei Situationen in deinem Leben, in denen du optimal deine Fähigkeiten zur Verfügung hattest. Situationen, in denen du in einer Hochstimmung warst.
- Wähle von diesen nun eine aus, die du im Augenblick am schönsten findest.
- Gehe nun in deiner Erinnerung in diese Situation und in den Moment, der für dich am schönsten ist. Wo bist du da? Was siehst du in diesem Moment? Was hörst du, fühlst du, riechst du und ggf. schmeckst du? Wie ist deine Körperhaltung dabei? Konzentriere dich dabei ganz bewusst auf deine Wahrnehmungen.
- Achte jetzt noch einmal besonders darauf, wie dies sich anfühlt – sowohl körperlich als auch emotional. Fühlst du dich wie damals jetzt großartig? Spürst du z.B. eine positive Spannung, einen Ruck, Tatendrang, Kraft, Stolz, Zu-

friedenheit mit dir selbst? Verweile in diesem Augenblick, verlängere ihn, genieße ihn.
- Merk dir dieses Gefühl – präge es dir gut ein. Nimm dazu ein passendes Bild aus der Szene, dazu eine geeignete Überschrift – so, als wolltest du dieses Gefühl in einem Prospekt anbieten. Gleichzeitig konzentriere dich auf dieses Gefühl. Auf diese Weise wird es mit Bild und Text verbunden und kann so schnell abgerufen werden, wenn du es brauchst. Indem du dann an das Bild oder/und die Worte denkst.
- Übe es jetzt schon mal, abzurufen und einzusetzen: Überlege dir eine Situation in der Zukunft, wo du dieses tolle Gefühl samt deiner großartigen Erfahrung gerne zur Verfügung hättest. Z. B. eine Schmerzsituation, Stress, Auseinandersetzung, Herausforderungen. Stell dir diese Situation plastisch vor und rufe nun das Gefühl ab durch das Stichwort und das Bild. Über das immer wieder – du wirst dann diese Situationen besser meistern und jetzt schon kaum noch Angst davor haben.

TIPP 181
Suche dir Aktivitäten und Aufgaben, die du noch erfüllen kannst. Lege deinen Schwerpunkt dabei mehr auf geistige und organisatorische Aktivitäten. Das lenkt dich noch zusätzlich ab. Lies noch einmal die Ratschläge, die ich dir zum Thema »Erfahrung« bereits gegeben habe.

TIPP 182
Rede nicht zu oft von deinen Schmerzen und Beeinträchtigungen. Das setzt sich sonst wirklich negativ bei dir und deinen Mitmenschen im Kopf fest. Rede von Positivem, von schönen Erlebnissen, wie nett die anderen sind o. ä. Klingt besser!

Nicht wenige Menschen benutzen gar ihre Schmerzen und Krankheit, um damit bei anderen Aufmerksamkeit und »Bewunderung« auszulösen. In Warte- und Aufenthaltsräumen, beim Kaffeetrinken, auf der Straße – immer wieder kann man hören, wie einer den anderen zu übertrumpfen versucht mit der Schilderung von Krankheit, Schmerz und Leid. Als ob sie sonst nichts zu bieten hätten. Oft sind es wirklich Menschen, die das Gefühl haben: »Ich habe nichts Besonderes geleistet, bin nichts Tolles, habe nichts erreicht im Leben.«

TIPP 183 Denke in so einem Falle noch einmal gründlich über dich und dein Leben nach. Hast du wirklich nichts geleistet? Warst du immer faul, ein Versager und ein schlechter Zeitgenosse? Hast du deine Kinder schlecht erzogen, schlechte Arbeit geleistet?

TIPP 184 Denke an deine Familie. Sie hält zu dir und achtet dich weiterhin. Nur darfst du nicht die Krankheit und Schmerzen zu Macht- und Manipulationszwecken ausspielen (siehe Tipp 134). Und rede nicht zu häufig davon.

TIPP 185 Suche Gleichgesinnte oder eine Selbsthilfegruppe. Hier siehst du, dass es vielen ähnlich geht, dass Krankheit, Behinderung und Schmerzen keine Schande, kein Makel der Persönlichkeit sind.

TIPP 186 Wenn du dein Selbstbewusstsein vergrößern willst, so vergrößere dein Wissen über dich selbst.
- Wer du bist.
- Was kannst du und was kannst du nicht. Es kommt nicht so sehr darauf an, ob du das Abitur abgelegt hast und ein Studium.
- Was willst du: Wünsche und Bedürfnisse.
- Lerne deine Gefühle mehr wahrzunehmen.
- Welche Aktivitäten dir Spaß machen.
- Was für dein Leben überhaupt wichtig ist.
- Hilfen zum besseren Wahrnehmen,
- und zum besseren Nachdenken und Reflektieren über dich selbst und
- wenn für dich das Thema Selbstbewusstsein mehr in den Bereich Selbstsicherheit geht, so stehen alle Ratschläge und Hilfen dazu in diesem Buch.

TIPP 187 Steh zu dir und deinen Werten. Verwandele negative Sichtweisen in positive. Siehe unter »Worte, die verändern«. Sprich positiv von dir. Mach es zunächst mit dir selbst – sprich positiv mit dir selbst: »*Na, Alter, du bist doch im Grunde ein guter Kerl und hast viel geleistet. Komm, wir werden die Dinge auch weiterhin meistern.*« Besonders hilfreich ist hierbei die Übung mit dem Spiegel, wie ich gerade oben erwähnte.

Entscheidend ist vor allem, dass du dich so akzeptierst wie du bist. Denn nur das gibt dir Stärke, die Ich-Stärke. Viele Menschen sind mit sich nicht zufrieden. Sie wollen alles können, wissen, in der Hand haben, von allen anerkannt werden und was nicht alles. Das ist natürlich unmöglich. Aber sie können diese Tatsache nicht akzeptieren. So versuchen sie ständig, ihre vermeintliche »Unzulänglichkeit« zu verbergen und zu überspielen. Sie bauen Fassaden und Masken und verstecken sich dann dahinter. Dafür verschwenden sie viel Energie. Und ständig leben sie in der Angst, dass andere es doch merken könnten. Sie sind nicht nur unehrlich, sondern schnell verletzbar und haben für das eigentliche Leben zu wenig Energie.

Wirft solche Fassaden über Bord. Finde zu dir selbst und steh zu dir. Dann bist du wahrlich stark. Alles andere ist in Wirklichkeit nur Schwäche.

So beherrschst du deine Schmerzen

In diesem Teil geht es jetzt wortwörtlich um das Beherrschen. Es kommt ja darauf an, dem Schmerz zu zeigen: »Ich bin hier der Chef, der Herr in meinem Hause.« Einen Tipp hatte dir ich schon früher gegeben, der auch hierher passt. Das war: »Den Schmerz anschnauzen und ganz klein machen« (Tipp 111). Ausgesprochen friedlich dagegen ist der folgende Tipp:

TIPP 188 Das Gespräch mit dem Schmerz: Hierbei verhältst du dich so, als sei der Schmerz ein Wesen, mit dem du jetzt redest. Es ist oft nützlich, den Schmerz intensiv zu fragen, was er noch wolle, womit er vielleicht zusammenhänge und unter welchen Bedingungen er mehr Ruhe gebe. Dabei entspannst du dich zunächst und konzentrierst dich dann auf deinen Schmerz – oder was dich sonst plagt. Konzentriere dich darauf so intensiv, bis du den Schmerz ganz deutlich spürst. Nun achte gleichzeitig darauf, was dir gerade von allein durch den Kopf geht – was dir so in den Sinn kommt, was du vor deinem geistigen Auge vielleicht siehst oder in deinem inneren Ohr hörst. Das gibt dir erste Hinweise darauf, wo du weitersuchen könntest. Nun kannst du diesen Bereich immer weiter absuchen: Während dir weitere Gedanken, Erinnerungen oder innere Bilder kommen, beobachtest du gleichzeitig den Schmerz, das andere miese Gefühl, deine Emotionen oder den betreffenden Körperteil. Verändern sich dabei Empfindungen oder Körpergefühle, so liegt hier höchstwahrscheinlich ein Zusammenhang vor. Willst du hierüber mehr Sicherheit gewinnen, so wiederhole das Ganze oder führe es etwas verändert durch. In der Regel erhältst du die gleichen Botschaften. Hierzu beachte die Hinweise und Warnhinweise in »Selbsthypnose«.

Anna klagte über besonders heftige Schmerzen im Schulter- und Nackenbereich. Vor etwa 2 Jahren hatten die Schmerzen deutlich zugenommen. Was war vor 2 Jahren? Schon in ihren Schilderungen fiel mir auf, dass sie und ihr Freund sich vor 2 Jahren getrennt hatten. Einige Sitzungen später ließ ich sie mit ihrem Schmerz reden. Und dieser teilte mit, dass ihr Liebe fehle.

Oder sage dem Schmerz ganz deutlich: »Schmerz! Ich und die Mediziner haben alles in unserer Macht Stehende getan, um dem Körper zu helfen. Was willst du mehr? Gibt es da noch etwas, das ich nicht weiß oder das ich übersehen habe? Dann sage es mir bitte. Ich werde versuchen, hierfür gleichfalls alles Erdenkliche und in meiner Macht Stehende zu tun. Ansonsten aber gib endlich mehr Ruhe und lass mich mein Leben ohne deine ständige Plage weiterleben.« Diese Worte musst du nicht genau so übernehmen, aber den Stil hast du sicher verstanden. Und sprich in deutlichem, überlegenem Tonfall –

nicht unterwürfig! Aber auch nicht ruppig. Er ist dein Mitarbeiter!

Herr O. schaffte es nie, ohne Unterbrechung von der Klinik bis zur Innenstadt zu gehen. Wegen der starken Schmerzen musste er mehrmals auf den Bänken im Park eine Pause einlegen. Das fand er vor allem in der kalten Jahreszeit lästig. Ich gab ihm einige Tipps, für eine längere Therapie war die Zeit zu kurz. Am nächsten Tag kam er von sich aus wieder und erzählte freudestrahlend, dass er es geschafft hatte: »Ich habe unterwegs immer wieder mit dem Schmerz gesprochen: ›Lieber Schmerz, gib jetzt so weit Ruhe, dass wir beide ohne Unterbrechung bis in die Innenstadt kommen. Was haben wir beide davon, wenn wir in der Kälte auf einer Bank sitzen. Ich verspreche dir, dass wir zusammen in der Stadt gleich in ein warmes, gemütliches Café gehen, Kaffee trinken und uns ausruhen.‹ Das hat geholfen.«

Das »Gespräch mit dem Schmerz« ist eine der ältesten Techniken und wird in vielen Kulturen – vielleicht sogar allen – heute noch angewandt. Im Altertum sprach man mit zürnenden Göttern und Geistern und versuchte sie zu besänftigen. Das Gebet ist im Grunde die gleiche Vorgehensweise: Die eigene Fähigkeit bekommt dadurch wieder Hoffnung und Stärke.

TIPP 189 Zeige deine Überlegenheit gegenüber dem Schmerz.

Das kannst du auch mit verschiedenen anderen Mitteln zum Ausdruck bringen. Siehe dazu nochmals unter »Suggestionen zur Linderung«. Übertrage das auf »Suggestionen zum Besiegen der Schmerzen«.

Herr J. war Italiener und spielte früher in einem bekannten italienischen Fußballverein. In Gedanken sollte er jetzt gegen die Mannschaft des Schmerzes spielen und sich bemühen, nicht zu verlieren. Anfangs brachte er es nur bis zu einem »Unentschieden«. Je mehr ich ihn noch anfeuerte und er selbst übte, desto besser spielte er. Zuletzt hatte er die meisten Spiele gewonnen. Er siegte immer besser über den Schmerz und es ging ihm deutlich besser.

Kraft lässt dich Schmerz und Leid besser ertragen

Unter meinen Patienten gibt es viele, die wollten gar nicht Chef sein. Einigen von ihnen lag das »Chefsein« überhaupt nicht. Sie waren ihr ganzes Leben lang – von klein auf – Unterlegene und Untertanen. Und wollten es nun nicht mehr ändern. Sie wollten lieber den Schmerz ertragen lernen. Einen ähnlichen Wunsch hatten manche auf Grund ihres Glaubens: Gott habe ihnen nun einmal das Kreuz auferlegt und jetzt sollten und wollten sie es auch tragen. Ob ich ihnen nicht dabei helfen könnte, mehr Kraft zum Tragen zu finden. Insgesamt ist das eine gute Idee. Wir haben festgestellt, dass die Bewältigung von Schmerz und Leid viel Energie kostet und viele Betroffene nicht mehr genügend davon besitzen. Zwei Wege zu mehr Energie können wir einschlagen: Zum einen sollten wir den Energieverbrauch reduzieren, indem wir unnötige Energiefresser und ineffektiven Verbrauch vermeiden. Zum anderen, indem wir Energiequellen suchen und besser nutzen.

TIPP 190

Vermeide Energiefresser: Energiefresser sind z. B. Unzufriedenheit, Enttäuschungen, Resignation, Stress, Angst und Unsicherheit, Orientierungslosigkeit, Vorwürfe und Streit.
- Erkenne deine eigenen Bedürfnisse und orientiere dich daran. Ungünstige Erwartungen korrigiere.
- Lerne, deinen eigenen Gefühlen mehr zu trauen. Bilde dir eine eigene Meinung – orientiere dich nicht weniger an anderen.
- Verbessere deine Fähigkeiten z. B. in der Kommunikation und im Umgang mit Meinungsverschiedenheiten.
- Verringere Stress und Druck.
- Verringere Selbstkritik und Selbstvorwürfe, aber auch Vorwürfe und Kritik an anderen. Durch Aufregen vergeudest du nur Energie und oft nützt der ganze Ärger doch nichts.
- Grenze dich deutlicher ab von Einmischung und Beeinflussung durch andere. Stell dir in Gedanken einen Schutzwall oder ein dickes Fell vor, an dem die Beeinflussungen abpral-

len. Sage deutlich deine Meinung, dass du selbst dein Leben in der Hand hast und haben willst.
- Leide nicht ständig mit anderen mit. Es hilft niemandem, aber schadet dir.

TIPP 191
Steigere deinen Wirkungsgrad und vermeide unnötigen Energieeinsatz:
- Plane mehr deine Tätigkeiten, setz dir Prioritäten und Grenzen. Mach dir regelrecht Tages- und Wochenpläne. Trage zunächst das ein, was unbedingt sein muss. Dann das Zweitwichtigste. Plane Zeit ein für Gesundheit, Pausen und Wohlfühlen. Lass noch Zeit übrig für Unvorhergesehenes, damit nicht nachher wieder Druck entsteht.
- Trage nicht ständig anderer Leute Last. Lerne, »Nein« zu sagen.
- Übertrage anderen mehr Verantwortung und Zuständigkeit.
- Vermeide Arbeiten bei Müdigkeit und im ineffektiven Bereichen wie Überstunden, Schicht- und Nachtarbeit.
- Stell sinnlose Projekte ein und vermeide blinden Aktionismus.

TIPP 192
Lasten sind leichter zu ertragen, wenn du in der Last sogar etwas Sinnvolles siehst, z.B. eine Aufgabe. Oder wenn du dafür eine Vergünstigung bekommst. Beispiele: *Frau H. :«Ich sitze dann im Himmel näher bei Gott«. – Ein anderer Patient: »Damit trage ich meine Sünden ab!« – Herr P.: »Ich glaube, ich brauchte mal einen Denkzettel und eine Notbremse. Wer weiß, wie weit ich mich sonst noch kaputtgemacht hätte.«*

TIPP 193
Biologische Kraft erhältst du in erster Linie durch Pausen, Entspannung, Erholung und ausreichend Schlaf. Siehe dazu auch die einschlägigen Tipps unter »Ruhe, Entspannung und Schlaf«. Gönn dir zwischendurch
- eine kleine Kaffeepause, einen kleinen Zwischendurch-Urlaub oder einen richtigen Urlaub,
- kleine Traumreisen, Träumerei, etwas Angenehmes zu lesen.

- Spüre rechtzeitig, wenn dein Tank leer wird, oder rechne dir das mit dem Verstand aus.
- Fahre nicht bis in die Reserve hinein, sondern bewahre dir für Notfälle noch einen Energierest.

Eine positive Lebenseinstellung und Freude geben dir täglich neue Kraft.

- Spaß z. B. durch Veranstaltungen, Aktivitäten, unter Menschen sein, Besuche machen, Shopping
- Stolz, Lob, Anerkennung, z. B. bitte Freunde darum
- Gönn dir Geschenke, eigene Belohnung, kleinen Luxus
- Genieße Vertrauen, z. B. besuche vertraute Menschen
- Suche kleine Herausforderungen und neue Aufgaben, die du bewältigen kannst. Genieße deinen Erfolg.

Viel Energie gewinnst du direkt über sinnliche Reize:

- *Musik enthält viel Energie.* Suche dir geeignete Musik heraus, etwas lebhaft, fröhlich, kraftvoll – also keine depressive Trauermusik und hierfür auch keine Beruhigungs- und Entspannungsmusik. Nimmt dir Zeit und lass die Musik einfach auf dich wirken. Die Lautstärke darf schon mal etwas mehr sein. Ein guter Stereoeffekt macht die Musik noch genussvoller und energiereicher.
- *Düfte, Aromen:* Auch Duftstoffe können unseren Körper und unsere Seele beeinflussen. Sie werden in Form von Duftölen auf einem Duftstövchen/Aromalampe verdunstet. Oder sie verdunsten auf einem Tuch. Du kannst auch an dem Fläschchen riechen. Das ist zu empfehlen, wenn du unterwegs Anregung brauchst. Manche Öle beruhigen, andere regen an, z. B. Vanille, Zitrone, Rose, Sandelholz. Probier es am besten selbst aus, was stimulierend auf dich wirkt. Besorge dir solche Öle in einem guten Fachgeschäft, manch billiges Öl taugt nicht viel.
- Bilder, Filme, Blumen, Landschaften, Anblicke
- Künstlerisches Gestalten, Wohnung umgestalten
- Schönes Bad nehmen mit Zusätzen, Sauna, Duschen
- Massage, Berührung, Streicheln, Zärtlichkeit

TIPP 196
Kraft durch Worte: Kleine Taschenbücher mit aufbauenden Sprüchen und Bildern helfen dir, neue Kraft durch neue Hoffnung und Mut zu finden oder sie nicht zu verlieren. Diese hält der Buchhandel für dich bereit.

TIPP 197
Kraft durch Liebe: Denke immer wieder daran, dass du nicht alleine in der Welt stehst, wenn du einen lieben Partner und Familie hast. Und Freunde und Nachbarn können dir zur Seite stehen. Diese Menschen geben dir Kraft und Halt. Und allein schon das Wissen um den Beistand der anderen macht dich stärker. Wenn du ein glaubender Mensch bist, so kann dir auch dein Gott Kraft geben, egal welchem Glauben du angehörst.

TIPP 198
Dein Rettungsanker: Wenn du oft vor Verzweiflung deine Kraftquellen und Stützen vergisst, besorge dir eine Merkhilfe: einen besonderen Ring, ein Foto, eine Kette mit Namen, ein Kreuz oder irgendetwas sonst, was dazu passt. Trage es bei dir, sodass du im Notfall durch einen Griff an deine Kraftquellen erinnert wirst.

TIPP 199
Schau auf Vorbilder – es gibt Menschen, die genau so betroffen oder noch schlimmer dran sind und trotzdem stark. Die wahre Stärke eines Menschen zeigt sich oft erst im Leid. Lerne von den anderen: Was haben sie gemacht? Wie haben sie es geschafft? Was brauchten sie dazu?

TIPP 200
Das Abhärtungstraining: Schmerzen und Leid besser auszuhalten kannst du regelrecht trainieren. Allerdings ist das ein hartes Training. Du musst dabei jedes Mal bis an den Rand des Erträglichen gehen. Frage aber unbedingt vorher deinen Arzt, wie weit du bei Schmerzen gehen darfst, ohne dir regelrecht körperlichen Schaden zuzufügen. Also z. B. kein Training zum Heben von Lasten, wenn es Gelenken, dem Rücken oder dem Kreislauf schadet!

Trainiere nun das, was du länger machen willst: Stehen, Sitzen, Laufen, Liegen. Sitz z. B. beim ersten Mal so lange, wie du es aushalten kannst. Schreibe dir die Dauer auf einen Trainingsplan. Beim nächsten Mal versuche die Zeit zu übertreffen – vielleicht nur ein paar Minuten länger. Benutze dabei alle Tricks zum Beeinflussen, außer chemische Schmerzmittel. Am besten sind positive, anfeuernde Parolen, Kraftgedanken, Singen, Musik überhaupt. Notiere wieder die Zeit. So geht es dann immer weiter – wie bei jedem anderen Ausdauertraining auch – immer noch ein bisschen länger. Mach aber kein Training dort, wo es dir regelrecht schaden könnte, z. B. »immer noch ein bisschen mehr heben«. Nutze deine Vernunft als Frühwarnsystem und beachte dein Warnsignal Schmerz. Wird er wild, brich lieber zunächst ab und besprich das mit dem Arzt.

Herr A., Ende 40, Metallfacharbeiter an einer Drehbank: »Ich kann nicht lange an der Maschine stehen, der Schmerz wird dann absolut unerträglich. Ich muss aber durchhalten, sonst verliere ich den Arbeitsplatz. Ich muss weitermachen.« Da wir keinen echten Arbeitsplatz zum Üben hatten, musste Herr A. sich vorstellen, an der Maschine zu stehen mit Schmerzen. Und dann Durchhalteparolen einzusetzen: ›Ich schaffe es‹ – ›Auch das geht vorbei‹ – ›Bald ist wieder eine Pause‹ – ›Ich bin stark‹ – ›Meine Frau hält immer zu mir, egal was passiert‹ usw. Zumindest in der Übung wurde sein Durchhaltevermögen größer – der Rest musste sich in der Praxis zeigen.«

Auf diese Weise trainiere ich auch mit Personen, die ihre Beweglichkeit verbessern wollen, z. B. bei Gelenkschmerzen oder nach Schlaganfall. Die Beweglichkeit wird in Gedanken begleitend zur Gymnastik geübt.

Mentales Training: Wenn du Fähigkeiten wie Aushalten, Beweglichkeit, aber auch Durchsetzungsvermögen u. a. verbessern willst: Nutze zusätzlich die Kraft des Denkens.

Vorher sollten wir prüfen, ob das Training Sinn macht oder ob die Behinderung und der Schmerz nicht eine Aufgabe als Bremse besitzen: *Einer Patientin mit verschiedenen Erkrankungen ihrer Beine sollte ich helfen, einige Meter ohne Rollstuhl und stattdessen mit Stützen zurückzulegen. Aber ein einziger Sturz könnte laut Auskunft der Ärzte wegen ihrer schweren Osteoporose ein Bein kosten. Wir ließen das Training sein und konzentrierten uns auf lohnendere Ziele.*

Kraft atmen: Einen kurzfristigen körperlichen Kraftstoß kannst du mit Atemtechnik erzielen: Atme, wenn es geht, erst ein paarmal durch. Dann kräftig ein. Auf dem Höhepunkt der Einatmung – wenn es also gerade in das Ausatmen übergehen will – besitzt du jetzt deine größte Kraft, um das durchzuführen, was du vorhast, z. B. aufstehen, Stufen steigen, etwas anheben, stoßen, schlagen, ziehen usw. Stoße dabei einen geeigneten Laut aus wie z. B. »Jetzt!« Oder schrei den Laut nur in Gedanken, damit keiner ihn hört. Aber dieser Laut signalisiert dir den Kraftpunkt und feuert dich noch an. Diese Technik findest du viel bei Sportlern wie Ringern, Gewichthebern, Tennisspielern oder beim Lastenanheben: »Hau ruck!« *Mit diesem Trick schaffte es eine Patientin, vom Sessel aufzustehen und drei Schritte bis zum Rollstuhl zu gehen. Vorher hielt sie es nicht für möglich.*

Von den richtigen Erwartungen hängt viel ab

Ob du enttäuscht bist von deinen Bemühungen und dich hilflos fühlst, ist zugleich eine Frage deiner Erwartungen und Zielsetzungen. Willst du immer wieder Unmögliches, so wirst du dich immer wieder mies fühlen. Viele Patienten fahren zur Rehabilitation oder besuchen einen Therapeuten in der Erwartung: Danach bin ich schmerzfrei und kann wieder voll meine Leistung bringen. Bei diesen Patienten habe ich immer wieder feststellen müssen: Solange sie diese hohen Erwartungen hatten, ergaben sich nur wenige Therapiefortschritte. Erst nachdem ihnen der Zahn gezogen wurde, ging es ihnen besser.

Frau J., Anfang 40, litt viel unter Kopfschmerzen. Sie war schon bei vielen Ärzten, aber kein durchschlagender Erfolg stellte sich ein. Nun war sie bei mir und hoffte, ich könne ihr die Schmerzen nehmen. Nach einigen »Richtigstellungen« führten wir ein »Gespräch mit dem Schmerz« durch. Dabei ließen wir uns viel Zeit und Ruhe, um zu hören, ob der Schmerz von Frau J. noch etwas verlangte. Nach einiger Zeit – etwa 20 bis 30 Minuten – sagte sie: »Ich glaube, ich muss die Tatsache meiner Kopfschmerzen endlich anerkennen. Ein gewaltsames Beseitigen-Wollen wie bisher nützt nichts.« Schon am Nachmittag hatte sie deutlich weniger Kopfschmerzen und in der Folgezeit waren sie weit gehend ausgeblieben.

Erwarte nicht mehr, als was augenblicklich erreichbar ist. Ist es erreicht, so kannst du immer noch deine Ziele und Erwartungen höher schrauben. Gehe am besten in angemessenen Schritten vor. Druck ist eher schädlich und blockiert. Siehe auch unter »Voraussetzungen für Erfolg«.

Viele Menschen haben auch überhöhte Erwartungen an ihren Körper und meinen, das und das muss er trotz Behinderung leisten. Der Grund liegt häufig in der Tatsache, dass es unseren Körper ja gewissermaßen gleich 2-mal gibt – einmal als realen, materiellen Körper und einmal als geistigen, nervlichen. Der geistig-nervliche ist nicht verändert worden. Er hat noch die gleichen Steuerungsprogramme wie früher vor der Erkrankung: »Ich weiß doch, wie das geht – ich hab's doch bisher gekonnt.« Und dann wird wieder versucht, die Bewegung oder Tätigkeit in Gang zu setzen. Doch der eigentliche, der materielle Körper spielt nicht mehr mit. Das teilt er dem Gehirn durch seinen Gehilfen Schmerz mit. Dieser bremst das Programm notfalls mit Gewalt, falls das Gehirn es nicht von allein tut.

Hilfe akzeptieren und nutzen

Wenn etwas nicht mehr so funktioniert, wie es sollte, dann hat man mehrere Möglichkeiten: Man kann darauf verzichten, man kann sich noch mal und noch mal anstrengen und man kann es mit Hilfe erreichen. Der Umgang mit Hilfe und Hilfsmitteln ist nicht für jeden so einfach. Weil aber auch der richtige Umgang mit Hilfe den Schmerz beeinflusst, hier meine Tipps.

Akzeptiere sinnvolle Hilfe und Hilfsmittel, wenn sie dir dein Leben erleichtern und Schmerzen ersparen.

Bitte andere um Hilfe, wenn du wirklich Hilfe brauchst. Versuche nicht, bis ins Letzte alles selber machen zu wollen. Vergeude deine Energie nicht an sinnlosen oder aussichtslosen Dingen. Überlass manches lieber anderen und setze deine Energie dort ein, wo du deine Stärke noch besitzt.

Lehne mit freundlichen Worten Hilfe ab, wenn sie zu viel ist. Zu viel Hilfe kann auch schaden: Man selbst wird abhängig, traut sich selbst immer weniger zu und vernachlässigt seine restlichen Fähigkeiten. Außerdem empfinden viele Menschen Hilfe als beschämend. Es gibt ihnen das Gefühl, nichts zu können. Und dann werden sie selbst oft unfreundlich.

Wenn du Hilfe wiederholt ablehnst, so denke daran, dass sich deine Mitmenschen auch daran gewöhnen und von sich aus wahrscheinlich so schnell keine Hilfe mehr anbieten. Daher lehne Hilfe am besten ab, indem du deinen Grund mitteilst und gleichzeitig darauf hinweist, dass du bei Bedarf gern darauf zurückgreifen wirst: »*Vielen Dank für deine Hilfsbereitschaft. Im Augenblick will und kann ich das noch selbst schaffen. Wenn es mal nicht geht, komme ich gern auf dein Angebot zurück – o.k.?*«

Gib deinen Mitmenschen Hilfe zum Helfen. Wenn deine Mitmenschen hierbei nicht so reagieren, wie du es gerne hättest, sei nicht gleich sauer oder enttäuscht. Denke daran, dass deine Mitmenschen nicht immer genau wissen können, wann Hilfe angebracht ist und wann nicht. Und wie sie dir am sinnvollsten helfen können. Das musst du ihnen erst beibringen.

»*Das finde ich ganz lieb von dir, dass du mir helfen willst. Am meisten kannst du mir helfen, wenn du das so machst ...*«

TIPP 206
Zeige dich dankbar, erfreut und erkenntlich: Den meisten Mitmenschen reicht es schon, wenn sie sehen, dass sie dir eine Erleichterung gegeben haben. Zeige ein freundliches und zufriedenes Gesicht, vielleicht noch ein paar passende Worte. Das ist meist ein schöneres Dankeschön als das schlichte »Danke«. Und zeige auch nicht dein »Ich würde es ja lieber selbst können«-Gesicht.

Du musst nicht sofort Gleiches mit Gleichem erwidern. Hilfe und Geschenke muss man auch annehmen können. Wer gleich zurückzahlen will, kann nicht nehmen. Der hat nur Angst, in einer Schuld zu sein, und das kann er nicht ertragen. Möglicherweise hat eine solche Person auch sonst schnell Schuldgefühle. Deshalb muss sie gleich zurückzahlen. Doch das wiederum wirkt auf den Helfenden unangenehm. Er möchte keine Bezahlung, sondern von Herzen geben. Und das wird ihm dadurch verwehrt. Er wird nicht gern solche bezahlten Hilfen geben. Bestimmt hast du ein anderes Mal eine Gelegenheit, dem Helfenden einen guten Dienst zu erweisen. Du besitzt ja auch noch viele Fähigkeiten, die der andere sicher mal brauchen kann. Oder du hilfst mal einem ganz anderen.

Natürlich kannst du dich mit Geschenken zu einem besonderen Anlass erkenntlich zeigen: Geburtstag, Weihnachten, Jubiläum. Oder zu einer Party oder einem Grillabend einladen. Vergiss dabei nicht deine Kollegen, die dir am Arbeitsplatz viel abnehmen.

Hilfe annehmen, als ob es eine Selbstverständlichkeit und Pflicht für die anderen wäre, das ist das andere Extrem. Wer sich gar nicht erfreut oder dankbar zeigt, wird irgendwann ins Leere schauen.

TIPP 207
Nutze technische Hilfen: Für Hilfsmittel zum Fortbewegen, Liege- und Aufstehhilfen, Stützgürtel, technische Hilfen im Haushalt und am Arbeitsplatz gilt im Grunde das Gleiche: Viele Menschen quälen sich lieber, als dass sie Hilfsmittel be-

nutzen. Eine Gehstütze, wie sieht das aus? Lieber fällt man auf die Straße und zieht sich weitere Schmerzen zu. Aber auch hier kann ein Zuviel des Guten schädlich sein: Wer z.B. den ganzen Tag einen Stützgürtel für seinen Rücken benutzt, braucht sich nicht zu wundern, dass die Schmerzen auf lange Sicht eher zunehmen. Die Rückenmuskeln werden nicht mehr gefordert, werden schwächer und können den Rücken nicht mehr vernünftig bedienen. Siehe unter »Ruhigstellung und Entlastung«.

Grundsätzlich solltest du bei Benutzung von Hilfsmitteln diese von Zeit zu Zeit überprüfen: Brauchst du sie noch in diesem Umfang – sind sie technisch noch einwandfrei – sind sie richtig auf dich eingestellt – gehst du richtig damit um? Bei Gehstützen z.B. merkt man es selbst oft nicht, wenn sie verstellt sind oder wenn man einen falschen Gang benutzt. Besprich diese Fragen gelegentlich mit deinem Arzt oder Therapeuten.

Viele Informationen zu sozialen, technischen und organisatorischen Hilfen sind unter »Soziale Hilfen« aufgeführt – an wen du dich wenden kannst und wer gegebenenfalls bei den Kosten helfen kann.

Sicherheit und Geborgenheit – Schlüssel zur Schmerzlinderung

Soziale Sicherheit

Die soziale Sicherheit bestimmt in hohem Maße den Erfolg einer Schmerztherapie. Häufig gibt es seitens der Patienten falsche Vorstellungen, die eine Therapie der Schmerzen behindern – Vorstellungen über Rechte und Sozialleistungen, Vorgehensweisen oder die Hilfsmöglichkeiten des Arztes. »Er braucht mich nur kaputtzuschreiben, dann kriege ich meine Rente.« Der Einfluss des Arztes auf Entscheidungen der Sozialleistungsträger ist jedoch nicht so groß, wie viele denken. Vieles ist durch Gesetze und Verordnungen geregelt, sodass man selbst mit Gutachten oft nicht weiterkommt. Andererseits tragen Sozialleistungsträger auch zur Chronifizierung von Schmerzen bei: Bis ein Betroffener mit langwieriger Erkrankung Unterstützung erhält, vergehen manchmal Jahre, muss er durch zuweilen erniedrigende Gutachten-Untersuchungen durch und sich schließlich vor Gericht streiten. Hierbei gehen viel Kraft und positives Denken verloren.

Probleme treten zusätzlich dadurch auf, dass die unterschiedlichen Hilfen auch unterschiedliches Ansehen in unserer Gesellschaft genießen. So wird Arbeitslosengeld wesentlich schlechter eingestuft als Rente. Vorzeitige Rente sieht nach Aufopferung aus und nach »wirklich nicht mehr können«, Arbeitslosengeld nach »faul sein«.

TIPP 208 Trenne das soziale Problem vom Schmerzproblem ab.
Befindest du dich in einer sozial schwierigen Lage und willst deine Schmerzen lindern, so versuche unbedingt, diese beiden Probleme zu trennen. Mache dir bewußt, dass Linderung das eine ist und dir in jedem Fall gut tut. Und dass das Lösen der sozialen Probleme das andere ist und anderer Mittel bedarf.

Vor allem versuche hierbei eher nüchtern und sachlich vorzugehen. Siehe unter »Emotionen abkoppeln«.

Herr Ra. ist schon sehr zermürbt. Bei der Krankenkasse ist er ausgesteuert, bei der Berufsgenossenschaft und der Rentenversicherung scheint es nicht recht voranzugehen. Immer wieder Termine bei Gutachtern: »Erst lange und mühsame Anfahrt, Wartezeiten und dann bin ich schon nach ein paar Minuten wieder draußen.« Zeitweilig ist er sehr depressiv und will aufgeben – zeitweilig ist er wütend und aggressiv. Die sozialen Probleme nehmen derart viel Aufmerksamkeit und Energie in Anspruch, dass für die Schmerzbewältigung kaum etwas übrig bleibt. Und vor allem die Enttäuschung, wie er von offizieller Seite behandelt wird, belastet seinen Schmerz.

TIPP 209
Nur wer selbst die Probleme in die Hand nimmt, kommt weiter. Glaube nicht, dass Engel von oben kommen und dir automatisch helfen. Erwarte auch nicht, dass du ohne weiteres finanzielle Hilfen erhältst nach dem Motto:« Jetzt habe ich mich so viel aufgeopfert und auch immer brav in die Sozialkassen eingezahlt – jetzt muss man mich doch unterstützen, wo ich nicht mehr kann.«

TIPP 210
Nutze professionelle Hilfe. Suche Fachleute für Sozialberatung auf. Auskünfte von Freunden und Kollegen sind nicht immer vollständig. Aber sie können als weitere Orientierung dienen und zu gezielten Fragen anregen.

TIPP 211
Gib so schnell nicht auf. Scheue zur Not nicht vor dem Rechtsweg (Einspruch, Klage). Einspruch bringt meist nichts. Erst die Klage vor Gericht hat manchem zu seinem Recht verholfen.

TIPP 212
Sichere dich ab: Siehst du schon jetzt Rechtsstreitigkeiten auf dich zukommen, so gehe rechtzeitig zur Beratung, tritt einem Sozialverband (VdK, Reichsbund u. ä.) bei oder schließe frühzeitig eine Rechtsschutzversicherung mit Sozialrechtsschutz und/oder Arbeitsrechtsschutz ab. Bei Versicherungen

muss man meist bereits einige Monate versichert sein, um Schutz zu erhalten.

Vorsicht mit Rechtsmitteln am Arbeitsplatz. Bei Problemen am Arbeitsplatz fang nicht gleich an, mit Paragrafen und Rechtsmitteln zu verhandeln. Das macht oft die Lage unfreundlicher. Lerne zunächst eine geschicktere Verhandlungsführung. Siehe unter »Kommunikation – Reden hilft«.

Hauptsache: gesichert. Wenn es um deine soziale Sicherheit geht, sei froh, wenn du überhaupt weiterkommst und gesichert bist. Woher, wodurch die Sicherheit kommt, wer zahlt, wer verdient – das ist hier zweitrangig. Wenn es an dein Selbstbewusstsein und deine Ehre rüttelt, so bearbeite diese. Siehe hierzu unter »Kompetenz und Stärke«.

Geborgenheit, Zuneigung und Liebe

Bist du in den Händen und im Herzen eines liebevollen und geliebten Menschen, dann lassen sich Krankheit, Schmerz und Leid viel leichter verkraften. Hier sind Partnerschaft und Familie kaum durch irgendetwas zu ersetzen. Auch ein guter Freundeskreis schenkt Geborgenheit. Doch haben schon viele Kranke die schmerzliche Erfahrung gemacht: Im Leid zeigt sich die wahre Freundschaft. »Seit ich länger krank bin, haben sich kaum noch Freunde blicken lassen. Solange ich gesund war und oft Partys gab, kamen immer alle gern zu mir.«

Lass diese falschen Freunde laufen, weine ihnen nicht hinterher. Sie sind keine Träne wert. Die treu zu dir halten durch dick und dünn, auf die baue. Suche dir neue. Du kannst gute Freunde finden z. B. unter Leidensgenossen. Schließe dich einer Selbsthilfegruppe an. Auch in so genannten Single-Clubs kannst du Freundschaften knüpfen. Oder im Internet in Chats.

Krankheit, Leid und Schmerz sind natürlich eine gewisse Belastung auch für eine gute Beziehung. Sie stellen daher für beide Seiten eine Herausforderung dar.

TIPP 216 Versuche so natürlich und normal wie möglich mit deiner Lage umzugehen. Gib Schmerz, Leid und Beeinträchtigungen keinen hohen Stellenwert in deinen Beziehungen:
- Sprich nicht zu oft davon.
- Zeige es auch nicht ständig durch deine Körpersprache.
- Wenn du über Schmerz und Leid sprichst.
- Betone deine positiven Seiten und Erlebnisse.
- Nutze deine Möglichkeiten. Versuche vieles selbst in die Hand zu nehmen, doch treibe es nicht bis zum Äußersten.
- Behalte oder stärke dein Selbstbewußtsein – dein Partner möchte auch einen starken Partner haben, auch wenn du körperlich nicht mehr derselbe bist wie der, der du früher einmal warst. Aber geistig und psychisch kannst du fit und stark sein. So kann sich auch dein Partner an dich anlehnen. Und du merkst, dass du für ihn noch ein wertvoller Mensch bist.

Frau W. lebt schon über 20 Jahre mit einem fast völlig gelähmten Mann zusammen. Sie liebt ihn und tut alles für ihn. Was sie etwas stört, ist sein schwaches Selbstbewusstsein: »Er begreift nicht recht, wie wichtig er für mich ist. Auch wenn er gelähmt ist: Er gibt mir das Gefühl, nicht allein zu sein, ich kann mit ihm über Probleme, Gott und die Welt reden. Wir könnten gemeinsam noch mehr schöne Stunden verbringen. Aber er sieht zu sehr seine körperlichen Einschränkungen.«

TIPP 217 Gibt es Probleme in der Partnerschaft, so vertusche sie nicht. Sie sind doch vorhanden und werden nur schlimmer. Sprich mit deinem Partner darüber. Sprich mit Worten und lass keinesfalls deinen Schmerz sprechen. Das wäre nicht im Sinne der Schmerzlinderung – ganz im Gegenteil: Der Schmerz würde dadurch einen neuen, hohen Stellenwert erhalten und damit noch stärker.

Frau T. lebte zusammen mit ihrer Familie in einem eigenen Haus. Ihre Schwiegereltern wohnten ebenfalls dort – aber mit denen kam sie überhaupt nicht zurecht. Sie litt sehr darunter, konnte es ihrem Mann jedoch nicht mitteilen. Er merkte nur, wie sehr sie unter ihren Rückenschmerzen litt. Erst in der Schmerztherapie kam dieses Problem auf den Tisch. Beide lernten bei mir, über dieses Problem offen und produktiver zu sprechen und Lösungen zu erarbeiten.

Schmerzen sind nicht unbedingt ein Grund, Zärtlichkeiten und Sex zu vernachlässigen. Beide gehören ebenfalls zur Partnerschaft und Liebe. Und die schönen Gefühle hierbei drängen den Schmerz in den Hintergrund. Gewiß, mit Schmerzen ist das nicht so einfach. Einmal kann die Lust hierzu durch Krankheit, Schmerz und zuweilen auch durch Medikamente gedämpft sein. Zum anderen kann die praktische Liebe selbst durch Schmerzen beeinträchtigt werden.

Herr P., ca. 50 Jahre alt, empfand seit einiger Zeit den Sex als besonders schmerzhaft. Anstatt mit seiner Frau darüber zu sprechen, wich er dem Sex immer mehr aus. Abend für Abend verbrachte er seine Zeit so lange bei seinem Hobby, bis seine Frau enttäuscht allein zu Bett ging. Wenn das Licht im Schlafzimmer schon eine Weile aus war, schlich er sich hoch und legte sich still ins Bett. Doch die Probleme wuchsen. Seine Frau wurde immer enttäuschter und kühlte allmählich ab. Er deutete das wiederum dahin, dass sie nichts mehr von ihm wissen wollte und vielleicht schon einen neuen Liebhaber besaß. Ein Teil der Schmerztherapie bestand darin, beide zu Gesprächen an einen Tisch zu bringen. Für die sexuellen Probleme empfahl ich beiden wegen der Kürze der Zeit, sich am Heimatort um eine Sexualtherapie z. B. bei einer Beratungsstelle von Pro Familia zu kümmern.

Tipp 318
Steigere deine Lust: Ist dein Bedürfnis nach Zärtlichkeit und Liebe stark gedämpft, so besprich das auch mit deinem Arzt. Vielleicht wird deine Unlust durch Medikamente noch gefördert und kann durch Umstellung gebessert werden.
- Anregende Psychopharmaka können eine Depression aufhellen.
- Lass dich anregen durch deinen Partner, durch Filme, Bilder, Romane oder eigene Erinnerungen und Fantasien. Tue etwas hierfür. Lerne, das Schöne zu genießen.
- Nimm insgesamt aktiv am Leben teil. Damit vertreibst du allgemein Unlustgefühle.

Tipp 319
Wähle für den Sex eine Zeit, in der du die wenigsten Schmerzen spürst. Nimm notfalls einige Stunden vorher noch ein Schmerzmittel.

Tipp 320
Halte dich fit: Führe geeignete gymnastische Übungen durch, um deinen Körper für den Sex so fit wie möglich zu halten.

Tipp 321
Bringe Sex und Gesundheit unter einen Hut: Bei Gelenkschmerzen nimm möglichst eine passive Rolle ein. Bei Rückenschmerzen verwende eine Rücken-gerechte Stellung. Achte darauf, daß der Rücken nicht übermäßig belastet wird und seine leicht geschwungene S-Form beibehalten kann. Im Folgenden sind einige Beispiele für Stellungen, bei denen das möglich ist. Bei Nackenschmerzen achte darauf, dass du den Kopf nicht nach hinten streckst, was man nämlich beim Sex sehr gerne macht.

Stellung 1: Der schmerzfreie Partner liegt auf dem Rücken. Du mit deinen Rückenbeschwerden beugst dich dann über ihn, stützt dich am besten mit den Ellenbogen ab. Dein Oberkörper wird so auch etwas nach vorn geneigt. Die Beine sind etwas angezogen und gespreizt. So wird der Rücken nicht zu sehr durchgedrückt und belastet.

Stellung 2: Ihr beide seid einander zugewandt. Die Frau umschließt mit den Oberschenkeln seine Taille. Seine Hüfte ist etwas eingewinkelt. So kann ihr Po auf seinem Oberschenkel liegen.

Stellung 3: Sie liegt vor ihm. Diesmal schauen beide in die gleiche Richtung. Beide haben die Beine angewinkelt:

Weitere Möglichkeiten ergeben sich im Knien, z.B. **Stellung 4:** Die Frau sitzt auf der Bettkante und stützt sich nach hinten mit den Armen ab. Der Mann kniet vor ihr, notfalls auf einem Kissen.

TIPP 232
Nehmen die Schmerzen beim Sex zu, so kann es auch daran liegen, dass du dabei zu verspannt und verkrampft bist. Prüfe dann, woran es liegen könnte: Ob dich etwas anderes dabei stört, ob du Sex vielleicht gar nicht so magst, ob du dich unvollkommen fühlst, ob du Angst hast, dass etwas nicht klappt usw. Bearbeite diese Probleme mit den nötigen Mitteln oder hole dir notfalls Hilfe:
- Entspannungsmaßnahmen
- Wahrnehmungskonzentration
- Anregung der Lust
- Genießen lernen
- Selbstbewußtsein stärken.

Lebe!

Oft sind Schmerz und Leid derart stark, dass der Tod eine Erlösung wäre. Manche Krankheiten verkürzen von sich aus das Leben, mit anderen kann man alt werden. In jedem Fall sollten wir die Zeit bis zum Tod mit Leben ausfüllen. Durch deinen Lebenswillen stärkst du zugleich deine Schmerzabwehr und Immunkraft. Schmerzmittel wie Morphium können zusätzlich das Leben erträglicher halten.

TIPP 223
Nimm dein Leben selbst in die Hand, wo immer du es kannst. Gibt die Verantwortung hierfür nicht total in andere Hände und lass sie dir auch nicht nehmen.

TIPP 224
Gehe zu anderen Menschen, verkrieche dich nicht.
Nimm am gemeinsamen Leben teil, hier kannst du sowohl nehmen was dir gut tut, als auch geben, was du kannst. Kontakte aufbauen und pflegen.

TIPP 225
Suche dir Vorbilder: Schau auf die, die schon länger betroffen sind. Diese Menschen waren meist auch bis auf einen Tiefpunkt gesunken, manche wollten Selbstmord begehen vor lauter Schmerzen. Und jetzt wollen sie wieder leben. Sicher, manchmal kommt ein neuer Tiefpunkt. Aber jeder besitzt eine Kraft, die ihn immer wieder weiterbringt, wenn er danach sucht. Suche auch du nach deiner Lebenskraft, nach deiner ganz persönlichen Kraftquelle. Es kann die Liebe zum Partner, zur Familie sein, der Glaube an Gott, die Hoffnung, der Beruf, eine Berufung usw.

TIPP 226
Entfalte Wünsche und Bedürfnisse – sie sind die treibende Kraft im Leben. Die oberste Kraft ist der Lebenserhaltungstrieb. Er wohnt jedem Lebewesen inne. Er sorgt dafür, dass sich alles andere dem Erhalt des Lebens unterordnet. Du solltest jedoch nicht nur den Grundbedürfnisse nachgehen

wie Essen, Trinken, Schlafen usw. sondern dem Leben noch mehr abgewinnen. Suche dir etwas, was dir Erfüllung gibt. Und wenn du etwas gefunden hast, so entwickle eine Begeisterung dafür.

TIPP 227 Starte etwas Neues: Besonders viel Lebenskraft erhältst du, wenn du regelrecht ein neues Projekt beginnst, etwas Neues auf die Beine bringst – beruflich, in der Familie, auf politischer Ebene, ein neues Hobby, eine neue Sportart, etwas Künstlerisches, eine Veröffentlichung, soziales Engagement. Jeder neue Start entfesselt deine Kräfte und bringt dich neu in Schwung. Manch bekannte Persönlichkeit hat erst nach einem Schicksalsschlag ihre wahre Größe gezeigt.

TIPP 228 Mache lieber heute das, was du heute tun kannst – warte nicht ständig auf das Unmögliche von morgen. Versuche nicht, das Rad der Zeit zurückzudrehen, schau lieber nach vorn ins Leben. Suche dir solche Ziele, die du trotz Krankheit noch erreichen kannst.

TIPP 229 Finde heraus, was für dein Leben wichtig ist! Im Leben gibt es manches, das besonders wichtig für uns ist, und sehr viel Unwichtiges. In der folgenden Liste kreuze an, ob das Betreffende sehr wichtig, recht wichtig, weniger wichtig oder ganz unwichtig für dein heutiges Leben ist. Prüfe es am nächsten Tag noch einmal, damit es nicht zu sehr vom Zufall oder deiner Stimmung abhängt. Und prüfe es überhaupt von Zeit zu Zeit, denn auch Werte wandeln sich im Laufe des Lebens. Was früher mal hoch im Kurs stand, hat jetzt oft an Bedeutung verloren. Und umgekehrt: Die kleine Blume am Straßenrand gibt vielleicht heute viel mehr Freude als früher. Konzentriere dich in deinem weiteren oder restlichen Leben besonders auf die sehr wichtigen Dinge, Tätigkeiten und Beziehungen. Auf das andere kannst du getrost verzichten.

Was mir wichtig ist:	sehr wichtig	recht wichtig	weniger wichtig	un- wichtig
Wohnen, mein Zuhause				
Garten, Blumen, Natur				
Tiere				
Auto				
Beruf				
Ordentlicher Haushalt				
Gutes Essen				
Eigenes Aussehen, Kleidung				
Wissen, Bildung, Fortbildung				
Sport, Spazieren gehen, Tanzen u.ä.				
Körperliche Leistungsfähigkeit				
Energie/Tatendrang				
Mich wohl fühlen				
Ruhe, Entspannung				
Hobby, Werken, Spielen, Fernsehen				
Reisen				
Kultur, Theater, Konzerte, Ausgehen				
Geselligkeit, Diskussionen				
Für mich allein sein				
Für andere nützlich, wichtig sein				
Etwas auf die Beine stellen, bewirken				
Geliebt werden				
Zärtlichkeit, Sex				
Anerkennung, Bestätigung				
Freiheit und Unabhängigkeit				
Einkommen/Finanzielle Sicherheit				
Partner				
Kind(er)				
Eltern				
Sonstige Familie/Verwandte				
Freunde				
Nachbarn, Kollegen				
Politik, Gesellschaft				
Weltanschauung, Religion, Philosophie				

TIPP 230 Gestalte dein Leben so angenehm wie möglich. Der Mensch ist so konstruiert, dass er nach Angenehmem strebt und Unangenehmes möglichst vermeidet. Entscheidend ist, dass es angenehm ist – Reichtum, Macht, Ansehen und Gleiches sind nicht die einzigen Möglichkeiten hierbei (außer bei sehr einseitigen Menschen). Auf das »Was« kommt es gar nicht so sehr an. Du allein bestimmst, was für dich angenehm ist.

TIPP 231 Damit du von dem Angenehmen möglichst viel hast: Genieße es! Nicht die Menge ist entscheidend, sondern wie intensiv und lange du es erlebst.

TIPP 232 Lebe bewußt: Gehe durch's Leben ganz bewusst, besonders die schönen Zeiten. Nimm dir die Zeit zum Leben. Verschwende nicht die kostbare Zeit mit unwichtigen Dingen wie Reklame anschauen, langweiligen Filmen oder ständigem Putzen.

TIPP 233 Führe ein Tagebuch: Zu einem bewussten Leben hilft das Führen eines Tagebuches. Durch das Niederschreiben beschäftigst du dich noch einmal damit, ebenso beim Nachlesen. Der angenehme Teil deines Lebens wird dadurch doppelt und dreifach. Schreibe da hinein deine Erlebnisse. Hierzu gehören besonders auch deine Gefühle. Du kannst dein Tagebuch auch mit Skizzen, eigenen Bildern, Zeitungsgeschichten, erhaltenen Briefen und eigenen Fotos anreichern. Dann ist das schon fast wie ein Lebensfilm. Nimm dazu am besten ein Ringbuch, um solche Dinge mit einzuheften oder in Klarsichtfolien einzulegen.

Manche sammeln auch noch andere Gegenstände, die die eigene Lebensgeschichte schreiben: Steine, Zweige, Gefäße, Haare, Andenken und vieles mehr. Dann brauchst du dazu schon einen Schrank, eine Vitrine oder ein Schatzkästlein. Diese intensive Beschäftigung mit dem gegenwärtigen Leben macht es reicher – besonders, wenn das Lebensende ständig vor einem schwebt. Wenn es dir schwer fällt – z. B. aus gesundheitlichen Gründen –, ein solches Tagebuch zu führen, kannst du vielleicht deine Erlebnisse auf einer Tonkassette festhalten.

Erzähle: Ähnlich wie ein Tagebuch wirkt auch das Weitererzählen. So wird das Erlebte noch einmal bewußt. Vertraue dich netten Menschen an, die dir gern zuhören. Pass aber auf, dass sie dir wirklich gern zuhören und nicht überfordert werden. Du kannst sogar Tieren, Pflanzen oder Gott deine Erlebnisse mitteilen. Sie sind unermüdliche und gute Zuhörer.

Lebe hier und jetzt: Wenn dein Leben nur noch von kurzer Dauer ist, hat es wenig Sinn, große Pläne für längere Zeit zu schmieden. Wahrscheinlich wirst du nur betrübt darüber sein, dass die Pläne nicht mehr zu verwirklichen sind. Konzentriere dich lieber auf kurze Zeitspannen und auf das Hier und Jetzt. Erlebe den Tag, den du gerade lebst. Gestalte ihn angenehm und genieße ihn, wie oben beschrieben. Freue dich darüber, dass du wieder einen interessanten Tag leben darfst – sei dankbar für jeden Tag.

Wenn das Leben nur noch von kurzer Dauer ist:

In diesem Fall solltest du dich gleichzeitig auf ein Ende einstellen. Das heißt nicht, dass du jetzt ständig nur noch auf den Tod warten solltest – im Gegenteil: Auch die Phase des Sterbens ist noch ein Teil des Lebens. Doch in der Regel nehmen die Menschen gleichzeitig Abschied von dieser Form des Daseins und besprechen einiges mit den Zurückbleibenden.

Erbschaftsfragen sollten geregelt werden. Über Fragen zum Testament kannst du dich aus der Fachliteratur informieren, aber auch beim Rechtsanwalt oder Notar. Für die Niederlegung deines Testamentes brauchst du jedoch in der Regel keinen Notar. Aber ein Schriftstück mit deiner persönlichen Unterschrift muss es sein.

TIPP 237 Besprich mit deinen Angehörigen, wie weit die Medizin gehen soll, um dein Leben zu verlängern. Du allein hast hier zu bestimmen, ob durch technischen Einsatz dein Leben noch verlängert werden soll oder nicht. Die Ärzte haben das zu respektieren. Gib am besten rechtzeitig eine schriftliche Erklärung dazu ab oder bestimme, wer die Vollmacht für all solche Entscheidungen hat für den Fall, dass du selbst nichts mehr entscheiden kannst. Regele auch die Frage, ob du bereit bist, nach deinem Ableben Organe zu spenden für andere, denen dadurch noch geholfen werden kann.

Wenn die Medizin sinnvoll dein Leben retten und verlängern kann, z. B. bei einem Herzinfarkt, Schlaganfall u. a., so treffe für den Notfall Vorbereitungen. Informiere deine Angehörigen, wie sie im Notfall den Rettungswagen (nicht den Notarzt, der braucht länger) schnellstens alarmieren und dir erste Hilfe leisten können, was sie tun dürfen und was nicht. Und dass sie lieber einmal zu viel als zu wenig den Rettungsdienst alarmieren sollen. Frage auch jetzt schon deinen Arzt nach Notfallmaßnahmen. Wenn es aus medizinischen Gründen notwendig ist, trage einen Ausweis bei dir, der auf Besonderheiten hinweist (Medikamente, Verträglichkeit u. a.).

TIPP 238 Überlege mit deinen Angehörigen, wo du sterben willst. Die meisten ziehen ihr Zuhause vor – wenn es geht. Eine Alternative zum Krankenhaus ist das Hospiz. Es besteht aus weniger Technik, dafür gibt es mehr Menschlichkeit. Die Betreuer sind für die Sterbebegleitung geschult. Adressen von einem Hospiz in deiner Nähe findest du bei der Deutschen Hospiz Stiftung, Im Defdahl 5–10, 44141 Dortmund.

TIPP 239 Nenne deine Wünsche für die Trauerfeier, z. B. die Art, die Musik, geistlicher oder weltlicher Sprecher, Text, Beisetzung.

TIPP 240 Verabschiede dich allmählich von deiner jetzigen Lebensform. Wenn du meinst, dass noch etwas zu Ende zu bringen ist, so tue es. Dann hast du ein besseres Gefühl. Vielleicht musst du noch jemandem etwas mitteilen, was du bisher verschwiegen hast, das der andere aber wissen sollte. Denke dabei jedoch an die mögliche Reaktion des anderen. Sie könnte dich belasten. Vielleicht willst du dich mit jemandem noch aussprechen, damit alter Streit beigelegt wird und du in Frieden sterben kannst. Vielleicht gibt es noch etwas zu verzeihen. Bitte eventuell jemandem, hierbei zu vermitteln oder abgerissene Kontakte wieder herzustellen.

Lass dein Leben Revue passieren, wenn es will. Menschen, die sich mit dem nahenden Tod auseinander setzen, betrachten stärker ihr rückwärtiges Leben. Beachte dabei besonders deine Erfolge und die schönen Zeiten – du hattest sie! Diese geben dir ein gutes Gefühl, ein erfülltes Leben auch abschließen zu können.

Lass Gedanken an das Sterben und an den Tod zu – sie sind völlig normal. Nur sollten sie nicht das einzige Thema sein. Du kannst dich auch regelrecht mit diesem Thema auseinandersetzen, indem du dir z. B. folgende Fragen stellst:
- Wer bin ich eigentlich? Welche Aufgaben hatte ich im Leben, welche Rollen? Welche Bedeutung habe und hatte ich für wen?
- Was von mir geht endgültig und was lebt weiter? Was passiert dann? Und wie wirkt es sich auf andere aus?
- Was wird möglicherweise mit mir passieren?

Noch mehr Tipps

Lieber Leser,
in diesem Teil findest du wichtige Anleitungen und Informationen, die in Teil 2 zu viel Platz eingenommen hätten. Nach gründlicher Bearbeitung stehen dir dadurch weitere Fähigkeiten zur Verfügung.

Anleitungen zum Entspannen

Bausteine für alle Entspannungstechniken

Alle Entspannungstechniken beruhen auf bestimmten Maßnahmen, die sie gemeinsam haben. Daher will ich diese hier vorweg beschreiben. Ich werden dann nur noch auf das Stichwort hinweisen.

Vorbereitung
Nimm dir Zeit – wähle eine Tageszeit, in der du keine dringenden Aufgaben zu erfüllen hast. Schließe Störungen aus. Bei starkem Lärm schließe das Fenster. Hänge eventuell ein Schild an die Tür: »Bitte Ruhe – nicht stören«.

Suche dir ein bequemes Plätzchen – einen Sessel möglichst mit Lehne für den Kopf. Oder eine Liege, ein Bett. Im Liegen zu entspannen hat den Nachteil, dass man dabei schnell einschlafen kann und nichts mitbekommt.

Haltung
Nimm eine gelöste Haltung ein: Lass den Kopf entspannt anlehnen oder halte ihn mit Minimalkraft aufrecht. Löse die Gesichtsmuskeln, indem du den Unterkiefer hängen lässt, ebenso die Mundwinkel und die Augen-Stirn-Partie. Schultern und Arme lässt du hängen, Unterarme und Hände ruhen auf dem Schoß. Die Finger sind – wenn du sie ganz locker lässt – leicht gekrümmt. Die Knie kippen etwas seitlich weg, ebenso die Fußspitzen.

Willst du liegen, so unterstütze eventuell deinen Nacken mit einem kleinen zusammengerollten Kissen, ebenso deine Knie. Die Arme legst du locker mit leicht gewinkeltem Ellenbogen neben den Rumpf. Alles Weitere wie im Sitzen.

Du kannst die Augen schließen oder auflassen. Im letzteren Fall werden sie sich eine Stelle suchen, an denen sie ruhen bleiben. Wenn sie zufallen wollen, so gewähre es.

Musik
Wenn du es besonders schön und hilfreich findest, so kannst du auch ruhige, wohlklingende Musik dazu spielen lassen. Möglichst ohne gesungenen Text. Verwende keine Musik, mit der du besondere Lebenssituationen verbindest.

Gedanken
Kein Leistungsdruck, kein Anstrengen – nicht besonders gut sein wollen. Denn mit Druck erzeugst du genau das Gegenteil – Spannung.
- Erinnere dich an einen schönen Tag oder Urlaub, voller Sonne, Wärme, Frieden und Ruhe. Unternimm eine Traumreise. Oder fantasiere dir einen »Ort der Ruhe«, an dem du deinen Frieden findest.
- Tut dir Wärme bei Schmerzen gut, so denke an Wärme, z. B. Bad, Sonne, Strand, heiße Heilquellen u. ä. Ist Wärme nicht so geeignet, so lass das weg.
- Willst du eher Kühle, so denke an kühles Wasser, Bächlein, Höhlen, Schnee, kühler Wind u. ä. Stell dir das so realistisch wie möglich vor mit vielen Einzelheiten. Denn auf jeden Gedanken reagiert auch dein Körper.
- Wenn die Gedanken mal abschweifen, so ist das nicht schlimm. Kehre dann einfach wieder zurück. Bleibe auf keinen Fall an einem unangenehmen Thema hängen. Kommt das öfter vor, so suche einen Psychotherapeuten auf.

Genieße die Entspannung
Achte nicht auf Geräusche, auf die Dinge um dich herum oder auf Gedanken, die nicht hierzugehören – sondern nimm das wahr, was du dabei spürst. Durch die Konzentration auf die Entspannung wird sie noch intensiver. Das ist eines der Geheimnisse der Entspannung. Das sollte eher ein wohlwollendes Zurkenntnisnehmen sein, kein verbissenes »Na, komm endlich«. Du musst nicht gleich beim ersten Mal etwas spüren. Freue dich, wenn du etwas spürst, und sei nicht enttäuscht, wenn es noch nicht so weit ist. Nimm, was da ist – und warte nicht verärgert auf das, was noch kommen soll. Die

Effekte kannst du am ehesten an den Händen und Armen spüren. Daher fangen dort die meisten Entspannungstechniken an.

Diese Punkte sind eigentlich das Schwierigste am Entspannen: Das druckfreie Kommenlassen, Hingeben und Genießen der Ruhe und der Entspannung. Durch den ständigen Leistungsdruck unserer Zeit haben wir das nämlich meistens verlernt und müssen es erst einmal wieder auffrischen.

Gefühl der Entspannung
Manche empfinden beim Entspannen so ein Gefühl des Herausfließens, andere ein Gefühl, als ob etwas länger würde, z. B. der Arm. Das tut er auch, weil sich die angespannten und damit verkürzten Muskeln wieder ausdehnen.

- Viele spüren, dass einzelne Körperteile sich schwerer anfühlen. Das rührt daher, dass du ohne Spannung nur noch die Schwerkraft wahrnimmst.
- Nach einer Weile der Entspannung kannst du Wärme spüren, ein Zeichen dafür, dass die Durchblutung umgeschaltet hat.
- Beim Entspannen wird es im Verdauungsbereich aktiver, daher kannst du ein gewisses Rumoren im Unterleib spüren und hören.
- Ruhe spürst du daran, dass deine Atmung und dein Herzschlag langsamer gehen.
- Später wird die Entspannung so stark, dass du kaum noch deinen Körper spürst. Er fühlt sich leicht an oder du hast den Eindruck zu schweben. Nach viel Übung schließlich spürst du ihn überhaupt nicht mehr. Das ist ein Gefühl, als ob Arme und Hände, sogar der ganze Körper nicht mehr da sind. Dann spürst du meistens auch keine Schmerzen.
- Geistige Ruhe merkst du daran, dass zunächst Gedanken kommen und gehen, dann immer weniger werden und schließlich weißt du hinterher gar nicht mehr, was du getan hast oder wo die Zeit geblieben ist.

Abschluss

Willst du anschließend schlafen, so drehe dich in eine angenehme Lage und gib dich dem kommenden Schlaf hin.

- Willst du wieder aktiv sein – atme tief durch, bewege Finger, Hände und die Füße leicht. Reck dich und streck dich.
- Lausche zur Umwelt, öffne die Augen und registriere wieder deine Umgebung. Bleib noch einen Moment ruhig sitzen oder liegen und dann stehe in Ruhe auf – denk eventuell an deinen Kreislauf, der langsam erst in Gang kommt.
- Falls du selbst nicht so recht in Gang kommen solltest, bewege dich etwas mehr, laufe herum, atme am offenen Fenster tief durch.

Üben

Nur durch regelmäßiges Üben und Durchführen kannst du dich schnell und tief entspannen. Weniger als 3-mal pro Woche hat keinen Sinn mehr, weil du es dann wieder verlernst.

Es gibt auch mal Zeiten, in denen das Entspannen gar nicht klappen will. Dann brich nach 15 oder 20 Minuten spätestens ab.

Schwierigkeiten und Nebeneffekte

Bei vielen Menschen ist es der Leistungsdruck oder gar die Verbissenheit, die sie nicht entspannen, sondern eher verspannen lässt. Dann können sogar Schmerzen anfangs auch mal stärker werden oder gar erst auftreten, z. B. Kopfschmerzen.

- Durch ungenügendes Abstützen z. B. des Nackens können besonders bei Beschwerden in der Halswirbelsäule Schmerzen auftreten.
- Bei zu niedrigem Blutdruck kann es anfangs vielleicht mal zu Schwindeligkeit kommen. Dann lieber im Sitzen entspannen oder eine nicht so tief gehende Technik vorziehen, z. B. das Jacobson-Training oder die Atementspannung.
- Beim »aktiven Muskelentspannungstraining« kann durch das Anspannen ein Krampf eintreten. Dann sei sehr vorsichtig oder nimm eine andere Technik.
- Beim Loslassen haben manche das Gefühl, sich total hän-

gen zu lassen und keine Kontrolle mehr über sich zu besitzen. Mach dir dann bewusst, dass genau das Gegenteil der Fall ist. Dass du nämlich gezielt und gewollt entspannst und somit dein eigener Chef bist.
- Es können Zuckungen in einzelnen Körperteilen auftreten. Das ist ein Zeichen dafür, dass das Entspannen nicht mehr fließend, sondern nur noch ruckartig funktioniert. Durch intensives Weiterüben geht der Effekt meist weg.
- Beim Entspannen kann ein Gefühl des Fallens und anschließenden Aufpralls in Verbindung mit einem heftigen Ruck im Körper auftreten. Das ist ein Zeichen für einsetzende Entspannung, aber dann mit einer Gegensteuerung des Körpers. Er nimmt ruckartig aus Sicherheitsgründen die Entspannung zurück.
- Es können unangenehme Erinnerungen auftreten, die etwas mit Ruhe zu tun haben: Stille der Trauer, Beerdigung oder Warten in der Nacht auf den betrunkenen und brutalen Ehemann. Oft sind die Erinnerungen nicht bewusst, sondern man merkt nur, wie Ruhe unangenehm ist. Dann abbrechen und einen Psychotherapeuten aufsuchen! Die »aktive Muskelentspannung« und die Atementspannung sind hier geeigneter.

»Aktive Muskelentspannung«/ »Jacobson-Training«/ »progressive Muskelentspannung«

Dies sind drei Namen für ein und dieselbe Entspannungstechnik. Hierbei werden wichtige Muskelgruppen nacheinander 2-mal angespannt und wieder losgelassen. Jede Phase dauert etwa 5–10 Sekunden. Durch das Loslassen entspannen sich anschließend diese Muskeln besser. Außerdem werden die Partner-Muskeln gedehnt, was den verspannten und verkürzten Muskeln zugute kommt – das Training ist also gleichzeitig eine Dehnungsmaßnahme (Stretching), die wir schon als hilfreich kennen gelernt hatten. Der Sinn dieses Trainings ist in erster Linie, ein besseres Gefühl für die Spannungen im Körper zu bekommen.

Diese Entspannungstechnik hat den Vorteil, dass man hierbei zunächst noch etwas mehr tun darf als sich »nur« gehen zu lassen. Das ist besonders gut für Anfänger und für Aktivisten. Während der Übungen achte bitte auf das Gefühl beim Anspannen und nachher auf das Gefühl beim Loslassen und Entspannen. Dadurch erhältst du ein besseres Gefühl für deine Muskeln. Insbesondere lernst du auf diese Weise die Fähigkeit, die Muskelspannung zu überprüfen und selbst zu regulieren. Verspürst du beim Anspannen an bestimmten Stellen starke Schmerzen, so gehe hier besonders behutsam vor und lass notfalls eine Übung aus. Bei sehr verspannten Muskeln ist ein gewisser Schmerz jedoch nicht auszuschließen.

Vorbereitung siehe **Vorbereitung, Haltung, Musik.**

Die Technik:
1. Mache mit beiden Händen Fäuste und winkle gleichzeitig die Arme im Ellenbogen an. Dadurch spannen sich Hand- und Armmuskeln. Halte die Spannung für etwa 5–10 Sekunden – achte auf die Spannung – und lass dann ganz los. Deine Arme sinken nun herunter und die Hände öffnen sich so weit, bis sie ganz entspannt sind. Sie bleiben etwas eingewinkelt – eine gestreckte Hand wäre schon wieder neue Spannung. Bleibe jetzt für einige Sekunden entspannt und beobachte die Entspannung.
Das Ganze wiederholen und danach tief durchatmen.
2. Setz dich aufrecht auf den Stuhl ohne den Rücken anzulehnen. Führe die Schultern nach vorn-oben in Richtung Nase – Spannung halten und beobachten – nun die Schultern wieder locker hängen lassen – Entspannung einige Sekunden belassen und beobachten. Nun die Schultern nach hinten-unten in Richtung Po drücken – halten und beobachten – wieder ganz loslassen, entspannen, bewusst genießen. Wiederholen und danach tief durchatmen.
3. Verschränke die Hände am Hinterkopf und drücke den Kopf in die Hände. Spannung halten und spüren. Loslas-

sen und spüren. Besonders geeignet bei Kopf- und Nackenschmerzen.

Lege eine Hand seitlich an den Kopf und drücke den Kopf gegen die Hand. Nach einigen Sekunden loslassen und wieder das Gefühl der Entspannung beobachten. Nun die andere Seite. Das Ganze wiederholen – danach tief durchatmen.

4. Drücke deine Handballen vor der Brust zusammen und wie immer: Spannung halten, beobachten, loslassen, entspannen für mehrere Sekunden und dabei die Entspannung bewußt spüren.

   Nun die Finger einhaken und auseinander ziehen – spüren – loslassen – spüren.

   Beides wiederholen – tief durchatmen.

5. Spanne die Bauchmuskeln an und atme dabei weiter. Du merkst, wie die Muskeln unter Spannung stehen. Loslassen – durchatmen. Jetzt merkst du eine wohltuende Entspannung. Wiederholen! Normal weiteratmen.

6. Vorsichtig die Ferse weit wegdrücken und gleichzeitig die Fußspitzen hochziehen – Spannung halten und du spürst eine starke Anspannung vom Oberschenkel bis hinunter zu den Fußspitzen. Loslassen, die Beine entspannen sich nun, du kannst das spüren. Gib – wie bei jeder Übung – auch der Entspannung genügend Zeit. Wiederholen.

   Fußspitzen nach vorn wegstrecken – Vorsicht bei Neigung zu Krämpfen! – halten und spüren – loslassen und spüren. Wiederholen und danach tief durchatmen.

7. Augenbrauen hochziehen, Mundwinkel breitziehen, dein Gesicht ist wie eine Fratze nun angespannt – halten, spüren – loslassen, gelöst lassen, spüren.

   Zähne zusammenbeißen, Kiefernmuskeln anspannen – halten, spüren – lösen, gelöst lassen, spüren.

   Beides wiederholen, danach tief durchatmen.

   Diese Übung ist gut bei Verspannungs-Kopfschmerzen.

8. Lerne eine entspannte Körperhaltung kennen:

   Während du jetzt so entspannt dasitzt oder liegst, beobachte mal, welche Haltung die einzelnen Körperteile dabei

haben. Siehe auch **Haltung**. Mach dir bewusst, was typisch für eine entspannte Körperhaltung ist. Wenn du durch diese Technik gelernt hast, was Loslassen ist und wie du eine entspannte Körperhaltung erreichen kannst, so fällt es dir bald ganz leicht, auch mal zwischendurch im Alltag blitzschnell einzelne Körperteile mehr zu entspannen.
9. Wenn du noch Zeit hast und die Entspannung vertiefen willst: Bleib noch für einige Minuten so ganz gelöst. Achte dabei weiterhin auf das **Gefühl der Entspannung**. Ebenso nutze den Einfluß deiner **Gedanken**, wenn du die Entspannung noch vertiefen willst.
10. **Abschluss** und **Üben**.

Die »Reise durch den Körper«

Diese Entspannungstechnik benutzt hauptsächlich das bewusste Loslassen und die Konzentration – lies **Haltung** und **Genieße die Entspannung** noch einmal gründlich durch. Im Grunde ist es das Jacobson-Training ohne das vorherige Anspannen. Die Reihenfolge ist die gleiche. Jetzt nur: Loslassen, darauf konzentrieren, genießen.

Von der rechten Hand über den Arm zum Kopf und Gesicht. Über die andere Schulter zur linken Hand und wieder hoch zum Brustkorb. Den Rumpf hinunter – linkes Bein entlang bis zum Fuß – wechseln zum rechten Fuß – rechtes Bein hinauf zum Bauch. Dort die Atmung bewusst erleben.

Langsam durch den Körper fahren. Am Ende der Gliedmaßen eine Pause einlegen und die Entspannung des Körperteiles bewusst erleben. **Abschluss** und **Üben**.

Atementspannung

Die Atmung ist neben der Muskulatur einer der wenigen Körperbereiche, die wir mit unserem Willen gezielt beeinflussen können. Und sie selbst wiederum beeinflusst die Muskelspannung, den Herzschlag, das Nervensystem und damit auch den Schmerz. Sie ist auch eine sehr schöne Einschlafhilfe. Da du hierbei deinen Atem beobachtest und gleichzeitig sprichst, bist du geistig beschäftigt. In diesem Moment kannst du an nichts anderes denken – ein Mittel gegen Grübeln, schlechte Erinnerungen und zugleich eine Ablenkung vom Schmerz.

1. **Vorbereitung, Haltung, Musik.**
2. Zunächst konzentriere dich auf deinen Atem.
3. Sprich nun in Gedanken beim Einatmen das Wort »ganz«, beim Ausatmen das Wort »ruhig«, also im Atemrhythmus die Worte »ganz ruhig«. Sprich in Gedanken beim Ausatmen das Wort »ruhig« Silbe für Silbe, also »ru-hig«. Das macht schon mal das Ausatmen langsamer und ruhiger.
Sprich jetzt in einem ruhigen und freundlichen, sanften Tonfall. Der Ton macht die Musik. Erinnere dich: Nur sanfte Stimmen beruhigen Kinder und ebenso Erwachsene.
4. Nun sprich ein wenig langsamer, dann noch langsamer usw. Achte dabei, dass weiterhin das Einatmen mit »ganz« einhergeht und das Ausatmen mit »ruuu-hig«. Diese Koppelung ist ganz wichtig für die Beeinflussung: Haben sich zunächst unsere Worte an den Atemrhythmus angepasst, so passt sich jetzt der Atem unserem Sprechrhythmus an. Und mit dem immer langsamer werdenden Sprechrhythmus wird der Atem und damit wiederum unser gesamter Körper ruhiger und ruhiger. Sollte der Atem nicht mitgehen, so musst du wieder ankoppeln und es erneut versuchen, diesmal etwas behutsamer.
5. **Genieße die Entspannung, Abschluss und Üben.**

Autogenes Training

Zum autogenen Training gibt es sehr viel Literatur und Anleitungen, sodass ich mich hier auf eine kurze Beschreibung beschränken möchte. Es ist etwas komplizierter als die bisherigen Techniken.

Das autogene Training arbeitet ebenfalls mit Loslassen und

Konzentration. Zusätzlich werden geeignete Gedanken bzw. Vorstellungen eingesetzt, um die Entspannung anzuregen. Siehe unbedingt **Gedanken**. Um die Konzentration zu steigern, werden dabei gleichzeitig in Gedanken Worte (»Formeln«) gesprochen. Das autogene Training ist daher eine aktive Entspannungstechnik ähnlich wie das aktive Muskelentspannungstraining. Im Gegensatz dazu ist die Reise durch den Körper eher etwas Passives.

Vorbereitung, Haltung, Musik

1. Die »Ruhe-Übung«:
Konzentriere dich auf deinen Atem. Spüre, wie er hin- und hergeht und wie sich dein Bauch dabei auf- und ab- oder vor- und zurückbewegt. Wie ein Boot, das auf dem ruhigen Wasser auf- und abschaukelt. Sprich dabei in Gedanken 6- bis 8-mal die Worte: »Ganz ruhig«. Am besten führst du an dieser Stelle gleich die »Atementspannung« (s.o.) durch.

2. Die »Schwere-Übung«:
Konzentriere dich auf deinen rechten Unterarm und rechte Hand. Lass sie ganz los. Stell dir vor, Arm und Hand werden bald schwer sein. Erinnere dich an Schwere, an eine angenehme Schwere z. B. an die Bettschwere. Der Arm sinkt durch die Schwere nach unten und liegt nun schwer auf der Unterlage. Sprich dazu in Gedanken 6- bis 8-mal die Worte: »Ganz schwer« oder »angenehm schwer«. Langsam, ruhig, im Sinne einer genüsslichen Schwere sprechen. Mach dann dieselbe Übung mit dem linken Arm.

Die Beine werden üblicherweise nach und nach mitentspannen und ebenfalls irgendwann schwerer. Wenn du willst, kannst du sie auch gezielt ansprechen, indem du diese Übung auf die Beine richtest. Dasselbe gilt für die Augenlider, den Unterkiefer mit den Mundwinkeln und alle anderen Körperteile: Entweder lässt du sie automatisch mit entspannen oder du beeinflusst sie direkt mit dieser Übung.

Genieße die Entspannung, Gefühl der Entspannung

3. Die »Wärmeübung«:
Konzentriere dich wieder auf deinen rechten Unterarm und rechte Hand. Lass sie ganz los. Stell dir vor, Arm und Hand werden bald angenehm warm – wie von einem warmen Strom durchflutet. Denk dabei an Wärme wie: warme Luft, warmes Wasser, warmer Sandstrand, Sonne, warmes Bett, Kamin usw. Sprich dazu in Gedanken 6- bis 8-mal die Worte »wohlig warm«. Diese Übung nun mit dem linken Arm, dann mit dem Bauch und – wenn du willst – mit den Füßen. Genieße die Wärme. Als Vorstufe der Wärme kannst du auch ein leichtes Prickeln spüren.

4. Die »Energie-Übung«:
Konzentriere dich auf deinen Bauch. Stell dir vor, dein Bauch ist eine Quelle, aus der viel Energie strömt in alle Körperteile, in die Arme, in die Beine und zum Kopf. Stell dir dabei ein Fließen vom Bauch zu den Teilen vor. Sprich dabei in Gedanken 6- bis 8-mal die Worte »frisch und rein«. Der Effekt des Energieaufbaus ist während der Übung nicht zu spüren, sondern erst hinterher. Wenn du nach dem autogenen Training dich wieder ausgeruht und frisch fühlst, mach trotzdem diese Übung. Wenn du willst, verbinde mit dem Energiestrom einen Strom von Heil- und Abwehrkräften, je nachdem, wie es zu deiner Krankheit passt.

Für unsere Zwecke der Entspannung und Schmerzbewältigung reichen in der Regel diese Übungen zunächst aus. Denn die Wirkung kommt ohnehin erst nach ausreichender Übung. Wenn du dann weitergehen willst, so kannst du hiernach z. B. die Übungen durchführen, die ich in den Tipps 78 bis 81 dargestellt habe. Anregungen zu weiteren Beeinflussungen findest du auch in unter »Bilder, die verändern«.

Umgang mit Spannung im Alltag

Die Wahl der richtigen Schaltung

Der Mensch braucht im Leben verschieden hohe Spannung. Es gibt die Leistungsschaltung, die »ergotrophe Schaltung«, die mit *Hochspannung* einhergeht. Und die Erholungsschaltung, die »tropotrophe Schaltung«, die wir in der Regel als *Entspannung oder Niedrigspannung* kennen.

Die Leistungsschaltung (Hochspannung) bewirkt:
- Höhere Muskelspannung und Muskeldurchblutung
- Höheren Blutdruck
- Schnelleren Atem und Puls
- Schnelles Reagieren
- Vermehrtes Schwitzen
- Verbrauch von Energie
- Verminderte Haut- und Magendurchblutung
- Geringere Magen- und Darmtätigkeit

Die Erholungsschaltung (Niederspannung/Entspannung) bewirkt:
- Niedrigere Muskelspannung und Muskeldurchblutung
- Niedrigeren Blutdruck
- Ruhigeren Atem und Puls
- Ruhigeres und besonneneres Reagieren
- Geringeres Schwitzen
- Aufbau von Energie
- Verstärkte Haut- und Magendurchblutung
- Verstärkte Magen- und Darmtätigkeit

Die Schaltung passt sich automatisch den Gegebenheiten und Herausforderungen an. Dazu nimmt unser Gehirn Außen- und Innenweltreize wahr, verarbeitet sie und gibt über Nervenbahnen/Hormone die entsprechenden Befehle an den Körper.

Reize von außen, die Hochspannung erzeugen:
- Schnelle Bewegungen
- Anblick von Arbeit, Aufgaben, hilfsbedürftigen Menschen
- Lärm, schnelle und laute Musik
- Jubel, Toben, ausgelassene Menschen
- Chaos, Unordnung, Disharmonie
- Grelles und unruhiges Licht, Farbe Rot
- Hitze, Kälte

Reize von innen, die Hochspannung erzeugen:
- Schmerz, Unwohlsein, Hunger,
- Schneller Atem, schnelles Bewegen
- Der Gedanke »Ich muss«, Gedanken an Arbeit
- Freude, Begeisterung
- Ärger, Unzufriedenheit, Angst, Kontrollbedürfnis

Reize von außen, die Niederspannung bewirken:
- Langsame Bewegung, ruhende Gegenstände
- Erledigte Arbeit
- Zufriedene Menschen, nachdenkliche Menschen
- Stille, langsame und ruhige Musik, Harmonie und Ordnung
- Gedämpftes und ruhiges Licht, Farben Orange, Grün
- Behagliche Wärme

Reize von innen, die Niederspannung bewirken:
- Wohlbehagen, Sattsein
- Langsamer Atem, langsames Bewegen
- Gedanke: »Ich möchte«
- Trauer, Unlust, Hilflosigkeit, gedrückte Stimmung
- Gute Laune, Zufriedenheit, Gedanken an Urlaub
- Kompetenz, Sicherheit, Geborgenheit, Vertrauen

Vermeide:
- *Einseitige Spannung* über lange Zeit. Der Körper ist darauf ausgerichtet, Spannung und Entspannung bzw. Hoch- und Niederspannung im angemessenen Wechsel zu verrichten.
- Schädliche *Dauer-Hochspannung*: Dauerstress, ständiger

Ärger, übermäßiger Ehrgeiz, endlose Hilfsbereitschaft, Rastlosigkeit und grenzenloser Tatendrang.
- Schädliche *Dauer-Niederspannung*: Hilflosigkeit, ständige Enttäuschung und Traurigkeit, mangelnder Ehrgeiz, mangelndes Selbstbewusstsein, Depression, zu große Bequemlichkeit, zu langes Herumliegen z. B. bei längerer Krankheit, zu viel Hilfe von anderen, mangelnde Bewegung.
- *Doppelschaltungen*, z. B. Ärger und Tatendrang bei gleichzeitiger Macht- und Hilflosigkeit. Der Körper weiß hierbei nicht, wonach er sich richten soll. Es entstehen so Störungen und Krankheiten.

Verwende eine höhere Spannung für:
- Kraftarbeit, Kraft- und Temposport, Tempoarbeit/Akkord, Zeitdruck
- Akute Gefahr, Wegrennen, Einsatz
- Kampf, Streit, Zerstören, Abbau
- Kontrolle, energisches Durchsetzen
- Stimmung, Ausgelassenheit, lebhaftes Spielen

Und so schaltest du hoch:
- Setz dich unter Druck (»Ich muss«), sei streng zu dir, unnachgiebig – doch Vorsicht: Die Spannung ist oft zu hoch.
- Besser: Habe einen energischen Willen, sei ehrgeizig, entwickle Tatendrang, denk dabei an Erfolg, sei beharrlich.
- Streng dich an, spann die Muskeln an, werde schneller, setz dir Zeitgrenzen
- Atme schneller und betone hierbei die Einatmung
- Feuere dich selbst an oder lass dich von anderen mitreißen. Lass Freude aufkommen, Stimmung
- Lass schnellere und rhythmische Musik (Power-Musik) spielen, schnelles und rhythmisches Licht flackern
- Setze anregende Düfte und Getränke ein, aber kein Rauchen, keine Drogen, keine Aufputschmittel!

Niederspannung verwende für:
- Präzisionsarbeit, Geschicklichkeitssport

- Geduldsarbeit, geistige Tätigkeit
- Suchen, Nachdenken, Ideen finden, Kreativität
- Entspannung, Ruhe, Schlaf, Heilung, Aufbau
- Vertrauen, Gelassenheit, Führen, Geduld
- Gemütlichkeit, Liebe, Zärtlichkeit, Sex

Und so schaltest du runter:
- Mache etwas freiwillig. Wünsche dir eher etwas, anstatt es energisch erzwingen zu wollen, handle mehr spielerisch
- Lass die Muskeln lockerer, bewege dich langsamer und lass dir Zeit
- Atme langsamer und betone das Ausatmen
- Sei zuversichtlich, friedlich, geduldig, zufrieden
- Genieße ruhige Musik/Sprache mit langsamen Rhythmen
- Schau dir etwas Ruhiges und Friedliches an, spüre etwas Angenehmes, denk an etwas Friedliches und Schönes
- Genieße Wärme, beruhigende Düfte, Getränke – aber Alkohol nur in Maßen. Keine Drogen, keine Beruhigungsmittel (diese nur im Notfall unter ärztlicher Kontrolle)!

Training zur Spannungsregulation

In diesem Training kannst du noch mehr Gefühl für die Spannung deiner Muskeln entwickeln. Das ist in erster Linie für die Power-(Kraft-)Menschen wichtig, da sie zu oft unter zu hoher Spannung stehen und Gefahr laufen, ihren Körper zu schädigen und damit Schmerzen zu fördern.

Das Training ist ganz ähnlich dem »aktiven Muskelentspannungstraining« nach Jacobson. Es wird nur um einige Zwischenstufen erweitert. Wir gehen in mehreren Stufen von der Hochspannung wieder herunter zur Entspannung. Auf jeder Stufe verweilen wir einen Augenblick und konzentrieren uns ganz auf das Spannungsgefühl in dem betreffenden Körperteil.

- Mache zunächst mit beiden *Händen* Fäuste – schließe sie so fest du kannst, ohne dir dabei Schmerzen oder Krämpfe zu bereiten. Spüre die Spannung und präge dir ein: »Das ist mein Maximalgriff. Den brauche ich in bestimmten Situationen, aber sicher nicht in allen.«
- Nun mindere die Spannung auf etwa 3/4 der Maximalspannung. Spüre und registriere wieder: »Das ist 3/4 Kraft. Reicht meist völlig aus.«
- Nun herunter zur halben Kraft. Spüren und registrieren: »Damit kann ich auch vieles greifen und halten.«
- Jetzt 1/4 der Maximalkraft. Spüren und registrieren: »Reicht durchaus für leichte Gegenstände und Taten.«
- Schließlich ganz loslassen. Spüren und registrieren: »Damit kann ich nichts greifen und halten. Wenn ich aber mal nichts greifen und halten muss, dann kann ich die Hände so gelöst halten wie jetzt.«
- Diese Übungen jeweils wiederholen – auch mehrfach.
- Die weiteren Übungen führe entsprechend aus:

- Die *Unterarme* anwinkeln bis zur Maximalspannung. Über den 3/4-, Halb-, 1/4-Schritt zur Entspannung, spüren und einprägen.
- *Oberarme* an den Rumpf pressen bis Maximalspannung. Vorsicht bei Herzerkrankung. Atmen.
- *Schultern* hochziehen bis Maximalspannung, Vorsicht bei Schmerzen!
- *Zähne* zusammenbeißen und Stirn runzeln bis maximal.
- *Fuß*spitzen hochziehen und *Bein*muskeln anspannen bis maximal.

Beim Spüren und Einprägen kannst du dich immer fragen: »Wann und wo ist das nötig und sinnvoll – wo ist es noch zu viel.«

Dosierte Muskelspannung im Alltag – die Praxis

Durch das Training des gestuften Loslassens merkst du, dass du deine Muskelkraft gezielt dosieren kannst, dass es kein Alles oder Nichts gibt, sondern zusätzlich viele Stufen dazwischen. Du kannst fester anspannen wenn nötig, aber auch mehr loslassen wenn möglich. Ferner kannst du durch die Körperhaltung die Muskelspannung und den Druck auf Gelenke steuern. Und zusätzlich bestimmst du durch die Bewegungsabläufe selbst und die Art der Handgriffe, wie stark deine Muskeln, Bänder und Sehnen, Gelenke sowie die Wirbelsäule mit den Bandscheiben belastet werden. Nutze deinen Spielraum!

Anfangs wirst du sicher nur hin und wieder an deine Spannung und Haltung denken – du bist ja mit vielen anderen Dingen beschäftigt. Daher übe es zunächst zu Hause: Überprüfe wenigstens einmal am Tag deine Spannung und Haltung und verbessere sie wenn nötig. So gewöhnst du dich langsam daran. Mach es dann zweimal am Tag, z.B. einmal morgens und einmal abends. Hänge dir dazu ruhig eine kleine Merkhilfe auf. Bald wird es dir in Fleisch und Blut übergehen.

Bei der Spannungs- und Haltungskontrolle gehst du am besten in einer festen Reihenfolge vor. Achte besonders auf die Stellen, an denen du schnell überanstrengt und verspannt bist.

- *Hände:* Muss der Griff so fest sein? Geht es nicht mit weniger Spannung? Dann etwas loslassen. Zusätzlich: Ist die Handstellung verbesserbar?
- *Arme:* Können die Arme etwas mehr heruntergenommen werden – Oberarme, Unterarme? Könnten sie gar mal gesenkt werden zwecks Erholung? Wenn du viel mit gehobenen Armen arbeiten musst, kannst du dich höher stellen durch eine Leiter, Podest, Kiste o.ä. oder gibt es Arbeitshilfen, z.B. Verlängerungsteile?

Ist die Spannung erhöht, weil du vielleicht im Augenblick geistig oder emotional angespannt bist, z.B. durch Autofah-

ren, scharfes Nachdenken, durch Ärger, Stress? Dann Spannung etwas nachlassen.
- *Schultern:* Ziehst du gerade die Schultern hoch? Einfach unbewusst? Dann lass sie hängen. Vielleicht ist die Schulter hochgezogen, weil du eine Tasche über der Schulter hängen hast? Dann benutze eine andere Tragetechnik: einen längeren Riemen verwenden, diesen um den Hals legen und die Tasche auf der anderen Seite tragen.

  Zwingt dich die Arbeitshaltung zum Schulterhochziehen? Könntest du eine andere Haltung einnehmen, die den gleichen Zweck erfüllt mit weniger Belastung der Schultern?

  Beim Gehen Schultern und Arme locker baumeln lassen. Beim Stehen und Sitzen Schultern hängen lassen und leicht zurücknehmen.
- *Nacken:* Spürst du schon einen steifen, harten oder gar schmerzenden Nacken? Dann löse die verkrampfte Haltung. Kopf gerade halten, aber nicht steif. Ist der Kopf ständig geneigt? Muss das sein? Andere Haltung ausprobieren, sich selbst oder Arbeitsgeräte höher bzw. tiefer stellen/setzen.

  Leichte Gymnastik, Dehnungsübungen oder Übung Nr. 3 aus der aktiven Muskelentspannung.
- *Rücken/Rumpf:* Spürst du Spannung im Brustkorb? Im Kreuz? Bei Zwangshaltung probiere eine andere Stellung aus, wechsele, mache gymnastische Lockerungen.

  Wo immer es geht: Aufrechte Haltung oder wenigstens gerader Rücken, ohne Buckel, ohne Hohlkreuz – nicht starr, als hättest du einen Besen verschluckt – nicht schlaff, als würdest du gleich zusammensacken.

  Im Sitzen: Zusammengesackt? Dann Oberkörper aufrichten. Langes Sitzen? Haltung wechseln, auch einmal aufstehen und herumgehen.
- *Beine:* Einseitiges, ständiges Stehen, Sitzen oder Laufen? Versuche auch hier, Abwechslung hereinzubringen. Notfalls suche einen Vorwand: Kollegen oder WC aufsuchen.

  Beim Gehen: elastischer, federnder Gang.

  Beim Stehen: Füße etwas schräg voneinander stellen. Knie etwas einwinkeln, Standbein richtig einsetzen, wechseln.

- *Bewegung:* Zu schnell, hektisch, rastlos, aufgeregt? Dann beweg dich mal für ein paar Sekunden langsamer oder halte mal künstlich an, so ganz unauffällig, vor der Tür, einem Schrank, der Autotür (wenn du wieder mal in Hetze losfahren willst, dann Hände nochmals stillhalten am Zündschloss), vor der Maschine usw. Atme mindestens 2-mal tief und langsam durch, die Betonung liegt auf dem Ausatmen.
- *Gesicht:* Zähne zusammengebissen? Verbissener Gesichtsausdruck? Oder ständiges Lächeln? Schmerzen? Ärger? Dann lass deinen Unterkiefer leicht hängen und löse deine Gesichtszüge, Stirn und Augenpartie.

Blitzentspannung

Entspannen kannst du nun durch Atmung, durch Loslassen der Muskeln und durch geistige Einflüsse und Worte. Alles blitzschnell und gleichzeitig eingesetzt, ergibt es eine wunderbare Hilfe für den Alltag zur Senkung von Spannung und Erregung: die Blitzentspannung. Diese kannst du jederzeit an jedem Ort einsetzen. Dafür brauchst du nur einen kurzen Augenblick – vorausgesetzt, du beherrschst diese Technik. Sie besteht aus einzelnen Bausteinen, die du verschieden zusammenstellen kannst. Jeder Baustein ist für einen oder gar mehrere Bereiche geeignet und hat Sofortwirkung.

Es ist nützlich, diesen Bausteinen Namen zu geben und sich beim Eintrainieren diese Namen zusammen mit der Technik einzuprägen. Dann ist die Entspannung sofort abrufbar, indem du im Alltagsstress und in Notsituationen an diese Stichworte denkst.

Die *5 Bausteine* gegen Hochspannung, Schmerz, Stress, Aufregung und Angst:

1. *»Phhh«:* Mindestens einmal tief durchatmen, dabei die Luft ausblasen durch die fast geschlossenen Lippen. Das beruhigt und senkt die Spannung. Mehrmals angewendet beruhigt das den Herzschlag.
2. *»Ganz ruhig«:* Sag zu dir in Gedanken mindestens einmal

und besänftigend die Worte »ganz ruhig« – das macht dich tatsächlich ruhiger. Wenn du die Atementspannung gelernt hast und beherrschst, dann löst das Stichwort »ganz ruhig« sofort auch einen ruhigeren Atem aus.

3. *»Halt-Stopp«:* Bleib mal für einen Augenblick ruhig stehen, z. B. vor einer Tür, an einem Regal – also dort, wo es nicht auffällt. Halt dabei mal ganz kurz (1–2 Sekunden) deine Hände still, z. B. bevor du einen neuen Handgriff tust. Dadurch wird die Hektik und Raserei unterbrochen – danach geht es ruhiger weiter. Ein wahres Wunder! Wenn es nicht ganz mit Stillhalten möglich ist, dann verlangsame für ein paar Sekunden deine Bewegungen: *»langsam«*.

4. *»Locker«:* Lass so weit wie möglich deine Körperteile für ein paar Sekunden locker. Lass besonders die Schultern hängen, löse Unterkiefer- und Gesichtsspannung, verkrampfte Arme, Hände und Beine.

5. *»Egal«:* Mindestens einmal tief durchatmen und dabei innerlich die Worte sprechen: »Ist mir egal«, »das ist euer Problem«, »ihr könnt mich« oder Ähnliches. So erreichst du auf das Stichwort hin eine gewisse Gelassenheit, nimmst die Dinge leichter. Und ärgerst dich nicht mehr so sehr.

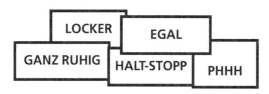

für den Einsatz: Im Folgenden habe ich dir einige Situationen aufgeführt und welche Technik du dort einsetzen solltest. Sind mehrere Bausteine aufgeführt, so hat jeder für sich eine günstige Wirkung. Noch mehr erreichst du, wenn du die genannten Bausteine gleichzeitig einsetzt: tief durchatmen, mit den Lippen ausatmen. Dabei die Worte »ganz ruhig« oder »egal« denken. Zugleich die Muskeln lösen und – wenn es geht, dabei für ein bis zwei Sekunden stillstehen oder stillhalten. Das ist dann die komplette Blitzentspannung.

- Hektik, Raserei: *PHHH, GANZ RUHIG, HALT-STOPP oder LANGSAM*
- Druck, Zeitdruck: *PHHH, GANZ RUHIG, LOCKER*
- Aufregung, Lampenfieber: *PHHH, GANZ RUHIG* am besten schon vorher
- Ärger, Wut: *LOCKER, EGAL* – notfalls noch umdrehen und weggehen
- Verspannung, Überanstrengung, zittrige Hände: *LOCKER*
- Schmerzen: *PHHH, GANZ RUHIG, LOCKER, HALT-STOPP, EGAL*
- Ungeduld, Warten, Stau: *PHHH, GANZ RUHIG, LOCKER*
- Angst, Panik, Anfälle: *PHHH, GANZ RUHIG, HALT-STOPP, LOCKER*. So lange, bis du dich gefangen hast.

Wie du Stress wirkungsvoll bekämpfst

Stress heißt Spannung. Spannung, die durch die Leistungsschaltung erzeugt wird, um unseren Körper auf die vielen täglichen Aufgaben einzustellen. Ist der Stress zu viel, so sendet der Körper Warnsignale aus, z.B. Kopfschmerzen, Muskelschmerzen, Schlafstörungen, Magen- und Darmbeschwerden, Bluthochdruck, kalte Hände, Zucken an Augen, Rhythmusstörungen, Konzentrationsschwierigkeiten, leichte Reizbarkeit, Grübeln.

Wenn du eine solche Warnung verspürst oder selbst den Verdacht auf zu viel Stress hast, so solltest du ihn unter die Lupe nehmen. Irgendwo ist ein Auslöser für den Stress, eine Ursache für deine starke Anspannung. Und wie stark dich diese Spannung nun belastet und schädigt, das hängt schließlich damit zusammen, wie sehr du ohnehin schon unter Spannung stehst und was du mit der Spannung nun machst. Die Folgen unseres Tun und Lassens spielen auch eine Rolle. Haben wir Erfolg, Nutzen, Vorteile – so werden wir etwas immer wieder tun, auch wenn wir Stress dabei haben. Nur wenn wir Nachteile, Schmerzen, Krankheit oder Ärger spüren, ändern wir etwas.

So erkennst du deinen Stress (Stressanalyse): Frage dich,
1. Welches sind deine Auslöser: In welchen Situationen spürst du hohe Anspannung und Erregung? Wodurch? Was passiert da gerade? Was war vorher? Was kommt danach?
2. Was denkst du in dieser Situation? Welche Erfahrung hast du damit? Wie fühlst du dich dabei? Fühlst du dich den Dingen eher gewachsen oder eher hilflos? Machst du die Sache gern oder ungern?
Wie bist du so allgemein? Optimistisch, pessimistisch, stark, schwach, aggressiv oder depressiv, eher fröhlich oder traurig? Fühlst du dich geborgen? Oder eher allein?
3. Womit bist du in dieser Stress-Situation überwiegend beschäftigt? Mehr mit körperlicher oder eher mit geistiger Arbeit? Frisst du die Spannung eher in dich rein oder lässt du sie wieder raus? Und was hat das für Folgen?
Bist du körperlich sehr aktiv? Was treibst du zum Ausgleich bei überwiegend geistiger Arbeit? Wie gut kannst du entspannen und abschalten? Was macht im Leben Freude?
4. Warum tust du ausgerechnet dies und jenes? Warum denkst du gerade in dieser Art? Was hast du davon?

Versuchen wir es zunächst am Punkt 1:
Auslöser von Stress verändern

Auslöser	Gegenmaßnahmen
Zeitdruck, Akkord Druck, Zwang, Leistungsdruck Überforderung	Auf etwas verzichten. Freiräume suchen. Zu Hause eigene Bedürfnisse erfüllen. Zwang durch Willen ersetzen: »Ich will, was ich muss.« Lernen, Aufgaben besser zu erfüllen. Einteilung überprüfen, ggf. ändern. Mal etwas liegen lassen. »Nein« sagen lernen. Zwischendurch etwas Ruhiges tun.
Unterforderung Unangenehmes oder	Neue Aufgaben suchen. Evtl. Beruf wechseln, Umschulen. Anspruchsvolles Hobby suchen, sich fortbilden, Kurse

stumpfsinniges Tun	besuchen. Anderen helfen. Sich in Organisationen nützlich machen.
Lärm, Störreize Hektik Unangenehme Reize oder Nachrichten	Ohrenschützer tragen, Ruhezonen in Pausen aufsuchen, ruhiger Feierabend Sich abschirmen. Nachrichten im Fernsehen ausschalten.
Ärger	Aus dem Weg gehen. Gelassener werden. Über den Dingen stehen.
Streit	Lernen, die Meinung zu sagen, besser miteinander zu reden, sich besser durchzusetzen, Kompromiss zu finden.
Allein sein	Kontakte suchen und aufbauen.
Angst, Sorgen	Hilfe suchen. Situation besser vorbereiten. Neues Lernen. Vertrauen finden. Dinge tun, die Erfolge bringen. Andere Wege einschlagen. Der Angst entgegentreten, tief durchatmen, nicht weglaufen, aushalten lernen.

Was du am Punkt 2, an ungünstigen Meinungen, Erwartungen, Glauben und Fähigkeiten ändern kannst

Ungünstig	Gegenmaßnahmen
Verbissenheit Perfektionismus, übertriebener Ordnungssinn	Lockerheit, Gelassenheit: »Die Welt geht nicht gleich unter, wenn mal etwas nicht klappt.« Die meisten Dinge funktionieren auch mit 90 % ganz gut. Vieles wird ohnehin nicht bemerkt. Der Rest strengt an, aber bringt nicht viel. Mal etwas liegen lassen. Schönheit nicht nur für die Augen. Auch an Gemütlichkeit denken.

Recht haben Gerechtigkeitsstreben Weltverbesserer	Prüfe, ob andere vielleicht auch Recht haben. Vieles hat gar nicht mit »richtig oder falsch« zu tun, sondern ist Ansichtssache. Lerne Verständnis zu haben. Begreife, dass in der Welt andere Gesetze herrschen und dass du als Einzelner wenig daran änderst. Tu dort etwas, wo es Erfolg bringt: im Privatbereich und engstem Umfeld, am Arbeitsplatz. Bleib selbst aufrichtig und lass auch anderen ihr Recht.
Allen helfen, für alle die Verantwortung übernehmen	Mach dir klar: Wenn du ständig für alle Einsatz bringst, dann hältst du das nur kurze Zeit durch, bald brauchst du selbst Hilfe. Wenn du immer helfen willst, mußt du auch an die eigene Gesundheit denken. Und wer anderen zu viel abnimmt, der hält sie in Unselbständigkeit. Zu viel Liebe kann den anderen erdrücken oder ihm auf die Nerven gehen. Lerne, auch anderen etwas zu überlassen, ihnen Verantwortung zu geben. Vertraue darauf, dass manches auch ohne dein Zutun gut funktioniert. Lerne, »Nein« zu sagen.
Erfolg, Lob und Anerkennung suchen durch viel Einsatz	Prüfe, ob du das wirklich noch nötig hast? Hast du nicht schon viel geleistet und somit viel Erfolg? Bist du nicht schon wer? Es gibt sicher immer noch jemanden, der in irgendeinem Gebiet noch besser ist. Ist der dein Maßstab? Klopf dir selbst mal auf die Schulter – erkenne dich selbst endlich einmal an. Suche Bewunderung von Freunden und der Familie – aber nicht wegen der vie-

	len Arbeit, die du nur mühevoll schaffst, sondern wegen deiner netten Art, deiner Liebenswürdigkeit usw.
Alles wissen wollen Besserwisserei	Lerne, zufrieden mit dem zu sein, was du weißt und kannst. Erlaube dir, unvollkommen zu sein. Alles- und Besserwisser sind nicht immer beliebt, eher die Zufriedenen.
Negatives Denken: »Alles ist Mist, die Welt ist schrecklich.«	Positives suchen und sehen lernen: »Nicht alles ist mies. Es gibt auch Schönes und Nettes.« Man darf nur nicht warten, dass es von allein kommt.
Negativer Blick: »Halb leer. Hab nichts mehr. Bin nur kaputt.«	Blickrichtung ändern: »Halb voll. Hab noch was, bin noch was, kann noch was, bin noch brauchbar.«
Zweifel: Schaffe ich nicht. Da kann man nichts machen.	Vieles im Leben hängt vom Glauben ab. Denkst du Negatives, zweifelst du – dann kommt auch eher Misserfolg. Denkst du Positives, hast du Vertrauen und Selbstbewusstsein, so wirst du auch mehr Erfolg haben. Ändere deine Denk- und Blickrichtung (s. o.).
Grübeln	Noch länger im Kreis denken lohnt sich nicht. Hole dir neue Gedanken z. B. von anderen. Lerne, neue Wege zu suchen und zu finden. Lerne Abschalten, mal eine Nacht darüber zu schlafen. Autogenes Training hilft viel dabei. Lies einen netten Roman oder eine Illustrierte. Denk dir mal etwas Nettes aus. Gewinne mehr Selbstvertrauen.

Was du an Punkt 3: Ungünstige Reaktionen, Spannungen und Tätigkeiten ändern kannst

Ungünstig	Gegenmaßnahmen
Einseitige Spannung und Körperhaltung	In Pausen auflockern. Künstliche Bewegung einbauen: »Sich die Füße vertreten«, Kollegen oder WC besuchen. Gymnastik wenigstens am Abend oder Wochenende. Eine zweite, ähnlich brauchbare Haltung erfinden zum Wechseln.
Dauerhaft hohe Spannung Hohe Spannung am Wochenende am Feierabend	Entspannung am Wochenende, Feierabend, Urlaub. Lockernde und entspannende Tätigkeiten. Entspannung durch Reden, Sport, Spazierengehen, Hobby, Musizieren, Singen, Handarbeit, Werken – aber alles ohne Verbissenheit und Druck, nur solange man wirklich Freude daran hat. Lerne dich schneller zu entspannen z. B. durch ein Entspannungstraining.
Hohe geistige Spannung ohne viel körperliche Betätigung	Spannung irgendwie abbauen, z. B. schreiben, reden, kritzeln, Büroklammer verbiegen, Kaugummi kauen, Kaffeetrinken usw. Oder lerne, körperlich entspannt und nur geistig aktiv zu sein z. B. durch Entspannungstechnik und Spannungsregulation.
Kraft und Tempo bei Gedulds- und Feinarbeit, hohes Temperament, Aktivist	Lockerheit lernen. Spannung nur so viel aufbauen, wie für die Tätigkeit notwendig ist. Spannungskontrolle lernen s.o. Energie anderweitig einsetzen, wenn man zu viel davon hat.

Drängeln und Druck beim Schlaf, bei Entspannung, Liebe und Sex	Geduld (Zeit) lassen, Vertrauen und Gelassenheit üben, Hingabe an Schlaf, oder Partner. Ablenken, Fantasie, Anregung durch Reize, Musik, Bilder, Träume usw.
Andere Menschen z. B. Partner, Kind, Mitarbeiter mit Druck, Angst oder Strafe antreiben	Menschen motivieren, anregen, ihnen ihre Vorteile aufzeigen. Geduld, Vertrauen fördern. Anerkennung und Lob öfter erteilen. An die Hand nehmen.
Unveränderbares ändern wollen. Zeit zurückdrehen. ungeschehen machen wollen.	Sich abfinden, über seinen Schatten springen. Über den Dingen stehen. Nach vorn in die Gegenwart und Zukunft schauen. Neue Ziele und Wege suchen und gehen. Andere Grenzen verschieben.

So kriegst du den Stress in 5 Schritten in den Griff

1. Finde heraus, wo, wann und was du ändern könntest. Je genauer du es benennst, desto leichter schaffst du es.
2. Überlege, wie das neue Verhalten sein soll? Hat das Vorteile?
3. Überlege, an welcher Stelle der Stresskette du eingreifen willst. Welches war der Auslöser für dein bisheriges, ungünstige Verhalten? An diesem Auslöser muss das neue Verhalten angekoppelt werden. Was hattest du in diesem Moment früher gedacht? Hier musst du jetzt einen anderen Gedanken einsetzen, der mit deinem neuen Verhalten gekoppelt wird und dieses in Gang setzt.
4. Das muss so lange trainiert werden, bis es fest sitzt.
5. Gib dir eine Belohnung, auch wenn das Ziel noch nicht ganz erreicht ist und besonders dann, wenn du nicht weitermachen willst. Es kann den Erfolg beschleunigen.

Weitere Anleitungen hierzu im Kapitel »Der Weg zum Erfolg«.

Beispiel: Du arbeitest im Akkord, das Tempo ist zu groß, die Pause zu knapp, die Bewegung zu einseitig. Der Rücken schmerzt. Zu Hause bist du leicht gereizt, nachts kannst du schlecht schlafen. Aber du kannst den Akkord nicht ändern und musst weiter damit leben, weil du keine andere Tätigkeit findest. Du fühlst dich hilflos dem Stress ausgeliefert.

Stressanalyse:
1. Auslöser ist der Akkord, der Zeitdruck. Später sind es noch zusätzlich die Mitmenschen und die Schlafstörung.
2. Die Gedanken dabei: »Oh, wie schrecklich! Ich kann nichts machen.«
3. Reaktion: Gereiztheit, weitere Schlafschwierigkeiten.
4. Erfolg: Du verlierst nicht deinen Arbeitsplatz.

Dein Ziel:
Du willst wenigstens nicht mehr so leicht reizbar sein und auch wieder besser schlafen können.

Dein Weg aus dem Stress:
Du änderst die Gedanken: »Ich kann zwar nicht den Akkord ändern, aber ich kann etwas anderes machen. Warum sollen meine Mitmenschen und ich noch zusätzlich darunter leiden.«
  Du änderst oder erweiterst dein Verhalten: Du lernst eine Entspannungstechnik. Dazu besänftigende Worte, »ganz ruhig«. Und du schaffst dir ein ruhiges und angenehmes Hobby an.

Ergebnis:
Wenn du nach der Arbeit nach Hause kommst, so entspannst und beruhigst du dich erst ein wenig. Dann bist du auch besser ansprechbar. Im Bett kannst du notfalls dich noch einmal tief entspannen. Und dein Hobby gibt dir einen Ausgleich.

Erwünschtes einblenden – Unerwünschtes ausblenden – Wahrnehmungstraining und Selbsthypnose

In diesem Kapitel geht es darum, wie du deine Wahrnehmung verbessern kannst. So, dass du Angenehmes und Erwünschtes intensiver wahrnimmst und auf der anderen Seite Unangenehmes oder im Augenblick Unerwünschtes ausblendest. Das Prinzip ist:

Worauf du dich konzentrierst, das wird stärker wahrgenommen und intensiver erlebt – das Unangenehme wie das Angenehme.

Training zu Wahrnehmung der Außenwelt

Dieses Training ist besonders dann zu empfehlen, wenn du dich zu sehr auf die Schmerzen oder andere unangenehme innere Vorgänge konzentrierst und davon mehr Abstand gewinnen willst. Wir üben dazu also die Sinne, die nach außen gerichtet sind: Sehen, Hören, Tasten, Riechen, Schmecken und Temperaturempfinden.

- Konzentriere dich jeweils auf den Gegenstand und auf den gewünschten Sinn. Willst du den Duft einer Blume intensiv genießen, so konzentriere dich also auf die Blume und den Geruchssinn. Konzentrieren heißt, hierauf deine ganze Aufmerksamkeit geben und dabei den anderen Dingen und den anderen Sinnen so wenig wie möglich Beachtung schenken.
- Wenn du etwas wahrnimmst, so lass es auf dich wirken. Denke nicht zu viel darüber nach. Analysiere nicht zu sehr

das, was du erlebst. Um bei dem Beispiel Blumenduft zu bleiben: Nimm einfach zur Kenntnis, wie sie duftet, ob süß, ob herb, ob schwach oder stark, ob angenehm oder unangenehm. Denk jetzt nicht darüber nach, was für eine Sorte es ist. Denn dann wärest du wieder beim Denken. Und frage dich auch nicht ständig, was du tust und warum. Tu es einfach und bewusst.

Nun nimm verschiedene Gegenstände zu Hause, gehe hinaus ins Freie, in ein Museum, eine Galerie oder einfach in ein Warenhaus/Supermarkt o.ä. Suche einen Gegenstand aus, den du intensiv erleben willst. Gegenstände müssen nicht fest sein. Wasser, Luft, Matsch, Sand und Ähnliches aus der Natur sind auch geeignet.

- Schau ihn dir an – was kannst du alles entdecken! Form, Größe, Oberflächenbeschaffenheit rau oder glatt, Farbe, Glanz, Spuren, Material?
- Wenn er erreichbar ist: Nimm ihn in die Hand, halte ihn an deine Wange, berühre ihn – wie fühlt er sich an: rau, fest, griffig, formbar, klein oder groß, bequem, unbequem?
- Streich dir über die Haut, creme dich ein, spüre ein warmes Schaumbad, streich dir durchs Haar, spüre zarte Wäsche am Körper, streichele ein Tier, eine Pflanze, Menschen.
- Lausche, ob davon Geräusche ausgehen oder wie es klingt, wenn man damit Geräusche erzeugt z.B. durch Klopfen. Lautstärke, Tonhöhen, Harmonie, Art, Reinheit und Gefälligkeit des Klanges?
- Höre schöne Musik, Vogelstimmen und andere Naturgeräusche (Säuseln von Blättern, Prasseln von Regen), Stimmen um dich herum. Nimm auch ganz entfernte oder sonst kaum beachtete Geräusche wahr.
- Wie riecht es? Süß, sauer, fade, muffig, herb? Nimm Duftöle, Parfüm, Hautmilch. Zünde eine Duftkerze oder ein Duftstövchen an. Rieche an Früchten, Gewürzen, Lebensmittel, Möbeln.
- Spüre Temperaturen: Ist es warm oder kalt? Heiß, lau, eiskalt?
- Wenn essbar – wie schmeckt er und wie lässt er sich bei-

ßen? Süß, sauer, fade, bitter, salzig, fest, bissig, flüssig, bröselig? Trink oder iss etwas Genüssliches, lass es auf der Zunge zergehen.

Training zur Wahrnehmung der Innenwelt

Solch ein Training ist zu empfehlen, um innere Vorgänge besser wahrzunehmen, z. B. bei körperlichen Übungen, beim Entspannen, beim Meditieren, bei der Selbsthypnose, beim Genießen angenehmer körperlicher Gefühle u. ä. Hierbei kann es besonders am Anfang dazu kommen, dass du deine Schmerzen ebenfalls intensiver spürst. Das verliert sich meist wieder, wenn du lernst, dich zwar nach innen zu konzentrieren, aber auf andere Vorgänge oder auf die Linderung der Schmerzen.

Auch hier: Konzentration und Wahrnehmen ohne Denken.

- Konzentriere dich auf deine Hände: Wie fühlen sie sich an, warm – kalt, locker – steif, gespannt – gelöst, schwer – leicht? Nimm dann nach und nach die anderen Körperteile und spüre sie in gleicher Weise.
- Achte jetzt auf deinen Atem: Das Rein- und Rausströmen der Luft, die Bewegung, den Wechsel von Anspannung und Entspannung, das Atemtempo.
- Spüre bewusst, wie du dich in diesem Augenblick fühlst: angenehm – unangenehm, erregt – ruhig? Beängstigt dich etwas? Freust du dich? Lass das Gefühl zu, versuche es jetzt nicht zu ändern, sondern nur zu spüren. Etwas daran ändern gehört jetzt nicht zu dieser Übung. Das kannst du hinterher machen.
- Was geht dir gerade durch den Kopf? Beobachte deine Gedanken, ohne sie festzuhalten – regelrecht als Zuschauer. Sei dabei behutsam, so, als ob du unbemerkt einem anderen Menschen zuschauen willst.
- Stell dir jetzt einen für dich wichtigen Menschen vor. Wie sieht er aus? Erinnere dich an verschiedene Merkmale: Haarfarbe, Gesicht, Figur, Bewegungsmuster usw. Erinnere

dich immer mehr, immer intensiver, bis du den Eindruck hast, du siehst ihn vor dir. Erwarte nicht ein Bild so intensiv wie beim realen Anblick. Aber wenn du genau aufpasst, kannst du so ein blasses Bild vor deinem geistigen Auge sehen. Je intensiver du es machst, desto klarer wird es – wie im Traum.
- Erinnere dich an seine Stimme. Wie klingt sie gewöhnlicherweise: hart – weich, hoch – tief, schnell – langsam?
- Versuche auch mal Berührungen zu erinnern oder nachzuempfinden.

Meditation und Selbsthypnose

Deinen ganzen Schatz von Erfahrungen und Fähigkeiten kannst du besser nutzen durch Meditation und durch Selbsthypnose. Beiden Techniken ist gemeinsam: 1. Du schaffst dir einen Zugang zu deinem ganzen Schatz. Uns ist ja nur ein kleiner Teil von uns bewusst. Das meiste vollzieht sich unbewusst in unserem Gehirn. 2. Deine Aufmerksamkeit ist eingeschränkt und ein bestimmtes Thema steht im Mittelpunkt – daher Meditation. 3. Du stellst kritisches und analytisches Denken zurück, dafür ist das erlebende Denken im Vordergrund. Dies wird besonders durch innere Bilder, Visualisierung, gefördert. 4. In beiden Techniken brauchst du eine Hinführung zu diesem Zustand, auch »Einleitung« genannt. Und du brauchst dazu eine innere Bereitschaft und Übung.

Und nun der kleine Unterschied: Meditieren dient mehr dem Finden von etwas – Antwort auf Fragen, Suche nach Wegen und Lösungen, Suche nach Sinn. Selbsthypnose dient mehr der eigenen Steuerung, z.B. sich bestimmte Wege nun einzuprägen, Verhalten zu erweitern, auf bestimmte Dinge besser zu achten, Werte und Wichtigkeiten zu verändern.

Um von der äußeren Welt und dem bewussten Lenken deines Lebens nun zu der inneren Welt, zu dir selbst zu gelangen und zu deinen gesamten Fähigkeiten und Möglichkeiten, hierzu zwei Einleitungen. Es gibt natürlich noch weit mehr –

in allen möglichen Variationen, esoterisch, magisch, religiös. Die folgenden beiden haben den Vorteil, dass sie frei davon sind und daher für jeden geeignet.

Die »Reise nach innen«

Die Reise nach innen beginnt und endet in der Außenwelt. Diese Aufmerksamkeitsverlagerung kann man sich zusätzlich ausschmücken z. B. als Herabschreiten einer Treppe, als Gang oder Fahrstuhlfahrt in eine tiefe innere Welt, mit der Vorstellung verschiedener Farben verbinden oder einfach durch das Zählen von 1 bis 7 begleiten. Treppe, Gänge oder der Fahrstuhl sind jedoch manchmal mit unangenehmen Gedanken verbunden. Daher will ich dir eine unkomplizierte Vorgehensweise zeigen ohne weitere Zusätze.

- Setz dich bequem in einen Sessel und schalte Störquellen weit gehend ab.
- Nun konzentriere dich auf das Sehen nach außen: Registriere ein paar Gegenstände deiner Umwelt – schau sie dir einen Moment an, nimm einfach wahr, was deine Augen sehen, denke aber darüber nicht nach, auch nicht darüber, was du tust – dann schließe die Augen.
- Konzentriere dich auf das Hören: Ein paar Geräusche, nur wahrnehmen, nicht darüber nachdenken, dann kümmere dich nicht weiter darum.
- Nimm wahr, was du jetzt riechst, und spüre die Wärme des Raumes.
- Spüre den Sessel, die Unterlage deiner Hand, die Lehne und was dich sonst außen am Körper berührt – nur spüren, nur zur Kenntnis nehmen, nicht nachdenken.
- Nun lass alle äußeren Informationen links liegen, beachte sie nicht weiter. Dafür konzentriere dich jetzt auf das Innere:
- Spüre nacheinander Hände, Beine, Bauch und Atem.
- Spüre deine Emotionen – wie du dich im Augenblick fühlst.
- Nimm jetzt wahr, was dir durch den Kopf geht – auch hier wie immer: nur wahrnehmen, nicht darüber nachdenken.

- Schalte dein inneres Auge und Gehör ein – was siehst du geistig, was hörst du innerlich?
- Entspanne dich noch weiter, lass dich noch tiefer in dein Inneres sinken: Lass deine Muskeln noch weiter los, lass Geräusche von außen unbeachtet, lass deine Gedanken weiterziehen – halte sie nicht fest, beachte sie jetzt nicht und konzentriere dich ein Weilchen beharrlich auf deinen Atem. Vertraue deinen inneren Kräften.

- Jetzt bist du für innere Informationen oder deine Geisteskraft vorbereitet und kannst deine weiteren Maßnahmen durchführen. In diesem Zustand der konzentrierten Empfangsbereitschaft kannst du jetzt deine inneren Stimmen und Ratgeber empfangen. Wenn du z. B. mit deinen inneren Ratgebern, z. B. dem Unterbewusstsein oder dem Schmerz (Tipp 188) sprechen willst, mit Gott, deinem Gewissen, der Vernunft usw. Dazu lass das gewünschte Thema dir durch den Kopf gehen oder sage innerlich, was du wissen möchtest. Dieser Vorgang ist im Grunde wie ein Gebet, eine Bitte nach Erkenntnissen und Erfüllung bestimmter Wünsche.
- Nun wartest du ohne Drängeln ab, was du innerlich dabei erlebst. Du bist wieder nur »passiv«, der Nehmende, dem gleich etwas gezeigt wird, der nur erlebt und nicht weiter steuert. (Nimm dir mindestens 20 bis 30 Minuten Zeit.) Es kann auch sein, dass deine Antworten und die Wunscherfüllung erst später erfolgen. Wenn du willst, kannst du das auch regelrecht mit deinen inneren Kräften »vereinbaren«, indem du z. B. sagst: »Lass mich zur rechten Zeit deinen Rat, deine Hilfe wissen/spüren.«
- Oder du machst jetzt deine geistigen (mentalen) Übungen, siehst dich im Geiste schon jetzt das tun und lassen, was du für wünschenswert und hilfreich auserwählt hast oder lässt eine bessere Zukunft vor deinem geistigen Auge ablaufen.
- Zum Schluss musst du dann den Rückweg antreten, also wieder von innen nach außen kommen: Du nimmst noch einmal das Innere wahr – verabschiedest dich dort, sagst deinen inneren Kräften vielleicht auch mal »danke« –

machst dir bewusst, dass du jederzeit hierher zurückkehren und neue Hilfe empfangen kannst – spürst dann deinen Körper – danach die Außenwelt, den Sessel – atmest tief durch und reckst und streckst dich anschließend – öffnest die Augen, siehst und hörst wieder deine Umgebung.

Wichtiger Hinweis:
Beim Gespräch mit deinem Inneren, dem Unbewussten, mit Schmerz, Ratgebern usw. können Antworten und Erinnerungen hochkommen, die dich sehr belasten könnten. Daher suche gegebenenfalls lieber einen Therapeuten auf, der dir hierbei zur Seite steht.

Was du selbst tun kannst: Baue dir zunächst einen inneren »Ort der Ruhe«. Und ziehe dich immer wieder dorthin zurück, wenn etwas unerträglich wird.

Oder beuge vor: Sage deinem Inneren: »Lass mich immer nur so viel bewusst wissen, wie ich vertragen kann.«

Die »Fixationstechnik«

Bei der Fixationstechnik wird die innere Konzentration dadurch erreicht, dass man den Blick und das Gehör an eine monotone Reizquelle fesselt sowie die Aufmerksamkeit zunächst konsequent z. B. auf den Atem richtet. Hat man sich auf diese Weise innerlich gesammelt, kann man die inneren Prozesse laufen lassen bzw. seine mentalen Aufgaben durchführen.

- Setze dich in einem ruhigen, nicht zu großen Raum bequem in einen Sessel, das Licht sollte gedämpft sein. Schalte Störquellen aus. Plane genug Zeit ein.
- Stelle eine ruhig brennende Kerze vor dir auf den Tisch. Pass aber auf, dass nichts brennen kann, wenn du nachher versunken bist und die Kerze weiterbrennt. Du kannst aber auch eine Kristallkugel, einen anderen Gegenstand oder ein Geldstück vor dir hinlegen, einen Punkt oder den berühmten Nagel an der Wand anschauen. Schau dann fortwährend auf die Kerze, den Gegenstand oder den Punkt. Wollen deine Augen zufallen, so lass sie zufallen.

- Wenn du willst, lass dabei ruhige Meditationsmusik laufen. Über Musik haben wir bereits im Kapitel »Entspannung« gesprochen.
- Konzentriere dich nun auf deinen Bauch und dabei auf den Atem. Spüre den Atem und wie du dich beim Ausatmen mehr und mehr entspannst.
- Lass dabei alle Muskeln los, so, wie du es beim Entspannen gelernt hast.
- Lass dich durch nichts davon ablenken. Übe, dich immerzu auf den Atem zu konzentrieren (es ist gleichzeitig ein wunderschönes, einfaches Konzentrationstraining). Falls du abgelenkt wirst: Nicht ärgern, sondern einfach fortsetzen.
- Wenn du merkst, dass deine Gedanken sich lösen wollen und beginnen wegzufliegen, so lass sie.
- Du kannst jetzt mit den Gedanken mitfliegen und sehen, wohin sie fliegen – das gibt dir vielleicht Hinweise darauf, was in dir stark arbeitet. Oder du gibst ihnen selbst ein Ziel und stellst dir eine schöne, warme Trauminsel vor, auf der du im warmen Sand oder Wasser nach und nach die Schmerzen verlierst.

Für eine Selbsthypnose siehe unter »Suggestionen«.

Selbstachtsamkeit

Im Alltag solltest du dir öfter bewusst werden, also wahrnehmen, was du gerade tust. Dann kannst du vieles von dir besser verstehen und beeinflussen. Über dich in Selbstachtsamkeit. Man achtet dabei auf seinen Körper, seine Wünsche, Gefühle, Gedanken und das eigene Verhalten. Dann wird einem vieles klarer, man kann sich besser akzeptieren und auch leichter verändern.

Personen, die jedoch im Alltag zu viel das eigene Verhalten und die eigenen Behinderungen beobachten, sollten stattdessen mehr das reine Wahrnehmen üben. Sie sind oft zu kritisch mit sich selbst und haben daher Schwierigkeiten in vielen Situationen, wo es auf Spontaneität und Unbefangenheit ankommt, z. B. auch in Beziehungen. Und vor allem fehlt ihnen oft die Fähigkeit, etwas einfach zu erleben. Das schmälert den

Reichtum des Lebens, sie können es nicht unbefangen genießen. Hilfe: genießen lernen!

Gekonnt genießen

Unschönes wie Schmerzen sollte man weniger beachten und Schönes stattdessen genießen. Doch auch Genießen ist eine Kunst für sich, die nicht jeder beherrscht. Hier möchte ich dir die wichtigsten Tipps zum richtigen Genießen geben:
- Nimm dir Zeit zum Genießen: Genießen ist eine Tätigkeit, die durch Zeithaben besser wird.
- Genieße bewusst. Genießen ist nichts für nebenbei. Wenn du z. B. beim Essen eine Zeitung liest oder Fernsehen schaust, so bekommst du den schönen Geschmack gar nicht bewusst mit. Dann kannst du genau so gut etwas weniger Schmackhaftes zu dir nehmen. Erst das bewusste Erleben führt zum Hochgenuss.
- Erlaube dir Genießen: Viele Menschen meinen, sie hätten es nicht verdient oder sie könnten sich die Zeit dafür nicht nehmen, weil sie noch so viel anderes zu erledigen hätten. Und warum wollen sie so viel erledigen? Wenn sie es dann doch nicht genießen können?
- Genieße lieber nur ein paar Dinge, aber dafür umso intensiver: Entscheidend ist der Genuss, nicht die Menge. Und die Dauer des Genießens sowie die Intensität. Wenige Dinge länger genießen ist mehr als viele Dinge nur oberflächlich.
- Genieße die vielen kleinen Dinge des Alltags und deiner Umwelt: Zum Genießen musst man nicht unbedingt reich sein, sich kostbare Dinge kaufen oder eine Weltreise unternehmen. Wenn du erst darauf warten willst, dann kann es noch lange dauern. Es gibt so viel Erfreuliches in unserer unmittelbaren Umgebung! Das kannst du sofort genießen.
- Überlass das Genießen nicht dem Zufall. Aber auch die kleinen, schönen Dinge des Alltags fallen nicht einfach in den Schoß – also in deine Wahrnehmung. Du musst schon offen dafür sein, dich umschauen, umhören, absichtlich berühren. Sonst nimmst du vieles gar nicht wahr.
- Genieße auf deine persönliche Art und Weise: Lass dir nicht

vorschreiben, wie und was du genießt. Die Werbung versucht es zwar ständig – doch was dir gut tut, dass entscheide lieber selbst.
- Öffne deine Sinne. Übe regelrecht, deine Sinne intensiver zu nutzen. Wir haben für die Wahrnehmung mehrere Sinne, doch nutzen wir sie nicht genügend aus. Viele benutzen weit gehend nur ihre Augen und noch die Ohren, z. B. hinter dem Fernseher oder am Computer – doch mit den anderen Sinnen könnten sie noch mehr empfinden. Andere wiederum kennen fast nur noch Essen und Trinken als Genuss – man sieht es ihnen an. Zum Trainieren der Wahrnehmung findest du in diesem Kapitel mehrere Anleitungen.

Der Lebensrecorder:
Mit einem Videorecorder kannst du Filme aufnehmen, anschauen, kannst den Film selbst anhalten, rückwärts laufen lassen, auf Zeitlupe und Einzelbild schalten. Am Bildschirm kannst du Farbe, Helligkeit und Schärfe einstellen. Dein Lebensrecorder ist noch viel raffinierter. Einen solchen hast du in deinem Kopf. Dort kannst du dir vor deinem geistigen Auge deine ganzen Lebensfilme anschauen, aber auch Filme verändern oder gar neue selbst gestalten. Ängste sind z. B. solch neu gestalteten Filme: Du siehst vor deinem geistigen Auge bereits Schreckliches, ohne dass es bereits wahr wurde oder jemals wahr werden wird.
Hier seine Möglichkeiten und Vorzüge:
- Du kannst dein ganzes Leben noch einmal betrachten.
- Eine bestimmte Stelle suchen: Langsam dein Leben zurückspulen.
- Wiederholung« zeigt dir schöne Erlebnisse nochmals
- »Zeitlupe« und »Einzelbild« zeigen bestimmte Details, »Zeitraffer« geben Überblick.
- Du kannst den Bildern Farbe geben oder nehmen.
- »Hell« verstärkt meist die Erlebnisse, »dunkel« lässt sie eher unbeachtet. Bei angstauslösenden Filmen (Gedanken, Fantasien, Visionen) tritt oft auch die umgekehrte Wirkung ein: Düstere Filme wirken mehr bedrohlich. Macht man sie

heller, sind sie nicht mehr so schlimm. Man bringt Licht hinein.
- »Vergrößern« verstärkt im Guten wie im Schlechten, »verkleinern« lässt die Dinge harmloser erscheinen.
- »Lebensgroß« ist geeignet, wenn man selbst in den Film einsteigen und mitspielen will. Dadurch werden die Erlebnisse noch unmittelbarer und intensiver.
- »Nähe« bringt uns die Erlebnisse näher, also besser für schöne Erlebnisse, bei Unschönem sollten wir eher »Ferne« wählen, den Bildschirm oder das Erlebnis also in die Ferne rücken lassen. Das schafft Distanz.
- »Hinzufügen« und »tilgen«: Natürlich kannst du auch mit deinen Lebensfilmen und Bildern – speziell Zukunftsvisionen – kreativ umgehen. Du kannst sie bereichern, indem du Interessantes hinzufügst, z. B. eine neue Fähigkeit für die Zukunft. Oder du malst dir eine komplette Zukunft, wie du dein Leben gestaltest und Schmerz und Leid bewältigt hast.
- Ungeeignetes tilgst du – am besten, indem du etwas anderes an diese Stelle setzt oder es nicht mehr beachtest.
- Und zusätzlich kannst du Geruch, Geschmack, Temperatur und körperliches Empfinden einbeziehen und auch bearbeiten.

Die Bedienung deines Lebensrecorders ist im Grunde einfach. Setz dich dazu entspannt in einen bequemen Sessel und stell dir vor, am Sessel sind viele Regler: Knöpfe zum Drehen, Schieben oder Drücken. Benutze zunächst positive oder wenig belastende Lebensabschnitte bzw. Erlebnisse. Oder schau dir ein richtiges Bild ein Weilchen an, schließe dann die Augen und beginne mit den Veränderungen. Wenn es dir schwer fällt, deinen Lebensfilm anzuschauen und du hast geordnete Fotoalben oder gar eigene Filme: Blättere vorwärts und rückwärts, um die Erinnerungen wieder auf die Reihe zu kriegen. In diesem Buch sind viele Tipps, die mit deinem Lebensrecorder arbeiten. Verbessere daher den Umgang damit.

Kataloge voller Anregungen

Schmerz und Leid können wir ändern durch geeignete Gedanken (innere Worte und innere Bilder).

Worte, die verändern

Hier ist eine Liste zusammengestellt, in der du typische innere Worte (Gedanken) findest. Und zwar auf der linken Seite in ihrer heftigen negativen Form, auf der rechten in abgeschwächter Form. Die Liste ist sicherlich nicht vollständig, du benutzt vielleicht noch andere Ausdrücke. Die kannst du aber selbst verändern, wenn du die Methode verstanden hast. Sehr hilfreich dabei ist ein Lexikon der Synonyme, z.B. »Sag es treffender« vom Taschenbuchverlag rororo. Finde nun heraus, welche schrecklichen Gedanken (Worte) dir bei Schmerz und Leid durch den Kopf gehen und ersetze sie durch mildere.

sehr negativ	**weniger negativ**
am Boden zerstört	zeitweilig aus dem Tritt
ängstlich	etwas beunruhigt suchend übervorsichtig
bedroht besorgt	herausgefordert unbehaglich
deprimiert	nicht ganz auf der Höhe auf der Suche noch einfallslos
einsam	zeitweilig solo
enttäuscht	betrübt alles andere als überwältigt

sehr negativ	**weniger negativ**
erschöpft	ein bisschen lahm
	erholungsbedürftig
frustriert	gefordert
furchtsam	gespannt
gereizt	angeregt
	vor den Kopf gestoßen
	aus der Fassung gebracht
gestresst	geladen
	sehr beschäftigt
in Panik	aufgeregt
krank	nicht ganz so wie sonst
quälend	fordernd
	in einer Nervenprobe
schlimm	nicht so gut, nicht so brauchbar
	ärgerlich
	missglückt
	bedenklich
	betrübt
schmerzlich/	herb
schmerzvoll	gepiesackt
	brennend, stechend, bohrend
schrecklich	merkwürdig, anders
traurig	die Gedanken sortierend
überfordert	im Höchstmaß beansprucht
	herausgefordert
	ständig im Einsatz
ungeduldig	voller Erwartungen
verletzt	irritiert, verstimmt
verunsichert	zweifelnd

sehr negativ	weniger negativ
Ich schaffe es nicht	Ich schaffe es noch nicht
	Mir fehlt da noch etwas
Ich halte es nicht aus	Es ist sehr stark
	Ich brauche jetzt viel Kraft
	Das ist eine große Herausforderung
Ich habe Angst	Etwas fordert mich heraus
	Ich musst mich wappnen/vorbereiten
Was soll ich nur machen?	Ich musst mir neue Wege überlegen
	Da musst eine Lösung her
Ich weiß nicht	Ich habe es noch nicht gefunden
	Ich habe es noch nicht im Griff
	Ich will noch suchen
Ich bin nur noch Schrott	Ich kann nicht mehr alles so wie früher
	Manches geht jetzt anders

Bilder, die verändern

Bilder wirken direkt. Sie müssen nicht erst wie die Worte im Gehirn umgewandelt werden, um zur Wirkung kommen. Geeignet sind z. B. Bilder, die mit ihrer Darstellung und Farbe Angenehmes ausstrahlen:
- Ruhe, Entspannung, Harmonie, Frieden, Schönes
- Freude, Kraft, Energie, Leben, Lebensmut, Stärke, Einsatz

Frau M.'s Schmerzen waren im Sommerurlaub an der Adria nahezu völlig verschwunden. Nach dem Urlaub wurden sie wieder fast unerträglich. Zehn Tage später holte sie sich ihre Urlaubsfotos vom Fotogeschäft ab. Beim Betrachten einer Strandaufnahme merkte sie, wie die Schmerzen etwas nachließen. Daraufhin ließ sie sich von diesem Foto einen großen Abzug anfertigen. Sie hängte dieses Bild im Wohnzimmer auf. Immer wenn sie zu starke Schmerzen spürte, setzte sie sich davor, betrachtete es innig – und die Schmerzen ließen nach.

Wenn du dir ein Bild aussuchst, schau es einfach ein Weilchen ohne Denken an. Dann kannst du feststellen, wie es auf dich wirkt. Wenn du Lust und Mut dazu hast, dann male selbst ein Bild. Ein Bild, das wohltuend auf dich wirkt. Die Bilder kannst du nun aufhängen oder in Kleinformat bei dir tragen, sodass du sie immer griffbereit hast.

In einem Schmerzbewältigungs-Kurs hatte ich die Wirkung von Farben gezeigt mit Hilfe von bunten Glühbirnen: Grün wurde von vielen lindernd empfunden, Gelb auch. Blau war geteilter Wirkung – einige spürten mehr, andere weniger Schmerzen. Rot war meist schmerzfördernd. Probier die Wirkung von Farbe einfach selbst mal aus. Kauf dir farbige Birnen oder große Bögen farbiges Papier, setzt dich davor und lass es auf dich wirken. Du kannst die Wirkung von Farben noch weiter nutzen, indem du deine Wände damit anmalst, Möbel streichst, Gardinen und Bettwäsche danach aussuchst.
Marko war ein junger Mann, der durch einen Motorradunfall Nervenverletzungen erlitten und somit abscheuliche Schmerzen hatte. Auf Empfehlung hin hatte er sich sein Zimmer farbig gestrichen: Oben Hellblau mit Sonnengelb, mittig in freundlichem Grün, unten mehr Erdbraun. »Wenn ich in meinem Zimmer bin, habe ich jetzt schon deutlich weniger Schmerzen.«

Visionen – also gedachte, innere Bilder:

Hier findest du Anregungen, die vielfach aus der Zusammenarbeit mit Betroffenen stammen.

Zur allgemeinen Schmerzlinderung
- Denk dir Wärme auf den Körper, auf die schmerzenden Stellen: Du liegst in der Sonne am Strand – im warmen Sand. Strahlend blauer Himmel und die Sonne wärmt dich

von oben. Die warme Luft hüllt dich ein. Nach einer Weile gehst du hinunter zum Strand. Dabei spürst du den warmen Sand unter deinen Füßen. Die Luft riecht nach Salz, Tang und Wärme. Du gehst mit den Füßen hinein ins warme Wasser – die Wärme umhüllt deinen Fuß – du spürst nur noch die Wärme des Fußes. Nun gehst du weiter hinein – bis zum Knie stehst du nun im warmen Wasser – bis zum Knie spürst du nur noch Wärme – nun legst du dich ins Wasser, es trägt dich. Du liegst da ganz in warmes Wasser eingehüllt – spürst nur noch Wärme – sonst nichts – das Gefühl des Körpers besteht nur noch aus Wärme.

- Entsprechend kannst du eine Reise zu einer fernen Blumeninsel machen und dort in eine Thermalquelle steigen.
- Eine warme Hand berührt dich, liegt auf der schmerzenden Stelle.
- Denk dir eine Farbe, die den Schmerz zum Ausdruck bringt und eine Farbe, die Wohlgefühl ausdrückt. Verwandele vor deinem geistigen Auge die Schmerzfarbe in die Wohlfühlfarbe. Z. B. Grau verwandelt sich in Gelb.
- Stell dir vor, du atmest die Schmerzfarbe aus und die Wohlfühlfarbe ein.
- Denk dir den Schmerz als Teufel, unruhige Geister, einen Aufstand in deinem Körper. Nun verjage den Teufel, beruhige die Geister, den Aufstand.

Wie du dir »schmerzfrei« oder »frei von Leid« denken kannst:

- Denk an frühere, schmerzfreie Zeiten, in denen du dich wohl fühltest.
- Leg dich auf eine weiche Wolke, die dich sanft einhüllt.
- Umhülle den Körperteil mit einem warmen Tuch, einer geheimnisvollen Decke. Bald wirst du den Teil nicht mehr spüren, so wie du eine Hand in einem warmen Handschuh nicht mehr spürst.
- Stell dir einen Funkempfänger im Kopf vor, den du langsam herunterregelst, sodass du nichts mehr mitbekommst.
- Stell dir im Kopf eine Schaltzentrale vor. Dort sind Hebel

und Regler, die den Eingang des Schmerzes oder anderer unangenehmer Gefühle zum Gehirn steuern (als ob du Tore auf- und zumachst). Du wirst jetzt die Tore schließen, besonders durch die Kraft positiver Gedanken, durch Freude, Ablenkung.

Zur Linderung spezieller Empfindungen:
Denk dir ein Bild, dass zu deinem unangenehmen Gefühl passt. Frage dich dazu: »Wodurch kann man sich das entstanden denken?« Und dann überlege: »Wie kann ich mir das harmloser vorstellen?« Dazu kannst du verändern: die Größe, die Farbe, die Art, die Helligkeit, die Entfernung zwischen dir und dem Gegenstand, die Umgebung. Teste jede Änderung aus – mehrmals – wie sie auf dich und deine Gefühle wirkt. Hier einige Anregungen:

Stechender Schmerz:
Bild: Dolch sticht in deinen Körper, ein Messer, Axt, Meißel, Nadel.
Abhilfe: Gegenstand wird kleiner, stumpfer, aus dem Körper gezogen, in die Hand genommen, in deiner Hand betrachtet, rückt immer weiter weg von dir.
- Oder du legst ihn in ein Paket, schnürst es zu und bewahrst dieses im Keller auf.
- Oder ein Schmiermittel wird an dieser Stelle in die Wunde eingeträufelt, ein Schutzfilm legt sich an dieser Stelle um den Körperteil und schützt ihn vor den Stichen.

Prickelnder Schmerz:
Bild: Viele Nadeln, Brennnesseln, Dornen.
Abhilfe: Nadeln werden zu hilfreichen Akkupunkturnadeln.
- Oder Spitzen werden abgebrochen, Dornen beseitigt, werden sanfter, stumpfer.
- Oder schütze den Körper durch eine Schutzschicht.

Brennender Schmerz:
Bild: Feuer, Glut, Brennnesseln, Laserstrahl.

Abhilfe: Wird nun mit Wasser oder Schnee gekühlt.
- Oder ein Hitzeschild schützt den Körper und wird zwar auch sehr warm, aber noch erträglich.

Heißer Schmerz sonst:
Bild: Hitze, heiße Luft.
Abhilfe: Wird durch kühle Luft vertrieben, abgeleitet, gekühlt.

Drückender Schmerz:
Bild: Kopf steckt im Schraubstock.
Abhilfe: Zwischen Schraubstock und Körperteil z. B. Kopf wird ein Polster eingefügt oder:
- Schraubstock wird etwas gelöst.

Bild: Stein, Faust, Klotz drücken auf den Körperteil.
Abhilfe: Der drückende Gegenstand wird weicher, zerfällt. Der Stein zerbröselt langsam zu Staub.

Bohrender Schmerz:
Bild: Bohrer, Schraube, bohrendes Messer.
Abhilfe: Schmier- und Schutzmittel einträufeln! Wird etwas sanfter.

Ziehender, reißender Schmerz:
Bild: ziehende Hand, Feder.
Abhilfe: Hand oder Feder lassen etwas nach.

Pochender Schmerz:
Bild: Jemand schlägt auf Trommel oder mit dem Hammer. Ein Gegenstand bewegt sich rhythmisch wie ein Pendel.
Abhilfe: Das Schlagen, der Rhythmus wird langsamer und sanfter.

Migräneschmerz:
Stell dir hierbei Blutgefäße, Schlauch, Tunnel, Rohr vor. Linderung erreichst du, indem du dir vorstellst:
- Gefäß, Rohr, Schlauch oder Tunnel werden enger und drücken dadurch Blut heraus.

- Oder Pochen wird langsamer und sanfter.
- Oder Kopf, Schläfe kühlen s. o.
- Siehe auch Tipp 79.

Kratzender, beißender Schmerz:
Bilder: Bürste, Dornen, Zähne.
Abhilfe: Aus der kratzenden Bürste wird eine Bürstenmassage.
- Oder Dornen brechen ab.
- Oder Zähne werden stumpf.
- Oder diese Stelle wird mit Öl geschützt, mit Wasser gekühlt.

Pfeifen, Rauschen bei Tinnitus:
Bilder: Pfeife, Meer, Geräusche erzeugender Gegenstand sonst.
Abhilfe: Meer rauscht sanfter, Wellen schlagen ruhiger, Pfeife wird leiser, Töne wandeln sich in tiefere Töne, klingen beruhigend.

Attackenartiger Schmerz:
Bilder: Blitz, Gewitter, Sturm, Sturmwellen.
Abhilfe: Gewitter geht vorüber, Sturm legt sich, Sturmwellen werden kleiner, Blitz wird in Erde geleitet, schönes Wetter steigt langsam empor.

Sich vom Schmerz distanzieren, ihn auf Abstand halten:
- Als Bild, Gegenstand außerhalb des Körpers sehen (siehe Tipp 125).
- Lebensrecorder einschalten und den Schmerz als Film sehen, wie er anfing, wie es weiterging, wie er jetzt ist und dass er in Zukunft kaum noch zu sehen und zu spüren ist.

Schmerzen ertragen, widerstehen:
- Der betreffende Körperteil ist hart wie Stahl. Ein Wolf mit scharfen Zähnen kann beißen, ein Hammer kann schlagen, ein Feuer kann brennen – doch nichts kann dem Körperteil anhaben, er bleibt fest.

Immunkraft stärken (z. B. bei Krebs), Schmerzkiller stärken:

Bilder: Soldaten, Sportkämpfer, fressende Zellen, fressende Tierchen, Laserstrahlen, Energiestrahlen.
Hilfe: Diese werden gestärkt, gefüttert, zum Einsatz gebracht, kämpfen siegreich gegen Feinde, Gegner, Schmerzen, bösartiges Gewebe, gegen Krebszellen und fressen sie.

Immunkraft besänftigen, harmonisieren (z. B. bei Autoimmunkrankheiten wie Polyarthritis):
- Siehe Tipp 81.
- Soldaten kämpfen nicht mehr gegen das eigene Volk, sondern verbünden sich mit ihm. Versöhnung.

Kraft tanken, Heilkraft stärken:
- Stell dir eine Heilquelle im Bauch vor, von dort aus fließt reichlich Energie und Heilkraft in alle Körperteile. Siehe autogenes Training, Energieübung
- Fluss fließt von der Quelle bis zur Mündung. Er wird immer größer, stärker. Nährt die Landschaft, trägt Schiffe, formt die Ufer.
- Stell dir vor, du bist eine Pflanze, im Boden verwurzelt. Von dort aus fließt Kraft durch dich hindurch in alle Teile.
- Leg dich oder setze dich mit geöffneten Händen nach oben gerichtet. Stell dir vor, wie du jetzt Kraft/Heilkraft empfängst aus dem Universum/von Gott.

Ich-Stärke aufbauen:
- Sieh deine Fähigkeiten als kostbare Juwelen in einer Schatztruhe. Öffne die Kiste, nimm ein paar heraus, bestaune sie und freu dich an ihnen. Sei stolz darauf.
- Schau dir einen Werkzeugkasten an mit vielen, nützlichen Werkzeugen – das ist dein. Öffnen und staunen wie oben.
- Sieh in Gedanken deine früheren Erfolge. Erlebe sie noch einmal und sei stolz darauf.

Visionen für Entspannung und Ruhe:
- Eis schmilzt, zerfließt, Hartes wird weich, zerfließt (siehe Tipp 78)

- Zusammengedrückte Metallfeder geht auseinander
- Muskel wird länger
- Gummiband wird weicher, gelöster
- Körperteil wird schwerer (siehe autogenes Training)
- Wellen werden sanft, Meer beruhigt sich
- Ruhig fahrender oder stehender Zug
- Ruhige Kerze
- Leuchtende Kugel
- Weite einer Landschaft
- Blumen
- Trauminsel, Ort der Ruhe, Wärme, Stille, Frieden
- Beruhigende Farbe sehen: Grün, freundliches Gelb, sanftes Blau
- Massiert werden von netter Person, sanfter Hand, einem inneren Massagepunkt.

Ort der Sicherheit und Ruhe:
Denk dir einen Ort – egal wo auf dieser Welt – vielleicht auch in deinem Inneren. Gestalte ihn so, dass du dich dort ganz sicher fühlst, geborgen und wohl. Gib ihm eine Umgrenzung, sodass nicht jeder da hineinkommt. Sondern nur du und wen du eventuell sonst noch gern dabeihaben möchtest. Schau, was du Angenehmes dort siehst, hörst, riechst, schmeckst oder fühlst. Schmücke ihn so aus, dass du dich dort richtig wohl und in Ruhe geborgen fühlst. Wie fühlt du dich nun, wenn du an diesem Ort bist? Kehre immer wieder an diesen Ort zurück, wenn du Ruhe haben möchtest, wenn du Angst und Unbehagen spürst, wenn du einfach mal von der Welt abschalten und allein sein willst.

Bilder, die angenehme Gefühle erzeugen:
- Natur, Tiere, Blumen, Landschaften
- Farben
- Menschen, Kinder, Partner, Liebende
- Harmonische Szenen mit Natur, Tieren, Menschen
- Harmonische Symbole, Zeichnungen, Figuren
- Religiöse Szenen

Abschalten/unempfindlich werden:
- Auf einer Wolke dahinschweben und die Welt von oben aus Entfernung sehen, wie klein doch alles ist.
- Sich entfernen, in ein inneres Reich zurückziehen.
- Schutzbunker aufsuchen.
- Türen hinter sich schließen z. B. zur Vergangenheit.
- Weltreise antreten, alles hinter sich lassen.
- Dickes Fell überziehen, das nichts durchdringen lässt.

Beweglichkeit verbessern:
- Sich so sehen, wie man sein/können möchte (aber nicht zu utopisch werden, siehe Tipp 200)
- Einen anderen (Vorbild) so sehen, wie ...
- Sich vorstellen, man sei eine Marionette und werde von jemandem bewegt mit Hilfe der Fäden.
- Sich vorstellen, von innen heraus setzt uns eine magische Kraft in Gang (schiebt uns)

Spezielle Bewegungen (Beispiele):
- Hand öffnen: Muschel geht auf, Blüte oder Knospe öffnen sich.
- Arm heben: Jemand zieht den Arm an einem Marionettenfaden, Luftballon zieht hoch, eine magische Kraft zieht, innen schiebt eine Hydraulik, ein Schieber. Arm liegt auf Wolke und wird angehoben.

Hindernisse überwinden:
- Eine Mauer, Hecke wird überwunden, überstiegen
- Dickicht, tiefer Wald wird durchdrungen
- Graben überspringen
- Über Hindernis hinwegfliegen, getragen, gezogen werden
- Im dunklen Raum oder Tunnel ein Licht anzünden – wieder etwas sehen können
- Am Ende eines Tunnels oder dunklen Ganges wieder Licht sehen
- Am Ende des Waldes, der Steppe, der Wüste wieder blühende Landschaft sehen
- Eine helfende Hand wird gereicht

Tätigkeiten, die verändern

Hier findest du Anregungen, was du machen könntest,
- um Schmerz und Leid zu verdrängen
- um überhaupt wieder aktiver zu werden
- um dein Leben selbst in die Hand zu nehmen
- um dein Leben noch reicher und interessanter zu gestalten
- um neue Erfahrungen zu sammeln
- um zufriedener zu sein
- um belastenden Stress abzubauen
- um neue Erfolge zu sehen und und und.

Diese Liste ist eine Anregung und daher niemals vollständig. Es gibt noch viele andere Aktivitäten – bestimmt auch solche, auf die noch keiner gekommen ist. Lass dir selbst etwas einfallen und profitiere von deinem reichen Erfahrungsschatz. Schreibe – wenn du willst – deine Ergänzungen dazu auf. Und wenn dir das eine oder andere bisher keinen Spaß gemacht hat: Probier es mal erneut. Vielleicht hast du ja jetzt Spaß daran. »Appetit kommt meist erst beim Essen.« Kreuze nun an, was dir Spaß macht oder machen könnte.

Was du machen könntest, wenn du allein zu Hause bist:
- ❏ Zeitschriften durchblättern, Tageszeitung lesen, Prospekte und Inserate studieren
- ❏ ein Buch lesen, Witze, Fernsehen, Videos, Fotos anschauen
- ❏ Kreuzworträtsel lösen, Puzzle legen
- ❏ am Computer arbeiten, im Internet surfen, Computerspiele durchführen
- ❏ Musik hören, musizieren, malen, basteln, nähen, Gedichte/ Geschichten schreiben
- ❏ aufräumen, putzen
- ❏ Wohnung schöner oder ganz neu einrichten, Möbel umstellen, Bilder umhängen
- ❏ mit Tieren oder Pflanzen beschäftigen
- ❏ Post lesen, Briefe und E-Mails schreiben, telefonieren
- ❏ mit anderen im Internet Kontakt halten (»Chatten«)
- ❏ Sachen erledigen, die länger liegen geblieben sind

- Pläne für die Zukunft schmieden, Urlaubspläne schmieden/ Urlaub vorbereiten
- Feste/gemütliche Abende vorbereiten
- etwas lernen und dich fortbilden
- im Bett liegen, dösen, ausschlafen, Entspannungsübungen machen, abschalten
- Gymnastik und Dehnungsübungen betreiben, Anti-Schmerz-übungen durchführen
- ausgiebig baden, deinen Körper besonders pflegen, dich schön zurechtmachen
- in Ruhe etwas trinken, etwas Schmackhaftes zu dir nehmen
- etwas Neues oder Kompliziertes vorbereiten und kochen
- an früher denken, den Lebensrecorder einschalten, Erfolge erinnern
- über die Tagesereignisse nachdenken
- an Freunde, Bekannte, Familienmitglieder denken
- überlegen, wie es wäre, wenn …, dich deinen Wunschträumen hingeben
- überlegen, welchen Sinn Leben und speziell dein Leben hat

Was du mit anderen zu Hause noch machen könntest:
- Über Tagesereignisse, Vergangenheit oder Zukunft sprechen
- über dein Befinden/das Befinden der anderen reden
- dich aussprechen, schwierige Probleme klären, gemeinsam Probleme lösen
- dich für deine Arbeit loben lassen, Komplimente empfangen und geben
- anderen eine Freude bereiten, für sie sorgen, ihnen helfen
- Liebe und Erfüllung empfangen und geben
- mit deinem Partner zärtlich sein, dich dem Sex hingeben
- über Dinge sprechen, die andere nicht so gut kennen
- philosophische, religiöse, politische oder weltanschauliche Gespräche führen
- gemeinsam spielen, Basteleien machen, gemeinsam musizieren
- ein Fest feiern, in Ruhe und gepflegt speisen

Was du sonst noch in deiner Freizeit machen könntest:
- Einen Stadtbummel machen, Geschäfte ansehen, Sachen aussuchen, kaufen
- in einem Café sitzen, in fröhlicher Runde zusammensitzen
- Museen, Ausstellungen, Veranstaltungen besuchen
- zu einer Feier oder Party gehen, selbst Besuche bekommen
- dich mit alten Freunden/Kameraden treffen, neue Leute kennen lernen
- diskutieren, zwanglos plaudern
- eine neue Organisation oder Initiative ins Leben rufen
- Probleme anderer dir anhören, über eigene Probleme und Schwierigkeiten reden
- wandern, spazieren gehen, Sport treiben, schwimmen gehen
- Gymnastikkurs besuchen, selbst Gymnastik machen, Tanzen
- Kegeln gehen, Karten spielen, Schach spielen
- ins Kino, Theater oder Konzert gehen
- gepflegt essen gehen, in einer Bar/im Lokal gemütlich einen trinken
- Verreisen, einen Wochenendausflug machen, Auto fahren
- Verwandte besuchen
- dich aktiv bei sozialen oder politischen Fragen einsetzen

Was du bei der Arbeit/im Haushalt machen könntest
- etwas ganz bewusst herstellen, besonders ordentlich erledigen, sehr viel schaffen
- alte Arbeit abschließen
- deine Arbeit noch geschickter/zügiger ausführen
- etwas neuartig und originell machen
- ein neues Arbeitsgebiet übernehmen
- mehr mit anderen zusammenarbeiten, einem Kollegen helfen
- mit anderen gemeinsam eine Verbesserung erreichen
- überlegen und umschauen, wo man etwas sparen könnte
- dich im Betriebsrat einsetzen
- mit Kollegen und Vorgesetzten reden
- dich im Beruf weiterbilden

Was du in einer Gruppe, Verein, Partei u.ä. machen könntest:
- etwas Gemeinsames erarbeiten, Untergruppen bilden
- eine Aufgabe/Übung bewusst durchführen, eine Aufgabe besonders gut lösen
- eine schwierige Aufgabe, etwas Neues übernehmen
- leitende Aufgabe, Verantwortung übernehmen
- neue Ideen und Aufgaben einbringen
- Probleme anderer lösen helfen
- Meinung anderer erfragen, selbst Rückmeldung geben
- den Rat von Sachverständigen einholen
- dein Recht durchsetzen
- dir Respekt und Ansehen verschaffen
- dich für deine Leistung loben lassen, die Leistungen anderer loben
- andere offen anschauen, anlächeln, ansprechen, persönliche Dinge besprechen
- neue Freundschaften schließen

Was du dort machen könntest, wo Kontakte nur flüchtig sind (Bus, Bahnhof, Haltestelle, Straße, Warenhaus, Wartezimmer, Amt)
- andere anschauen, anlächeln, freundlich grüßen und deren Reaktion beobachten
- andere Leute betrachten, deren Aussehen, Art, Verhalten
- anderen Auskunft geben, andere nach Auskunft fragen, jemandem helfen
- Mitleid, Rücksicht, Trost und Aufmerksamkeit spenden
- dich mit anderen zusammen freuen
- mit fremden Menschen ins Gespräch kommen, neue Bekanntschaften machen
- im Mittelpunkt des Interesses der anderen stehen, deren Aufmerksamkeit wecken
- dich aus allem heraushalten und Reklame, Zeitschriften, Fahrpläne u. ä. anschauen

Kommunikation – Sprechen hilft

Leid, Schmerzen, Krankheiten, Verspannungen, Probleme und Stress hängen viel mit unserem Lebensraum zusammen. Einerseits können hier Ursachen für unsere Beschwerden liegen, z. B. Arbeitsüberlastung, Ärger, Schikanen und Mobbing, Ängste, ständige Enttäuschungen und Unzufriedenheit usw. Andererseits müssen auch unsere Mitmenschen mit unserer Krankheit, unserem Schmerzen und Leid zurechtkommen und werden darauf reagieren. Ferner müssen wir vielleicht um Verständnis, Rücksicht, Hilfe und andere Arbeit bitten oder uns kritische Bemerkungen und andere Einstellungen anhören.

Besonders tut es uns gut, wenn wir mit anderen über unsere Belastungen, Leid, Schmerzen und Sorgen sprechen können und wir vom anderen spüren, dass er uns ernst nimmt. Gewiss, nicht jeder möchte in diesem Moment darüber sprechen. Manche ziehen es vor, in den schlimmsten Momenten erst einmal mit sich allein zu sein. Für den Partner ist es dann nicht immer leicht, hierfür Verständnis aufzubringen. Denn er möchte helfen und dir zur Seite stehen. Und nun steht er selbst hilflos da.

Miteinander leben und reden

Während es uns im Betrieb eher egal ist, ob unser Chef auch glücklich ist, kann es uns das im Privatleben nicht sein. Der Zweck einer Partnerschaft ist ja gerade, dass beide glücklich oder wenigstens zufrieden sind und dass man Leid und Freude teilen kann. Dazu müssen wir in der Lage sein, unsere Gefühle und unsere Wünsche zu äußern, Enttäuschungen mitzuteilen, Verständnis füreinander aufzubringen und nach Lösungen zu suchen. Ist nur einer in der Partnerschaft zufrieden, so wird bald keiner mehr zufrieden sein.

Ob es sich jetzt darum handelt, Kummer loszuwerden, etwas Unangenehmes mitzuteilen, zu informieren, Wünsche zu äußern oder Meinungsverschiedenheiten zu bearbeiten – das Wichtigste dabei ist das Sprechen – und das Zuhören.

Vorbereitung auf ein Gespräch
- Plane einen günstigen Zeitpunkt: möglichst bald! Aber in manchen Fällen lass den schlimmsten Dampf vielleicht erst verrauchen. Suche möglichst eine ruhigere Atmosphäre. Vielleicht ein Gespräch beim Kaffee, Glas Wein, beim Essen.
- Willst du deinen eigenen Kummer loswerden, so achte auch darauf, ob dein Partner jetzt darauf eingehen und zuhören kann. Dein Partner sollte einfach zuhören und dir Verständnis zeigen – kluge Ratschläge willst du vermutlich kaum hören.
- Geht es im Gespräch auch um den Partner und noch dazu um etwas Unangenehmes, so sage z. B.: »Du, ich möchte mit dir reden. Mir liegt etwas auf dem Herzen und das muss raus.« Also nicht mit Anschuldigungen oder dergleichen kommen!

Allgemeine Regeln:
- Bewahre Takt.
- Es geht nicht um Schuldige oder Gewinner und Verlierer, sondern: Wie kann etwas in der Zukunft besser sein.
- Lach den anderen nicht aus, führe ihn nicht an der Nase herum, begegne ihm nicht mit Ironie. Zeige ihm stattdessen, dass du dich ernsthaft bemühst, etwas zu verbessern.
- Schau deinen Partner möglichst an. Das verbindet.

Sprechen – eine Kunst für sich:
- Sprich über die augenblicklichen Gefühle, Erlebnisse, Erfahrungen, Wünsche, Bedürfnisse und Beweggründe, nicht über längst vergangene. Beispiel: »Heute fühle ich mich so niedergeschlagen, weil die Schmerzen so stark sind.«
- Drücke Wünsche möglichst klar aus. Erkläre dem Partner

dabei, warum es für dich wichtig ist. Wenn es möglich ist, zeige ihm, dass es auch für ihn letzten Endes Nutzen bringt. Z. B.: »Wenn du mir dabei hilfst, dann kommen wir eher über den Tiefpunkt hinweg.«
- Rede im Ich-Stil und verbinde dabei dein Gefühl mit dem Verhalten des Partners, wenn du meinst, dass es damit etwas zu tun hat. Beispiel: »Ich bin entsetzt darüber, dass du denkst, ich läge bloß faul im Bett.«
- Mache konkrete Aussagen, vermeide Verallgemeinerungen. Sage also nicht: »Du nimmst mich nie ernst.« Sondern: »Ich befürchte, dass du nicht verstehst, warum ich mich im Augenblick hinlegen will.«
- Sprich klar und verständlich, also keine zu langen und keine Schachtelsätze, sondern kurze. Keine Dauerreden! Sprich nur einen wichtigen Punkt an, sonst verzettelt Ihr euch beide.
- Vermeide verletzende Kritik, also Worte, die abwerten: »Dumm, unfähig, nicht können, keine Ahnung, was weißt du schon u. ä.«.
- Frage, was du tun könntest, damit der Partner zufrieden ist. »Wie kann ich dir zeigen, dass ich dich ernst nehme?«

Richtig zuhören:
- Schweige, höre zu und lass den Partner ausreden. Zeige ihm, dass du zuhörst, z. B. durch Kopfnicken, »Hm«, »Aha«, durch Rückfragen oder kurze Bestätigung: »Du fühlst dich heute also nicht gut.«
- Schmettere Äußerungen nicht einfach ab z. B. mit »Stimmt nicht«. Notfalls sage lieber gar nichts.

Verstehen und Verständnis zeigen:
Versuche, den anderen zu verstehen. Verstehen heißt: Sich in das Erlebnis, die Situation, Denkweise und Wünsche des anderen hineinversetzen. Frage, warum es den anderen kränkt, wehtut, ärgert, was dazu geführt hat. Fragen zeigen dem Partner, dass du dich um Verständnis bemühst. Aber bitte keine Vorwurfsfragen, wie z. B.: »Wieso hast du dich so dumm be-

nommen?« Solche Fragen enthalten schon Verurteilungen. Verständnisfragen sind etwa folgendermaßen aufgebaut: »Was ist in dir vorgegangen, als ...?« »Hat dich das traurig gemacht?« Natürlich muss auch der Tonfall dabei stimmen.

Oder wiederhole einfach, was du aus den Worten des anderen herausgehört hast – aber aus der Sicht des anderen, bitte! Z. B.: »Du bist offensichtlich sauer darüber, was ich getan habe.«

Brecht fruchtlose Gespräche ab
- Vereinbart vorher miteinander ein Zeichen hierfür, z. B. »beide Hände heben«. Sprecht jetzt nach dem Abbruch mal darüber, was in den letzten Minuten vor sich gegangen ist. (»Meta-Gespräch«) Wie gesprochen wurde und warum das Gespräch vermutlich ungünstig gelaufen ist. Geht die Gesprächsregeln noch einmal gemeinsam durch und prüft, welche verletzt wurde.
- Wenn einer einem Kummergespräch nicht mehr zuhören kann, so sollte er es sanft zum Ausdruck bringen:« Du, es tut mir Leid, aber ich habe keine Kraft mehr dir länger zuhören. Lass uns später noch einmal darüber reden. Dann habe ich wieder mehr Kraft dafür.«

Geben und nehmen
- Grundregel: In einer Partnerschaft sollte jeder zufrieden oder gar glücklich sein. Am schönsten ist es, wenn jeder für das Wohl des anderen sorgt. Aber zur Not muss man auch an sich selbst denken. Doch sollte dies wiederum nicht bis ins Letzte auf Kosten der Beziehung gehen. Möglichkeiten:
- Nachgeben oder Verzichten aus Liebe: Wer seinen Partner noch liebt, der macht ihm/ihr gern eine Freude. Die kann z. B. darin bestehen, dass man seinem/ihrem Wunsch mal nachgibt und seinen eigenen mal zurückstellt. Das darf natürlich nicht immer nur von einer Seite kommen.
- Kompromiss finden: Vielleicht gibt es eine Zwischenlösung, ein »Sowohl – als auch«.
- Mal der eine – mal der andere: Vereinbart, dass es diesmal

nach dem Wunsch des einen geht, nächstes Mal nach dem des anderen.
- Eins fürs andere: Vielleicht sind die Streitpunkte nicht beiden gleich wichtig. Dann kann der eine seinen Wunsch erfüllt bekommen und der andere ein für ihn wichtiges Anliegen.
- Beide verzichten: Vielleicht gibt es ja noch viel wichtigere Punkte. Warum nicht die Energie lieber darin investieren?
- Verschieben: Eine unbefriedigende Lösung sollte lieber noch einmal verschoben werden. Denn sonst ärgert ihr euch hinterher beide.
- Hilfe holen: Wenn ihr beide nicht zu einem annehmbaren Ergebnis kommt, könnt ihr andere um Rat und Ideen bitten, z. B. Freunde, Kollegen, Berater.

Richtiger Umgang mit Konflikten
- Sieh Konflikte positiv: Sie gehören zum Leben. Sie bieten eine kreative Auseinandersetzung und sind eine Chance zur Verbesserung
- Sprich Konflikte an. Wenn sie unter den Tisch gekehrt werden, kommen sie bald als verheerende Bombe hoch.
- Suche nach Lösungen und nicht nach Schuldigen. Die Schuldfrage führt nur zu fruchtlosem Streit.
- Arbeitet darauf hin, dass beide etwas davon haben, also keiner nur Verlierer ist.
- Hat der andere persönliche Schwierigkeiten, so hilf ihm dabei, diese in den Griff zu kriegen.
- Beachte auch, dass das Umfeld die Meinungsverschiedenheit beeinflussen kann. So nützt es nicht sehr viel, dem anderen Vorwürfe zu machen, wenn er z. B. in der gegenwärtigen Arbeitsmarktsituation arbeitslos ist.
- Trenne die Sach- und die Beziehungsebene, d. h. nimm nicht alles gleich persönlich, fühl dich nicht gleich persönlich angegriffen oder abgelehnt.
- Sprecht besser in Klartext und besser in Wunschform – nicht in Vorwurfsform. »Ich wünsche mir, dass du ...«
- Ignoriere Geringfügigkeiten und sei mal in kleinen Dingen großzügig.

- Vermeidet im Vorfeld Meinungsverschiedenheiten, indem gemeinsam die Rollen und Aufgaben klar verteilt werden. Abmachungen und Regeln vermeiden viel Streit.
- Trage deinen Beitrag dazu bei, dass das Familien- oder Betriebsklima gut ist. Wo Menschen sich wohl fühlen, lassen sich Meinungsverschiedenheiten leichter bearbeiten.

Miteinander arbeiten und reden

Hier geht es mehr um die Gesprächsführung am Arbeitsplatz, in Ämtern und in der Öffentlichkeit. Die Regeln fürs Zuhören und Sprechen sowie Lösungsfindung aus dem vorherigen Kapitel solltest du auch hier weit gehend verwenden.

Vorbereitung:
Nehmen wir mal an, du willst mit deinen Vorgesetzten über eine andere Arbeit reden.
- Überlege dir einen geeigneten Zeitpunkt, wann du mal mit dem Betreffenden darüber sprechen könntest. Wähle eine Zeit, in der die Stimmung und damit die Bereitschaft deines Gesprächspartners günstig ist. Vermeide in der Regel folgende Situationen: Montag früh und Freitagnachmittag, Termindruck, Konferenzen und die Zeit drum herum; wenn der Partner sichtbar schlechte Stimmung hat, krank ist u.ä. oder wenn du selbst dich nicht wohl fühlst.
- Plane Schwierigkeiten ein und überlege dir jetzt schon, was du darauf hin sagen oder tun solltest.
- Erkenne erst einmal selbst dein Ziel: Nur wenn dir selbst klar ist, was du willst, hast du die Chance, andere davon zu überzeugen. Formuliere es in der Form »Ich möchte ...« oder: »Ich kann ... arbeiten.« Vermeide die Form: »Ich kann das nicht und das nicht«.
- Stärke dein Selbstbewusstsein, dann hast du auch mehr Überzeugungskraft.
- Nur ein Anliegen vorbringen. Denn dieses eine abzulehnen ist schwieriger als eins von zweien.

- Ein guter Anfang: Hebe am besten etwas Gemeinsames hervor, z. B. gemeinsame Interessen. Z. B. »Sie wissen ja, dass ich jetzt schon über 20 Jahre lang in diesem Betrieb Einsatz bringe ...«
- Sage am Anfang nicht gleich die wichtigsten Dinge. Dein Gesprächspartner ist vielleicht noch mit anderen Dingen beschäftigt und braucht erst einmal Zeit, um sich auf dich einzustellen.

Wie du andere überzeugst:
- Motivieren: Wenn du von jemandem etwas willst, so zeige ihm seine Vorteile auf – was er für einen Nutzen davon hat, wenn er dir zustimmt. Nehmen wir an, du brauchst einen anderen Arbeitsplatz. Was hätte dein Arbeitgeber davon, dich trotz deiner Krankheit weiterzubeschäftigen? Welche Vorteile bietest du ihm? Nun, du kennst den Betrieb, man kennt dich als zuverlässigen Mitarbeiter. Du hast Erfahrung, Überblick, kennst die Anlagen, die Kunden, das System. Also sagst du z. B.:« Ich möchte Ihnen mit meiner Erfahrung noch lange dienlich sein. Meine Fähigkeiten und meine Kraft kann ich auf einem geeigneten Arbeitsplatz voll einsetzen.«
- Positive Ausdrucksweise: Benutze Ausdrücke und Redewendungen, die etwas Positives beinthalten: fähig, kann, schön, gut, nützlich, Nutzen, hilfreich, nett, erfolgreich, Erfolg. Solche Ausdrücke klingen im Ohr und im Gehirn wesentlich besser als negative Argumente, die du meiden solltest: krank, kann nicht, nein, nicht, schlecht, Nachteil, Angst, unfähig, unmöglich usw. Wenn du z. B. eine andere Arbeit suchst, so sage nicht, was du alles nicht mehr kannst. Zähle stattdessen auf, was du alles noch kannst. Denke daran: Der andere kann nur positiv von dir denken, wenn du ihm das Positive aufzählst. Und schließlich interessiert er sich nicht für das, was du nicht kannst, sondern für deine Fähigkeiten.
- Vermeide auch Ausrücke, die halbherzig klingen, wie: »... leichte Tätigkeit.« Das klingt so, als ob du nicht viel tun willst: Du meinst es zwar nicht so, aber beim Gesprächs-

partner kann es so ankommen. Sag lieber: »...geeignete Tätigkeit.«
- Vielleicht kannst du dein Anliegen sogar zu seinem Anliegen machen und seine Worte benutzen:« Sie wollten doch immer schon, dass...« Bei Ämtern und Versicherungen benutze das Amtsdeutsch. Diese Worte kennen die Sachbearbeiter. Lerne wenigstens die passenden Schlagwörter.
- Verfolge konsequent das Gesprächsziel: Verzettele dich nicht. Und achte darauf, dass du nicht abgedrängt wirst auf ein anderes Thema.
- Bilde Schwerpunkte in der Argumentation: Verschieße nicht sofort dein kostbares Pulver. Daher gehört nur das zweitwichtigste Argument an den Anfang, das wichtigste ans Ende bzw. in den entscheidenden Höhepunkt. Halte noch einige Trümpfe parat.
- Methode der kleinsten Schritte (Salamitaktik): Zerlege deine Wünsche in mehrere kleine Wünsche. Wenn in kleineren Teilbereichen schon etwas erreicht ist, so zieht das häufig weitere Konsequenzen nach sich.

Wie du Ablehnung oder Kritik begegnest:
- Sanft abfangen: Schieße nicht gleich heftig zurück. Sonst wird dein Gesprächspartner noch energischer. Benutze die Fragetechnik (s.u.): »Wie haben Sie das jetzt gemeint?« oder die »Spiegeltechnik« (s.u.). »Sie meinen also...«
- Theoretisch gut, praktisch undurchführbar: »Gut – ich könnte das so machen, wie Sie es wünschen. Nur passiert dann...«
- Ziehe die Äußerungen bis ins Extrem. Dann wirken sie sinnlos und übertrieben. Z.B. »Sie hätten es wohl am liebsten, dass jeder gleichzeitig drei Maschinen bedient.«
- Ins Gegenteil kehren: Zeige dem anderen, dass du doch schließlich nur sein Bestes bzw. das Beste für die Firma willst. Wenn z.B. der Vorgesetzte sagt: »Sie stehen herum und leisten nichts«, so erwiderst du:« Doch, ich habe gerade überlegt, welche von den vielen Arbeiten jetzt am dringlichsten ist« oder »... wie man die Arbeit noch besser machen kann«.

- Mach es dir am besten grundsätzlich zur Regel: Alles, was du tust, dient letztlich nur der Firma, der Familie, der Gesellschaft. Und weil du schließlich nur das Beste für alle willst, musst du eben dies und jenes tun.

Fragen – ein besonderes Hilfsmittel
- Hintergründe und Meinung erforschen: »Wie haben Sie das eigentlich gemeint?« – »Welche Folgen wird das haben?«
- Durch Fragen die Meinung sagen oder Tipps geben: Oft hat man es mit einem Gesprächspartner zu tun, der einem zwar nicht in allem überlegen ist, aber mehr Macht oder Ansehen hat oder solche haben möchte oder haben sollte. Oder der keine klugen Ratschläge verträgt. Dann lege ihm mit der Frage gleich die Antwort in den Mund. Damit kann er sein Gesicht wahren. Z. B. »Können Sie mir sagen, wie ich das machen soll? Ist das richtig, wenn ich das so und so … mache?« »Wie fänden Sie es, wenn …?«

Wie man anderen Rückmeldung (Feedback) gibt, damit sie daraus etwas lernen: Die Spiegeltaktik:
Ähnlich wie bei der Fragetaktik macht man hierbei keinerlei eigene Aussage, sondern gibt lediglich zurück, was der andere gesagt hat. Du bist gleichermaßen ein Spiegel für den anderen. Wenn z. B. jemand zu dir sagt: »Für Herumstehen werden Sie nicht bezahlt«, dann antworte: »In Ihren Augen stehe ich also bloß herum.« – Ein anderer schimpft mit dir. Dann sage: »Ich habe den Eindruck, dass Sie ärgerlich auf mich sind.«

Mit dieser Taktik kannst du Kritik und hässlichen Worten begegnen, Zeit gewinnen, eine eigene Stellungnahme vermeiden oder anderen gewissermaßen zeigen, was für seltsame Denkweisen und Methoden sie haben. Z. B. »In Ihren Augen bin ich wohl ein Faulpelz.« – »Für Sie war ich zwar 20 Jahre lang nützlich, jetzt aber bin ich in Ihren Augen für nichts mehr zu gebrauchen.« Mit dieser Methode kann man Kritik üben, ohne selbst etwas Schlechtes über den anderen gesagt zu haben. Man wiederholt ja schließlich nur das, was der andere gesagt oder mehr oder weniger laut gedacht hat.

Mobbing meistern

Geh den Ursachen auf den Grund: Finde heraus, von wem das merkwürdige Verhalten ausgeht. Häufig hat der andere selbst Schwierigkeiten und weiß nicht recht damit umzugehen. Er lenkt sich oder auch andere dadurch von seinem Problem ab bzw. überspielt es. Wenn man schon selbst nichts Gescheites kann, dann kann man immer noch andere schikanieren.

Hat das Unternehmen, die Organisation Schwierigkeiten? Liegt das Problem eventuell bei mir? Ist irgendetwas an mir, das andere reizt? Die Figur, die Frisur, die Nase, der Dialekt, die Kleidung, mein Verhalten, mein Wissen, meine zahlreichen Vorschläge und so weiter? Wie ist deine Beziehung zu dem Mobber? Wie war sie früher, wie ist sie zu anderen? Akzeptierst du den andern? Kennst du seine Eigenarten und gehst damit geschickt um?

Unternimm frühzeitig etwas:
- Nutze die Möglichkeiten der hier dargestellten Gesprächsführung, um Probleme zu lösen, etwas zu erreichen, anderen mal die Meinung zu sagen oder um unberechtigte Kritik und dumme Sprüche abzuwehren, etwas abzulehnen, mal »Nein« zu sagen.
- Wenn du gegen Mobbingattacken vorgehst, sei auch kompromissbereit. Vor allem: finde eine Lösung für dich, mit der du leben kannst. Diese Lösung könnte auch so aussehen, nicht gegen die Mobbingattacken vorzugehen und verstärkt zu Hause deinen Hobbys nachzugehen.
- Mach Aufzeichnungen – Tagebuch, Protokollnotizen u. ä. Das verringert deine Spannung und dient notfalls als Material bei Auseinandersetzungen. Lege eventuell Kopien davon einem Vorgesetzten, einem noch höheren Vorgesetzten oder einem geeigneten Gremium vor. Vor schriftlichen Bemerkungen haben viele Angst. Wenn unberechtigte Vorwürfe gegen dich erhoben werden, schreib ein Protokoll und lass es dann unterschreiben.
- Beschwere dich bei höheren Vorgesetzten über den ande-

ren. Doch Vorsicht, wenn dieser schwach oder mit dem anderen verbündet ist.
- Hole dir rechtzeitig Hilfe bei: Betriebs- oder Personalrat, Vertrauensleuten, Frauenbeauftragten, Beratungsstellen, Juristen, Psychotherapeuten.
- Mach dich stark, um länger durchhalten. Lass dafür andere Aktivitäten und Großeinsätze erst einmal liegen. Siehe auch unter »Kompetenz und Stärke«.
- Mach dich stark, denn es ist beliebt, auf Schwachen herumzuhacken. Die anderen sind meist selbst Schwächlinge und brauchen jemanden, der noch schwächer ist, um sich stark zu fühlen. Zeig den anderen deine Stärke, dann wirst du eher respektiert. Wehre dich mit Methoden, die selbst nicht angreifbar sind (siehe Spiegeltaktik, Dienst nach Vorschrift). Oder lass die anderen abprallen durch ein dickeres Fell oder zeig ihnen die kalte Schulter.
- Ein dickes Fell haben heißt, sich von den Angelegenheiten nicht so schnell emotional berühren zu lassen. Hier hilft: die Dinge nicht mehr so wichtig, tragisch nehmen. Das geht natürlich nur dort, wo du sonst keinen Schaden hast und wenn ein Wechsel des Arbeitsplatzes nicht in Frage kommt oder lohnt. Miss in diesem Fall deinem Arbeitsplatz und deiner Arbeit keinen so hohen Stellenwert mehr bei. Sieh dein Selbstwertgefühl nicht mehr in Verbindung mit dieser Tätigkeit. Suche deine Erfüllung außerhalb.
- Sprich mit vertrauten Personen darüber – Sprechen entlastet.
- Geh auf die anderen zu: Vielleicht erscheinst du den anderen zu stark, zu klug, sie haben Angst vor dir oder deine Art gefällt ihnen nicht.
- Lerne die Eigenheiten des Chefs und anderer Personen näher kennen und reagiere entsprechend.
- Pass dich den Normen und Gepflogenheiten des Unternehmens bzw. der Organisation an.
- Stelle Beziehungen her und pflege sie.

Sich besser durchsetzen – konsequent sein und »Nein« sagen

- Höre dem Gegenüber und dir selbst erst einmal genau zu. Zeig dein Interesse und Verständnis für den anderen und vor allem auch für dich selbst.
- Mach dir bewusst, dass auch du ein Recht auf eine eigene Meinung und ein zufriedenes Leben haben. Und dass Personen, die keine eigene Meinung vertreten und sich nicht durchsetzen, von anderen eher verachtet werden.
- Erkenne, welche Erwartungen und Wünsche du hast und wann du lieber Ja und wann du lieber Nein sagen willst. Achte auf dein Gefühl, z.B. Unbehagen. Oder vergleiche mal Geben und Nehmen oder Kosten und Nutzen. Finde möglichst auch den Grund dafür, damit du ihn gut vertreten kannst.
- Bilde dir eine eigene Meinung und erlaube dir, Ja bzw. Nein zu sagen – also zustimmen oder ablehnen bzw. etwas Bestimmtes erreichen zu wollen!
- Überzeuge dich doch erst einmal selbst. Nur wer überzeugt von seiner Meinung ist, kann auch andere davon überzeugen.
- Stell dir die Situation, in der du deine Entscheidung vertreten willst, und dein Gegenüber deutlich vor!
- Mach dir die Tricks bewusst, mit denen diese Person deine Entscheidung wieder torpedieren kann: Blicke, Gesten, Mitleid erregen, Verständnis hervorrufen, wunderbare Gefühle versprechen! Sie kann zunächst deine Ängste, Unsicherheit oder Schuldgefühle schüren und dann – wenn du zustimmst – wieder beseitigen. Sie kann bei dir zunächst Erregung aufkommen lassen und dann wieder abbauen oder gleich verhindern – wenn du nachgibst.
- Hast du noch zu viel Verständnis für die andere Seite und kannst durch deren Argumente leicht umgestimmt werden: Mach dir und der Gegenseite auf der nächst höheren Denkebene bewusst, warum dennoch deine Konsequenz nötig ist, z.B. damit etwas endlich in Gang kommt bzw. aufhört, jemand etwas lernt, deutlich Grenzen gezogen werden, du

selbst nicht kaputtgehst und dann gar nicht mehr helfen kannst oder damit deine Zufriedenheit und Einsatzfreude weiterhin bestehen bleiben. Sage nicht einfach »aus Prinzip«.

- Wenn du Angst hast, durch konsequentes Verhalten die Beziehung zu belasten: Mach dir und gegebenenfalls auch deinem Gegenüber klar, dass anderenfalls die Beziehung erst recht kaputtgehen wird. Weil du ständig gegen dein eigenes Bedürfnis und eigenen Willen handelst. Das rächt sich: Du wirst sauer, enttäuscht, krank. Irgendwann platzt dann die Bombe: Alles wird nur noch schlimmer – Kontakte werden gemieden – Beziehungen gehen entzwei – manchmal kommt es sogar zu Handgreiflichkeiten.
- Bilde dir eine Anweisung an dich selbst: »Auch wenn sie mich ärgerlich ansieht, bleibe ich ruhig und entschlossen!« – »Auch wenn sie mir Leid tut, bleibe ich bei meiner Entscheidung!«
- Sage so bald wie möglich deine Entscheidung, um keine falschen Hoffnungen zu wecken.
- Halte dir immer wieder dein Ziel und den Nutzen deiner Entscheidung vor Augen und sage dir: »Ich will ... und das werde ich auch schaffen.«
- Und wenn du mal nicht so konsequent warst – dann eben beim nächsten Mal.

Kontakte aufbauen und pflegen

Der Mensch ist ein Gemeinschaftswesen. Selten, dass jemand die Einsamkeit freiwillig vorzieht. Gewiss, zeitweilig braucht man auch mal den Rückzug – zum Abschalten, Nachdenken oder weil man lieber etwas allein tun möchte. Wer aber mehr und mehr sich zurückzieht, verliert eine wichtige Quelle für Energie, Freude und Gesundheit.

Was dich für andere interessant und anziehend macht:
- Du bist ein Zeitgenosse. Somit ist der andere nicht allein.

- Du kannst den gegenseitigen Austausch von Erlebnissen, Wissen und Erfahrung ermöglichen.
- Du bist vielleicht unterhaltsam oder ein Partner für gemeinsame Unternehmungen.
- Der Kontakt mit dir ist angenehm. Wichtig ist daher, dass andere in deiner Nähe angenehme Gefühle empfinden. Daher vermeide es, zu viel von Krankheiten, Belastungen, Leid und Problemen zu sprechen. Du hast sicher mehr zu bieten.

Begib dich häufiger dorthin, wo du Menschen begegnen kannst und wo Kontakte leichter fallen:
- Im Treppenhaus, vor die Haustür und in der Nachbarschaft
- Geschäfte, Kneipe, Café, Museum, Schwimmbad, Bus und Bahn
- Veranstaltungen, Volkshochschule, Kirche, Theater, Reisen
- Familie und Verwandte, Arbeitsplatz
- Gruppe, Verein, Gemeinde, Organisationen

Wie macht man andere auf sich aufmerksam:
- Zunächst, in dem man einfach anwesend ist.
- Man kann angenehm und unangenehm auffallen, z. B. durch Kleidung, Duft, Mundgeruch, Freundlichkeit oder Muffligkeit, Stimme, Witzigkeit, gleiche Meinung oder gegenteilige, besondere Erfahrungen und Weisheiten.
- Man hat etwas Besonderes, z. B. ein Tier, Kinder, Blumen, auffallenden Regenschirm.
- Man tut etwas Auffallendes: laut reden, neugierig in der Gegend herumschauen oder etwas, was andere nicht tun.

Zeige dein Interesse am anderen durch:
- Lächeln, längerer Blickkontakt, Freundlichkeit, Grüßen
- Näherkommen, die eigene körperliche Vorderseite dem Gegenüber zugewandt, Arme nicht verschränkt vor dem Körper und nicht in der Hosentasche. Körper möglichst locker.
- Wenn andere sprechen: öfter Kopfnicken, staunen, bewundern, bestätigen, zustimmen, Fragen stellen. Vermeide es besonders am Anfang, immer deine eigene Meinung kund-

zutun, ständig dagegen zu sein oder vieles besser zu wissen.
- Auskunft oder Rat holen.
- Wenn du den Namen weißt: öfter mit Namen anreden.
- Jeder Mensch ist dankbar dafür, wenn er beachtet und anerkannt wird. Gib ihm das und schon findest du Kontakt.

Achte selbst auf die Kontaktsignale anderer s. o.
- Gehe möglichst locker darauf ein. Beobachte dabei den anderen. Was will er, ist er für ein Mensch?
- Bei Fremden, die du dir nicht selbst ausgesucht hast, sei jedoch vorsichtig. Besonders, wenn sie unaufgefordert an der Wohnungstür erscheinen, dir gleich zu nah kommen und etwas von dir wollen. Es gibt auch viele Gauner unter uns, die die Notlage und Hilflosigkeit anderer Menschen ausnutzen.

Wenn andere Menschen schon zusammen sind, schließe dich an.
Höre und schaue erst zu, was sie reden und tun. Dann steige in deren Aktivitäten mit ein. Beteilige dich erst einmal mit Anteilnehmen, Zustimmen, Nicken, Ergänzen, Fragen stellen s. o. Vorsicht, wenn du alles besser weißt. Das ist anfangs nicht gern gesehen.

Wenn du mit einzelnen in Kontakt kommen willst: Nimm etwas Naheliegendes als Gesprächseinstieg. Beispiele:
- Die Umgebung (»Wie schön ist das hier«) und die Situation (»Warten Sie schon länger?«), notfalls auch das Wetter
- Tagesereignisse, Nachrichten
- Ähnliche Interessen, ähnliche Erlebnisse

Wenn du das Gespräch vertiefen willst:
- Stelle Frage, die der andere nicht nur mit Ja oder Nein beantworten kann, sondern W-Fragen: wer, wann, was, wie.
- Gib Rückmeldung: »Da haben Sie ja richtig ...« »Du hast also ...«
- Höre richtig zu und zeige das dem anderen

- Zeige Begeisterung
- Gib selbst interessante Beiträge, aber keine Monologe, nicht gleich deine ganze Lebensgeschichte, nicht nur Krankheits- oder Leidensthemen

Wenn du die Kontakte vertiefen willst:
- Gehe öfter in die Nähe dieser Person und sprich mit ihr.
- Suche Gemeinsamkeiten und weniger die Unterschiede.
- Gib ihr Bestätigung und Sympathiebeweise, s. o.
- Sei tolerant mit anderen Meinungen, Glauben, Kultur, sozialem Niveau, Herkunft
- Triff Verabredungen, auch zu gemeinsamen Aktivitäten
- Lade sie zu einem Besuch ein
- Tausche Hilfe und Rat aus
- Werde allmählich offener und persönlicher

Soziale Hilfen

Für Hilfe im Notfall und die Sicherung des Lebensunterhaltes ist in erster und letzter Instanz die Familie zuständig. Nur wenn diese dazu nicht in der Lage ist, tritt die Gesellschaft, der Staat zur Seite. Um Hilfen bei Krankheit vom sozialen Netz zu erhalten, muss der Betroffene in seiner Leistungsfähigkeit eingeschränkt sein. Das kann sowohl die Lebensführung betreffen als auch die Berufstätigkeit.

Eingeschränkte Leistungsfähigkeit

Um diese zu beschreiben, gibt es verschiedene Begriffe:
- »*Funktionsbehinderung*«: Wenn ein Körperteil seine Aufgaben nicht voll erfüllen kann, dann stellt der behandelnde Arzt eine »Funktionsbehinderung« fest.
- »*Behinderung*«: Dieser Begriff stellt fest, wie weit die Funktionsbehinderung nun das allgemeine Leben des Betroffenen behindert, nicht jedoch das Berufsleben!
- »*Hilflosigkeit*« oder »*Pflegebedürftigkeit*«: Hier wird gefragt, ob jemand derart stark behindert ist, dass er nicht einmal mehr selbst essen, sich waschen u. ä. kann und daher Hilfe braucht.
- »*Arbeitsunfähigkeit*«: Sind die Einschränkungen derart, dass der Betroffene damit seine Arbeit nicht verrichten kann, so stellt der Arzt eine Arbeitsunfähigkeit fest. Ob du mit deiner Krankheit arbeiten kannst oder nicht, das hängt natürlich auch von deiner Tätigkeit ab. Daher bezieht sich der Begriff »Arbeitsunfähigkeit« immer auf das, was du zuletzt gearbeitet hast. Der Begriff »Arbeitsunfähigkeit« ist recht verschwommen. Ab wann ist man arbeitsunfähig? Wenn man z. B. 90 % seiner Arbeit noch ausüben kann, 10 % aber nicht (z. B. schwere Teile heben), dann ist die Arbeitsunfähigkeit davon abhängig, wie sich der Arbeitgeber

verhält. Verzichtet er auf die 10 %, gibt dafür andere, leichtere Aufgaben, so ist man nicht arbeitsunfähig. Besteht jedoch der Arbeitgeber darauf, dass auch die 10 % »schweres Heben« durchgeführt werden müssen, so liegt Arbeitsunfähigkeit vor. Manches wäre problemloser, wenn die Betriebe hier flexibler wären.

- *»Berufsunfähigkeit«:* Dieser Begriff aus der Rentenversicherung ist inzwischen abgeschafft worden. Er gilt nur noch für bestimmte Personen.
- *»Erwerbsminderung« (neuer Begriff seit 1.1.2001):* Erwerbsminderung liegt vor, wenn die Leistungsfähigkeit aus gesundheitlichen Gründen eingeschränkt ist. Hierbei unterscheidet man zwischen einer teilweisen und einer vollen Erwerbsminderung. Die berufliche Qualifikation spielt hierbei keine Rolle mehr. Voll erwerbsgemindert ist, wer wegen Krankheit oder Behinderung auf nicht absehbare Zeit weniger als 3 Stunden täglich erwerbstätig sein kann. Bei einem Leistungsvermögen von 3 bis unter 6 Stunden ist die Arbeitsmarktlage zu beachten. Siehe auch Fall 11.
- *»Minderung der Erwerbsfähigkeit«:* Diesen Begriff benutzt die Berufsgenossenschaft. Deren Sichtweise beschränkt sich jedoch auf die Frage, wie viel davon durch Berufsunfall oder Berufstätigkeit entstanden ist. Bei Krankheiten kommen nur solche in Frage, die als mögliche Berufskrankheit anerkannt sind. Das ist überhaupt nur dann der Fall, wenn mindestens 10 Jahre lang eine belastende Tätigkeit ausgeübt wurde und die daraus resultierende Krankheit in einem Verzeichnis der anerkannten Berufskrankheiten aufgeführt ist.

Allgemeine Hilfen

Wer behindert ist, wird sich meist selbst helfen müssen. Wenn es gar nicht anders geht, braucht man Hilfe. Hilfen gibt es bei verschiedenen Tätigkeiten oder in bestimmten Lebensbereichen:

- Medizinische Versorgung: Verbände, Spritzen, Training, Arztbesuch, Apotheke, Hilfe in Notfällen.
- Beweglichkeit: Aufstehen, Hinlegen, Zubettgehen, Umlagern, Sitzen, Stehen, Gehen, Treppensteigen, an die Luft kommen.
- Körperpflege: Waschen, Duschen, Baden, Kämmen, An- und Ausziehen, Toilette.
- Ernährung: Nahrungszubereitung, Essen, Trinken.
- Kommunikation: Mit jemandem sprechen, Sehen, Hören, Kontakte, Unterhaltung.
- Haushalt/Haus: Reinigung, Ordnung, Abwaschen, Einkaufen, Besorgungen, Garten, Straße, z. B. Schneebeseitigung.

Technische Hilfen:
Manche Schwierigkeiten können durch technische Geräte gelöst werden. Beispiele:
- Verstellbares Bett
- Zur Fortbewegung: Stützen, Gehwagen, Rollstuhl.
- Zum Heben: Lifter. Bei Treppen: Treppenlifte, -raupen
- Im Haushalt: elektrische Küchengeräte.
- Zum Aufheben: lange Greifzangen.
- Sonst: Stützhilfen, Greifhilfen, Anziehhilfen, Ständer, Festhaltehilfen z. B. zum Butterbrotschmieren, für Toilettenpapier. Sicherheitsgriffe z. B. an der Badewanne, am WC, im Flur.
- Zum Waschen: Bürsten mit langen und gekrümmten Griffen, Spezialduschen.
- Für die Toilette: Toilettenaufsätze zur Erhöhung, Toilettenstuhl.

Behindertengerechtes Wohnen:
Nicht immer ist die bisherige Wohnung für einen Behinderten geeignet. Manchmal sind schon einige Stufen hinderlich. Enge Türen sind für Rollstühle nicht geeignet, im Schlafzimmer kann das Bett ungünstig stehen, im Wohnzimmer liegt ein Teppich, über den man leicht fallen könnte. Das Bad ist zu eng, statt der Badewanne wäre eine Dusche vielleicht besser.

Hier heißt es: Umgestalten bis hin zu Umbauen, notfalls andere Wohnung suchen. Hier sollte man möglichst sehr weit denken. Was kann alles gefährlich sein? Auch an die kleinen alltäglichen Handgriffe denken!

Finanzierungshilfen und das soziale Netz

Für die Bezahlung von Hilfen musst du teilweise selbst aufkommen, teilweise zahlt eine Versicherung oder das Sozialamt.

- *Die Krankenkasse* ist in erster Linie zuständig für alle medizinischen Behandlungen.

- *Die Pflegeversicherung*: zahlt Pflegegeld bei Pflegebedarf. Pflegebedürftig sind Personen, die bei der Körperpflege, der Ernährung oder der Mobilität für wenigstens zwei Verrichtungen aus einem oder mehreren Bereichen mindestens einmal täglich der Hilfe bedürfen und zusätzlich mehrfach in der Woche Hilfen bei der hauswirtschaftlichen Versorgung. Im Tagesdurchschnitt müssen mindestens 45 Minuten auf die Grundpflege entfallen.

- *Das Sozialamt* kann Hilfe in besonderen Lebenslagen gewähren, jedoch auch nur dann, wenn die Aufbringung der Mittel aus eigenem Einkommen (z. B. Rente) und eigenem Vermögen nicht möglich ist.

- *Fürsorgestelle/Schwerbehindertenfürsorge/Versorgungsamt:* Für berufstätige Schwerbehinderte leisten sie »begleitende Hilfen im Arbeits- und Berufsleben«. Das Versorgungsamt stellt die Schwerbehindertenausweise aus.

- *Rentenversicherung:* Daher leistet sie in erster Linie Hilfen für Berufstätige. Ihr Ziel hier ist es, die Erwerbsfähigkeit zu erhalten.

- *Das Arbeitsamt* fördert die berufliche Seite.

- *Die Berufsgenossenschaft* kümmert sich um die Folgen von Unfällen und Erkrankungen, die mit der beruflichen Tätigkeit oder dem Besuch von Kindergärten, Schulen und Hochschulen in Zusammenhang stehen.

- Auch *private Versicherungen* zählen zum sozialen Netz: Berufsunfähigkeit, Haftpflicht sowie Unfallfolgen.

Hilfe durch das Schwerbehindertengesetz

Um Hilfe durch das Schwerbehindertengesetz zu erhalten, musst du durch das Versorgungsamt amtlich den Grad der Behinderung (GdB) feststellen lassen. Dieser reicht von 0 bis 100. Ab 50 % Behinderung gilt man als »schwerbehindert«, erhält einen Schwerbehindertenausweis und unterliegt dem Schwerbehindertenschutz. Bei der Berechnung der »Prozente« werden Tabellen zu Grunde gelegt. Mehrere Behinderungen werden nicht einfach zusammengezählt, sondern in ihrer Gesamtheit bewertet. Ausschlaggebend ist nicht, dass du krank bist, sondern wie stark die Krankheit dich behindert. Schmerzen und psychisches Leiden durch eine Krankheit sind bereits in den »Prozenten« berücksichtigt. Mehr gibt es nur, wenn die Schmerzen und das Leiden außergewöhnlich sind, z. B. wenn man in früheren Zeiten viel gequält wurde (z. B. viel Prügel in der Kindheit) und daher heute nicht mehr viel ertragen kann. Für starke und häufige Kreuzschmerzen auch mit Einschränkung deiner Beweglichkeit wirst du in der Regel nicht mehr als 30 % Behinderung bekommen.

Steuerermäßigung: Rundfunk- und Telefongebührenbefreiung sind finanzielle Hilfen.

Hilfe bei Gehbehinderung: Wer eine Strecke von 2 km nicht in einem angemessenen Tempo – etwa in 30 Minuten – zurücklegen kann, zählt als »gehbehindert« (»G«) und erhält dadurch

Vergünstigungen im öffentlichen Straßenverkehr oder beim Unterhalt des eigenen Autos. Außergewöhnlich gehbehindert »aG« ist, wer sich nur mit fremder Hilfe oder nur mit großer Anstrengung außerhalb seines Kraftfahrzeuges bewegen kann. Neben den genannten Vergünstigungen erhalten diese Personen auf Antrag beim örtlichen Straßenverkehrsamt einen Zusatzausweis für Erleichterungen beim Parken.

Mehrurlaub und Arbeitserleichterungen: Als Schwerbehinderter hat man Anrecht auf 5 Tage mehr Urlaub und ist auf Verlangen hin von Mehrarbeit zu befreien. Arbeitgeber haben Schwerbehinderte außerdem so zu beschäftigen, dass sie ihre Fähigkeiten und Kenntnisse möglichst voll verwerten können (»leidensgerechter Arbeitsplatz«).

»Kündigungsschutz«: Ein Arbeitgeber kann einen Schwerbehinderten nur kündigen, wenn er dies bei der Hauptfürsorgestelle beantragt und nachweist, dass er für ihn keine andere Verwendung hat. Arbeitgeber kennen natürlich auch die Rechte der Schwerbehinderten und einige möchten damit nicht gern etwas zu tun haben. Daher stellen sie Schwerbehinderte ungern ein. Würdest du jetzt Arbeit suchen, so könnte aus diesen Gründen deine Schwerbehinderung auch mal nachteilig sein. Aber du kannst auf sie verzichten.

Gleichstellung: Werden dir nur 30 % oder 40 % Behinderung anerkannt, so kannst du beim Arbeitsamt eine »Gleichstellung mit den Schwerbehinderten« beantragen für folgende Notfälle: Dir droht eine Kündigung aus gesundheitlichen Gründen. Oder du brauchst wegen deiner Behinderung einen anderen Arbeitsplatz. Diesen gäbe es auch. Aber der Arbeitgeber will diesen nur mit einem Schwerbehinderten besetzen, du aber hast nur 30%. Dann hast du mit Hilfe der Gleichstellung bessere Karten.

Hilfen und Maßnahmen für Berufstätige

Hier findest du einen Überblick über die wichtigsten Hilfen, Regelungen und Gesetze, die das Thema: »Leistungsminderung am Arbeitsplatz« betreffen. Wende dich zwecks weiterer Auskunft und Hilfe an die genannten Institutionen: Arbeitgeber, Betriebsrat, Arbeitsamt, Versicherungen, Behindertenfürsorge, Rechtsanwalt usw. Die Informationen ersetzen also nicht die ausführliche Beratung oder Rechtsauskunft. Und trotz aller Sorgfalt sind sie ohne Gewähr für Vollständigkeit und Richtigkeit. Allein schon deswegen, weil in unserem Staat ständig Gesetze und Regelungen geändert werden.

Fall 1
Frau Meyer kann ihre bisherige Arbeit zwar noch ausführen, jedoch nur mit hoher Anstrengung und großem Energieeinsatz. Für sie kommt es jetzt darauf an durchzuhalten.
- Zuerst verringert sie so weit wie möglich jede zusätzliche Belastung im Privatbereich. In erster Linie braucht sie die Energie, um ihren Lebensunterhalt zu sichern.
- Sie nutzt Pausen, Feierabend, Wochenende und Urlaub unbedingt für ihre Gesundheit und Kraft.
- Auf Anraten ihres Arztes fährt sie schon vor Ablauf von 4 Jahren wieder zu einer Heilmaßnahme (»Kur«). Denn diese kann auch schon vorher gewährt werden, wenn es medizinisch notwendig wird und die Erwerbsfähigkeit in großer Gefahr ist!

Fall 2
Herr Schmidt kann die bisherige Arbeit großteils noch ausüben, aber mit einigen Einschränkungen. Hier braucht er Hilfe und Rücksicht auf seine geringere Belastbarkeit
- Einige Kollegen helfen ihm durch Zupacken bei bestimmten Tätigkeiten, tauschen mit ihm Aufgaben oder Arbeitszeiten, übernehmen Mehrarbeit. Im Gegenzug hilft er den anderen im Privatbereich oder lädt sie zum Grillabend ein.
- Es gibt auch *technische Hilfen* und Umbau des Arbeitsplat-

zes, z. B. Fahr- und Hubgeräte, Umbau an Maschinen, Spezialsitze, Erwerb eines Führerscheines, Anschaffung und Umbau von Pkw zum Erreichen des Arbeitsplatzes. Einen Antrag auf Kostenübernahme bzw. Kredit bei Pkw-Anschaffung stellt er bei der Rentenversicherung. Auch das Arbeitsamt ist hierfür da. Und wenn er schwerbehindert ist, zusätzlich die Behindertenfürsorge.
- Für die *Arbeitserleichterung* braucht Herr Schmidt jetzt für den Arbeitgeber ein Attest. Hierbei ist es sinnvoll, nur das Nötigste an Erkrankungen hineinzuschreiben. Zu viel könnte sogar schädlich sein. Aufpassen bei der Wortwahl: Z. B. »darf nicht ...« ist strenger als »sollte nicht ...« Es wäre der Anfang einer Kündigung.
- Ist Herr Schmidt schwerbehindert, so hat er ein Anrecht auf Berücksichtigung seiner Belastbarkeit bei der Arbeitsauswahl.

Fall 3

Frau Koch kann ihre bisherige Arbeit zur Zeit nicht ausführen. Sie ist »*arbeitsunfähig*« (»krankgeschrieben«).
- Sinn des »Krankschreibens« ist, Frau Koch vorübergehend zu entlasten und ihr Zeit und Kraft zur Genesung zu geben. Sie muss deshalb nicht unbedingt den ganzen Tag im Bett liegen oder das Haus hüten. Wenn es nicht der Genesung schadet oder ihre Ärztin verboten hat, darf sie einkaufen, ins Kino oder spazieren gehen.
- Der Betrieb, in dem Frau Koch arbeitet, zahlt zunächst ihren Lohn weiter. Innerhalb von 12 Monaten zahlt er insgesamt für 6 Wochen den Lohn bei ein und derselben Krankheit weiter.
- Krankengeld von der Krankenkasse tritt nach der Lohnfortzahlung ein und erhält sie längstens für 18 Monate. Die Wochen der Lohnfortzahlung werden hierauf angerechnet. Dann ist sie »ausgesteuert«. Dies gilt innerhalb eines Zeitraumes von 3 Jahren für die gleiche Krankheit. Sie kann neues Krankengeld für dieselbe Krankheit erst wieder erhalten, wenn

- ein neuer 3-Jahres-Zeitraum beginnt,
- sie inzwischen mindestens 6 Monate nicht wegen dieser Krankheit arbeitsunfähig war und
- tatsächlich auch gearbeitet hat oder arbeitssuchend war.
- Für den Fall, dass sie tatsächlich ausgesteuert wird, muss sie zum Arbeitsamt gehen. Dort kann sie im Rahmen des Arbeitsförderungsgesetzes Arbeitslosengeld erhalten, wenn sie arbeitsunfähig ist, aber noch keine Rente erhält. Um den entsprechenden Paragrafen zu erfüllen, muss sie in der Regel einen Rentenantrag stellen, der ihr dann ohnehin abgelehnt wird. Ihr Arbeitsverhältnis kann dabei sogar formal bestehen bleiben. In bestimmten Fällen könnte die Rentenversicherung ihr auch eine zeitlich begrenzte Rente wegen verminderter Erwerbsfähigkeit gewähren.
- Ihre Kollegin war noch zu jung für einen Rentenantrag, war aber auch ewig arbeitsunfähig und bereits ausgesteuert. Ihr blieb nur die Möglichkeit, sich für eine andere, leichtere Tätigkeit arbeitsfähig schreiben zu lassen und sich damit beim Arbeitsamt arbeitssuchend zu melden. So bekam sie wenigstens Arbeitslosengeld. Anderenfalls wäre höchstens noch die Sozialhilfe zuständig gewesen.
- Ist das Arbeitslosengeld auch beendet und Frau Koch erhält immer noch keine Rente, so bleibt ihr höchstens noch die Arbeitslosenhilfe, die aber jetzt abgeschafft werden soll.
- Nach dieser langen Krankheit fällt es Frau Koch schwer, ihre Arbeit sofort in voller Höhe wieder aufzunehmen. Es besteht die Gefahr, dass sie nicht durchhält und erneut arbeitsunfähig wird. Das befürchten auch der Arzt, der Arbeitgeber und die Krankenkasse. Sie beschließen zusammen mit Frau Koch eine *stufenweise Wiedereingliederung* in den Arbeitsprozess. Zunächst soll sie nur 2 Stunden am Tag wieder arbeiten, dann 4, nach ein paar Wochen 6 und wenn sie das durchhält, soll sie es wieder mit $7^1/_2$ bzw. 8 Stunden täglich versuchen. Der Arzt untersucht sie regelmäßig und ändert notfalls mit ihr zusammen den Plan ab. Natürlich müssen alle Beteiligten zu dieser Maßnahme bereit sein, besonders muss der Betrieb von Frau Koch auch die Möglichkeit dazu haben.

Fall 4
Herr Benz kann seine bisherige Tätigkeit auch in Zukunft nicht weiter ausüben. Er hat aber die Möglichkeit, im bisherigen Betrieb eine andere Tätigkeit zu erhalten (»*Umbesetzung*«). Hierbei spielt es eine Rolle, ob der bisherige Arbeitsvertrag dazu ausreicht oder ob eine Änderungskündigung erfolgen musst.

- Herr Benz macht sich zunächst selbst Gedanken darüber, was er in seinem Betrieb noch leisten könnte. Er fragt Kollegen, den Betriebsrat, den Schwerbehindertenobmann und geht mit eigenen Vorschlägen zu seinem Vorgesetzten. Siehe auch unter »Miteinander reden und arbeiten«. Schließlich will er ja nicht, dass man einen zu schlechten Eindruck von ihm bekommt.
- *Arbeitsplatzbegehung*: Ein Reha-Fachmann schaut sich in seinem Betrieb um, macht sich hierzu auf Grund seiner Erfahrungen Gedanken und verhandelt mit dem Arbeitgeber. Ist Herr Benz schwerbehindert, so kann auch ein Vertreter von der Behindertenfürsorge mit dem Arbeitgeber sprechen, z. B. über behindertengerechte Arbeitsbedingungen.
- *Arbeitsbelastungserprobung*: Wenn es unklar ist, wie belastbar Herr Benz überhaupt ist, so muss das notfalls ausgetestet werden.
- *Umbesetzung, Änderung der Arbeitsbedingungen*:
Gewisse Änderungen in den Arbeitsaufgaben können vorgenommen werden, ohne dass es dazu einer Änderung des Arbeitsvertrages bedarf. Im Rahmen des Direktionsrechtes kann der Arbeitgeber von Herrn Benz den Ort, die Art und die Zeit der Tätigkeit näher bestimmen. Wo seine Grenzen liegen, hängt in erster Linie vom Text des Arbeitsvertrages ab. Wird die Grenze überschritten, so läuft das nämlich auf eine Änderungskündigung hinaus.
- *Änderungskündigung*: Eine Umbesetzung ist in vielen Betrieben mit einer Kündigung des bisherigen Arbeitsverhältnisses und dem Angebot einer Tätigkeit unter anderen Bedingungen (Änderungskündigung) verbunden. Hierbei ist durchaus eine Änderung der Lohngruppe möglich.
Eine Änderungskündigung unterliegt der Zustimmungs-

pflicht des Betriebsrates (sofern vorhanden). Bei Schwerbehinderten ist auch die Zustimmung der Hauptfürsorgestelle einzuholen. Wenn ein schwerbehinderter Arbeitnehmer nicht widerspricht, wird das als stillschweigende Zustimmung gewertet. Ist Herr Benz jedoch mit der Änderungskündigung nicht einverstanden, so muss er den Arbeitgeber auf die fehlende Zustimmung der Hauptfürsorgestelle hinweisen und ggf. Klage vor dem Arbeitsgericht erheben.

Im Betrieb von Herrn Benz gibt es erfreulicherweise einen Abgruppierungsschutz: Wer ein bestimmtes Alter erreicht hat und schon lange im Betrieb arbeitet, erhält bei Umbesetzung wegen Krankheit zumindest den Regellohn weiter. Dieser Schutz ist jedoch kein staatliches Gesetz, sondern durch Tarifabkommen bzw. Betriebsvereinbarungen zu Stande gekommen. Also einen Abgruppierungsschutz gibt es nur in bestimmten Betrieben.

Fall 5

Frau Klein braucht für eine neue und qualifizierte Arbeit im bisherigen oder in einem anderen Betrieb eine *Fortbildung oder Umschulung.*

- In Frage kommen einzelne Kurse oder eine komplette Umschulung. Ab »Anfang vierzig« ist oft das Arbeitsamt nicht mehr bereit zu zahlen. Dann wird sich Frau Klein an die Rentenversicherung wenden. Diese ist ohnehin für Umschulung aus gesundheitlichen Gründen zuständig und fördert solche Maßnahmen auch noch in höherem Alter. Eine Qualifikation bringt in der Regel immer bessere Chancen. Aber in höherem Alter wird Umschulung nur sinnvoll, wenn ein Arbeitsplatz so gut wie sicher ist, z. B. im alten Betrieb.
- Die Auswahl des Berufes hängt auch von ihren eigenen Interessen und Neigungen ab. Daher hat sie hierbei ein Mitwirkungsrecht.
- Ihre Familie darf sie dabei nicht vergessen. Hier liegen oft die größeren Schwierigkeiten wegen der Trennung.
- Frau Klein hatte anfangs etwas Angst vor der Rechtschrei-

bung und dem Rechnen – aber das war kein großes Problem: In *Vorschaltkursen* wird sie das zunächst wieder auffrischen. Und während der Umschulung gibt es ärztliche, psychologische und soziale Betreuung.
- Bei innerbetriebliche Maßnahmen erfolgt die Ausbildung im Betrieb selbst. Der Schwerpunkt liegt dann mehr auf der Praxis.

Fall 6
Herr Peter kann seine bisherige Arbeit nicht mehr ausüben, findet keine andere Tätigkeit in seinem Betrieb und muss mit einer *Kündigung* rechnen.
- Eine Kündigung bei Krankheit ist zulässig, wenn a) keine Aussicht auf Besserung der Krankheit besteht, b) eine Umbesetzung im Betrieb nicht möglich ist und c) die Belastung des Betriebes durch die Krankheit des Arbeitnehmers unzumutbar ist. Z. B. durch ständige Ausfälle, Nichtbesetzung eines Arbeitsplatzes oder durch wiederholte Lohnfortzahlungskosten. Zunächst muss geprüft werden, ob medizinische Maßnahmen wirklich erfolglos sind und auch für die Zukunft keine Besserung erwarten lassen. Dann wird geprüft, ob Herr Peter eine »unzumutbare Belastung« ist: Man betrachtet die Art der Tätigkeit und die Arbeitsbedingungen, das Alter von Herrn Peter, seine Betriebszugehörigkeitsdauer und den bisherigen Verlauf seines Arbeitsverhältnisses. Es wird verglichen, wie hoch die Arbeitsausfälle bei seinen Kollegen sind, die die gleiche oder eine ähnliche Tätigkeit ausführen. Dabei spielt es keine entscheidende Rolle, wie groß der Betrieb ist und welche Gesamtbelastungen er hat. Ist Herr Peter schwerbehindert, so muss sein Arbeitgeber zusätzlich noch die Zustimmung der Hauptfürsorgestelle einholen.
- *Einspruch* gegen seine Kündigung kann Herr Peter innerhalb von 1 Woche beim Betriebsrat einlegen oder innerhalb von 3 Wochen beim Arbeitsgericht. Er begründet den Einspruch damit, dass seine Kündigung sozial ungerechtfertigt ist oder dass mit einer baldigen Besserung der Gesundheit

zu rechnen ist. Herr Peter geht selbstverständlich weiterhin täglich an seinen Arbeitsplatz, falls er nicht von seinem Arzt arbeitsunfähig geschrieben wurde.
- *Abfindung:* In vielen Streitfällen läuft ein Einspruch eher auf eine Abfindung hinaus. Denn eine weitere Zusammenarbeit wird oft schwer fallen, besonders in Klein- und Mittelbetrieben. Eine Abfindung wird auf das Arbeitslosengeld angerechnet, wenn die Kündigungsfrist nicht eingehalten wird.

Für den Fall, dass das Arbeitsverhältnis infolge Erkrankung nicht fortgeführt werden kann, der Arbeitgeber aber auch nicht kündigen will, kann man zur Not auch selbst kündigen. Mit der Krankheit als Begründung. Auf einem Formblatt des Arbeitsamtes muss Herr Peter angeben, a) welche Arbeit er macht, b) dass er vergeblich mit seinem Arbeitgeber um leichtere Tätigkeit verhandelt hat und c) muss sein Arzt eine Erklärung abgeben, dass er ihm wegen der Krankheit die Aufgabe dieser Tätigkeit empfohlen hat. Dann wird er in der Regel beim Arbeitsamt keine Sperre bekommen. Dauert es nicht mehr allzu lange bis zur Rente, so kann Herr Peter z. B. auch unbezahlten Urlaub oder eine Freistellung von der Arbeit mit seinem Arbeitgeber vereinbaren.

Fall 7

Berufsunfähigkeit: Herr Kaiser ist gelernter Maurer, also Facharbeiter, kann aber infolge der Krankheit in seinem Beruf oder einem ähnlichen nicht mehr arbeiten. Er kann aber noch andere Tätigkeiten verrichten.
- Wenn er noch jung genug wäre für eine Umschulung, dann wäre das das Beste. Dazu siehe Fall 5.
- Da aber bei seinem Alter eine Umschulung nicht mehr in Frage kommt, so wird er sich wohl oder übel mit einer einfacheren Tätigkeit und damit wahrscheinlich mit einem geringeren Lohn zufrieden geben müssen. Anderenfalls wird er arbeitslos siehe Fall 9.
- Berufsunfähigkeitsrente: Diese gilt nur noch für Personen, die vor dem 1. 1. 2001 einen Anspruch auf Berufsunfähig-

keitsrente hatten – für vor dem 2. 1. 1961 Geborene gilt eine Vertrauensschutzregelung. Sonst gilt die neue Regelung für Renten wegen verminderter Erwerbsfähigkeit.
- Herr Kaiser hat gehört, dass manche Krankheiten als Berufskrankheiten anerkannt sind. Bei Rückenkrankheiten kann jetzt z. B. die Bandscheibenerkrankung dazu zählen. Aber nur dann, wenn man beweisen kann, dass die Krankheit von der Arbeit kommt. Bei einigen Berufen weiß man, dass sie besonders häufig die Bandscheibe belasten. Z. B. Bau- und Pflegeberufe, also solche mit Bücken und schwerem Heben. Und LKW- oder Baumaschinenfahrer, weil sie auf schwingenden und rüttelnden Geräten arbeiten. Die belastende Tätigkeit muss mindestens 10 Jahre lang ausgeübt worden sein. In diesem Fall stellt Herr Kaiser bei der Berufsgenossenschaft einen Antrag. Wenn es anerkannt würde, dann würde er aber eine Geldzahlung nur erhalten, wenn sein Schaden mit mindestens 20 % Minderung der Erwerbsfähigkeit eingestuft wird. Außerdem muss er mit der Tätigkeit aufhören, die seine Bandscheibe zerstört hat.
- Da frühzeitige Renten für die Versicherungen sehr teuer sind, versucht man in jedem Fall zunächst, dem Betroffenen durch »Maßnahmen der beruflichen Wiedereingliederung« (Rehabilitation) zu einer Tätigkeit mit angemessenem Lohn zu verhelfen. Ein Gesetz schreibt vor: »Rehabilitation geht vor Rente!«

Fall 8

Frau Groß ist ungelernte oder kurz angelernte Arbeitnehmerin und kann den bisherigen Beruf nicht mehr ausüben. Vom gesundheitlichen Standpunkt aus kann sie aber noch vollschichtig andere Tätigkeiten verrichten – so genannte »leichte Tätigkeiten ohne schweres Heben, Bücken usw.«
- Könnte sie diese im bisherigen Betrieb finden, dann muss sie Fall 4 durchlesen. Sonst Fall 6 und 9.
- Für länger angelernte Personen, die vor dem 2. 1. 1961 geboren sind, gibt es möglicherweise eine »Rente wegen teilweiser Erwerbsminderung bei Berufsunfähigkeit« im Rah-

men der Vertrauensschutzregelung. Diese reicht jedoch zum Leben nicht aus und ist nur gedacht als ein gewisser sozialer Ausgleich.

Fall 9
Kollege Steffen kann zwar noch arbeiten, hat aber keinen Arbeitsplatz mehr. Er ist *arbeitslos* und arbeitssuchend.
- Er meldet sich in jedem Fall beim Arbeitsamt, um seine Rechte anzumelden – auch wenn er sie im Augenblick nicht in Anspruch nehmen will, z. B. weil er auf eine Rente hofft.
- Die Dauer des *Arbeitslosengeldes* richtet sich danach, wie lange er vorher in einem bestimmten Zeitraum versichert war und wie alt er ist.
- Bei Krankheit erhält er 6 Wochen lang weiter Arbeitslosengeld. Ist er noch länger krank, so wird das Arbeitslosengeld unterbrochen und die Krankenkasse zahlt Krankengeld in Höhe des Arbeitslosengeldes – vorausgesetzt, er hat noch einen Anspruch darauf.
- Ein kurzfristiger Nebenverdienst wird ihm zwar zu einem großen Teil auf das Arbeitslosengeld angerechnet. Aber was das Arbeitsamt durch seinen Nebenverdienst oder sein Krankengeld einspart, verlängert bei Bedarf das Arbeitslosengeld. So hat er insgesamt noch für einen längeren Zeitraum Lohnersatz.
- Bei der *Arbeitsuche* fragt Kollege Steffen beim Arbeitsamt nicht nur nach einer möglichen Arbeit, sondern auch nach Sonderprogrammen, Arbeitsbeschaffungsmaßnahmen u. ä. zur Wiedereingliederung.
- Lohnzuschüsse: Einem Arbeitgeber kann der Lohn vom Arbeitsamt oder auch von der Rentenversicherung bezuschusst werden, solange er eingearbeitet wird. Er beantragt dies unter dem Stichwort »*Eingliederungsbeihilfe*« und weist nun jeden Arbeitgeber auf diese Möglichkeit hin – damit sie ihn eher einstellen.
- Kollege Steffen hat von der Klinkenputz-Methode gehört: Unbesetzte oder neue Arbeitsplätze werden dem Arbeitsamt oder der Zeitung häufig nicht mehr gemeldet, weil stän-

dig ausreichend Bewerbungen vorliegen. Daher schreibt er selbst viele Bewerbungen und bietet Kontakte an. Er schreibt an alle Firmen, die in Frage kommen, also auch an solche, die gerade nicht inseriert haben. Man kann ja nicht wissen, ob sie nicht gerade jemanden wie ihn brauchen.
- Er will seine Beziehungen nutzen. Dazu fertigt er eine Liste an mit den Namen aller Familienmitglieder, Freunde, Bekannte, Nachbarn, Sportfreunde oder andere und fragt sie alle einzeln.
- Ideen sucht er nicht nur in seinem bisherigen Beruf, sondern denkt darüber nach, was er sonst noch alles kann. Taschenbücher oder Seminare für Arbeitslose – so genanntes Profiling – helfen ihm weiter. Hier findet er auch Ratschläge zum Bewerben.
- Einem Arbeitgeber musst Kollege Steffen nicht alles über seine Gesundheit und seine Privatangelegenheiten sagen (Schutz der Privatsphäre). Hier darf er sogar schon mal eine »Notlüge« verwenden, falls zu eindringlich gefragt wird. Er muss aber auf Befragen hin ehrlich seinen Schwerbehindertenausweis (mindestens 50% Behinderung) angeben, jedoch eine Behinderung von 40 % braucht er nicht zu erwähnen. Ohne ausdrückliche Fragen muss er darauf hinweisen, wenn seine Gesundheit für die angebotene Tätigkeit wirklich nicht ausreicht. Aber Krankheiten, die damit nichts zu tun haben, braucht er nicht zu erwähnen.

Fall 10

Herr Ziegler findet auf dem Arbeitsmarkt keine Arbeit und möchte sich selbstständig machen.
- Eine *Selbstständigkeit* muss er sich gut überlegen. Gaststätten, Imbissbuden oder Kurierdienste sind meist schnell wieder am Ende. Am besten holt sich Herr Ziegler fachkundige Beratung, z. B. von der Berufsorganisation, Industrie- und Handelskammer und einer Bank. Vielleicht hat er besondere Talente, z. B. künstlerischer Art.
- Günstige Kredite zum Aufbau einer Existenz können bei der Hausbank beantragt und ihm gewährt werden, wenn

die Sache Hand und Fuß hat. Ist er schwerbehindert, so kann er hierzu auch die Schwerbehindertenfürsorge fragen. Das Arbeitsamt kann bis zu einem halben Jahr ein Überbrückungsgeld zahlen, um die Anlaufzeit zu erleichtern. Im Rahmen der so genannten Ich-AG gibt es auch eine maximal 3 Jahre lange Hilfe, die mit steigendem Einkommen dann abnimmt. Aber die monatlichen Zuschüsse sind dabei wesentlich geringer.

Fall 11
Frau Baum kann überhaupt nur noch weniger als 6 Stunden pro Woche arbeiten. Man spricht dann von Erwerbsminderung oder *verminderter Erwerbsfähigkeit*.
- Dies ist ein versicherungsrechtlicher Begriff. Erwerbsminderung liegt vor, wenn die Leistungsfähigkeit aus gesundheitlichen Gründen eingeschränkt ist. Hierbei unterscheidet man zwischen einer teilweisen und einer vollen Erwerbsminderung. Entscheidend ist, ob man aus medizinischer Sicht überhaupt Arbeitsleistungen unter den Bedingungen des allgemeinen Arbeitsmarktes erbringen kann.
- Voll erwerbsgemindert wäre Frau Baum, wenn sie wegen ihrer Krankheit oder Behinderung auf nicht absehbare Zeit nur noch weniger als 3 Stunden täglich arbeiten kann. In diesem Fall würde sie eine Rente wegen voller Erwerbsminderung erhalten – sofern natürlich alle anderen rentenrechtlichen Bedingungen erfüllt sind, z. B. Versicherungszeiten.
- Teilweise erwerbsgemindert ist Frau Baum, wenn sie noch 3 bis unter 6 Stunden arbeiten kann. In diesem Fall hat sie Anspruch auf $^{1}/_{2}$ Rente wegen Erwerbsminderung. Man geht davon aus, dass sie ihre restliche Leistungsfähigkeit auf einem Teilzeitarbeitsplatz verwerten, also zu Geld machen kann. Hierbei ist jedoch die Arbeitsmarktlage zu beachten. Im Falle einer Arbeitslosigkeit gilt der in Betracht zu ziehende Teilzeitarbeitsmarkt als verschlossen. Dies bewirkt, dass die teilweise Erwerbsminderung wie eine volle Erwerbsminderung gewertet wird. Dann erhielte sie eine Rente wegen voller Erwerbsminderung.

- Renten wegen verminderter Erwerbsfähigkeit werden grundsätzlich als Zeitrenten gewährt, sie können aber wiederholt werden. Eine Dauerrente wird nur dann gewährt, wenn aus ärztlicher Sicht keine Besserung der Gesundheit zu erwarten ist. Spielt jedoch der verschlossene Arbeitsmarkt eine Rolle, so gibt es grundsätzlich nur Zeitrenten, um Änderungen auf dem Arbeitsmarkt notfalls berücksichtigen zu können.

Fall 12

Herr Krause ist 60 Jahre alt, kann seine Arbeit kaum noch ausführen und fragt, wann er seine *Altersrente* erhalten könne.

- Durch die frühere Rentenreform steigt das Eintrittsalter für verschiedene Renten langsam an. Die betroffenen Personen können dann ihre Rente zwar auch wie bisher ab dem vollendeten 60. Lebensjahr erhalten, aber dafür müssen sie einen entsprechenden Abzug in Kauf nehmen. Der Abzug beträgt für jeden vorzeitigen Monat 0,3 % und kann daher insgesamt bis zu 18 % betragen. Da sich in unserem Staat inzwischen fast täglich etwas ändern kann, erkundigt er sich bei der Rentenberatungsstelle.
- *Regelaltersrente:* Sie beginnt mit vollendetem 65. Lebensjahr und man braucht mindestens 5 Versicherungsjahre.
- *Altersrente für langjährig Versicherte:* Ab dem 63. Lebensjahr und 35 Versicherungsjahren. Diese Altersgrenze wurde angehoben.
- *Altersrente für Frauen:* Frühestens vom vollendeten 60. Lebensjahr an. Insgesamt mind. 15 Versicherungsjahre. Zusätzlich müssen vom 40. Geburtstag an mindestens 10 Jahre und 1 Monat Pflichtbeiträge geleistet worden sein. Mit Abschlägen in der Rentenhöhe muss gerechnet werden!
- *Altersrente für Schwerbehinderte:* Schwerbehinderte können ihre Altersrente ab 60 Jahren erhalten, wenn sie zusätzlich 35 Versicherungsjahre aufweisen. Abschläge sind einzukalkulieren. Für ältere Versicherte gilt ein Vertrauensschutz – informieren!

- *Altersrente wegen Arbeitslosigkeit und Altersteilzeit:* Alter mindestens 60 Jahre, Mindestversicherungszeit 15 Jahre. Zusätzlich entweder: zuletzt arbeitslos, innerhalb der letzten 1 $^1/_2$ Jahre mindestens 1 Jahr lang arbeitslos. Oder: 24 Kalendermonate Altersteilzeit. Außerdem muss in den vorangegangenen 10 Jahren wenigstens 8 Jahre lang Rentenversicherungspflicht bestanden haben. Wer jetzt als Arbeitsloser seine Rente schon ab dem 60. Lebensjahr haben will, muss Abschläge hinnehmen.
- Näheres zum Thema: »Rente« erfährt Herr Krause auch in den Broschüren der Rentenversicherung. Informationen geben auch Zeitschriften und Bücher. Oder das Internet: http://www.bfa-berlin.de oder auch http://www.rententips.de.
- Bei Betriebsrente und Zusatzversorgung gelten in der Regel zusätzliche Bestimmungen. Aufpassen muss er besonders dann, wenn er vorzeitig nicht mehr arbeiten kann, damit er bei der Zusatzversorgung keine unnötigen Verluste hat.

Fall 13

Frau Kautz ist 55 Jahre alt, das Arbeiten fällt ihr schwer und sie möchte so früh wie möglich damit aufhören oder wenigstens weniger arbeiten. Aber sie kann nicht auf ihren Verdienst verzichten und Rente gibt es so schnell nicht. Sie hat von der *Altersteilzeit-Arbeit* gehört. Diese liegt vor, wenn sie mindestens 55 Jahre alt ist und ihre Arbeitszeit auf die Hälfte ihrer bisherigen regelmäßigen Arbeitszeit gesenkt wird, jedoch auf nicht weniger als 18 Wochenstunden. Zusätzlich muss der Arbeitgeber garantieren, dass sie mindestens 70 % ihres bisherigen Nettolohnes erhält und ihre Beiträge zur Rentenversicherung mindestens 90 % ihrer bisherigen Höhe betragen.
- Wie die Arbeitszeit nun verteilt wird, bleibt ihr und ihrem Arbeitgeber überlassen. Ob täglich die Hälfte, 2 $^1/_2$ Tage pro Woche ganz oder gar 2 $^1/_2$ Jahre noch voll und dann gar nicht – wichtig ist nur, dass die Vergütung fortlaufend bezahlt wird. Diese Regelung kann längstens für 5 Jahre in Anspruch genommen werden. Sie erhält zwar in den nächsten

Jahren 30 % weniger Lohn und später mal eine etwas geringere Rente. Aber damit kommt sie zurecht. Hauptsache, sie ist deutlich entlastet. Außerdem kann sie ab dem 60 Lebensjahr die Rente nach Teilzeit erhalten.
- Die Altersteilzeit-Regelung ist bisher eine vorübergehende Regelung und Lösung.

Fall 14
Ehepaar Adler hat keine Verdienste, kein Kranken-, kein Arbeitslosengeld, keine Arbeitslosenhilfe, keine Rente oder diese Gelder reichen nicht aus.
- Die letzte Stufe im Sozialnetz ist die *Sozialhilfe*. Sie gewährt Hilfe in solchen besonderen Lagen. Ehepaar Adler scheut sich zunächst, zum Sozialamt zu gehen und Hilfe zu beantragen. Doch dann merken sie: Sozialhilfe ist kein Geschenk und keine Schande! Fast wären sie zu spät gekommen, denn Sozialhilfe wird immer erst ab Antragstellung gezahlt, nie nachträglich.
- Wenn das Ehepaar Adler auf eine bessere Geldquelle hofft, so sollte es dennoch vorsichtshalber oder für den Übergang die Sozialhilfe beantragen. Wird die andere Leistung tatsächlich gewährt und nachgezahlt, so wird sie ohnehin hinterher mit der Sozialhilfe verrechnet.

Sonstige Hilfen: Rechtshilfe

Wenn du mit Entscheidungen von Versicherungen und Ämtern nicht einverstanden bist, so kannst du gegen sie Einspruch erheben oder vor Gericht klagen. Du musst unbedingt auf die Fristen achten, innerhalb derer du von deinen Rechten Gebrauch machen kannst. Meist beträgt die Frist 1 Monat, beim Einspruch und Klage gegen Kündigung jedoch nur 3 Wochen!

Für die Rechtshilfe brauchst du meist einen Fachmann, z. B. einen geeigneten Rechtsanwalt. Du findest sie z. B. im Telefonbranchenverzeichnis (»Gelbe Seiten«) oder über die Anwaltskammer. Doch Rechtsanwälte kosten auch Geld. Wenn du in einer finanziell schwachen Lage bist z. B. wegen einer geringen Rente, so kannst du Beratungs- und Prozesskostenhilfe beantragen. Für einen geringen Jahresbeitrag (z. Zt. ca. 45 €) kann man auch Mitglied beim VdK (Verband der Kriegsopfer, Rentner usw.) oder beim Reichsbund werden und deren Hilfe in Anspruch nehmen, wenn es z. b. um Renten oder Schwerbehindertenausweise geht. Solche preiswerten Absicherungen gibt es auch durch die Bundesarbeitsgemeinschaft Hilfe für Behinderte, Kirchfeldstr 149, 40216 Düsseldorf. Teurer ist eine Rechtsschutzversicherung. Gewerkschaftsmitglieder erhalten durch die Gewerkschaft Rechtsschutz.

Beratungshilfen

Wenn du mal nicht mehr weiterweißt oder nicht sicher bist, wie es weitergehen kann, so hole dir Auskunft. In unserer heutigen Zeit sind Informationen mit das Wichtigste. Alle Betroffenen haben die Erfahrung gemacht, dass man lieber 100 Mal zu viel fragt als 1 Mal zu wenig. Nur wer informiert ist, hat Chancen.

- Geht es um ganz spezielle Fragen, so erkundige dich zunächst bei den einschlägigen Stellen: Krankenkasse, Beratungsstellen der Rentenversicherung oder deren Vertrauensleute, Arbeitsamt, Sozialamt, Schwerbehindertenfürsorge.
- Du hast ein Recht auf Beratung. Einmal kann man dir sagen. »Gehen Sie bitte dort und dort hin – die sind für Sie zuständig.« Aber überlege dir, ob du dieses Spielchen noch ein weiteres Mal mitmachst. Anderenfalls bestehe auf deinem Recht auf Beratung.
- Nutze auch die unabhängige soziale Beratung. In größeren Städten gibt es dafür Sozialberatungsstellen von freien Trägern.
- Rat und Hilfe geben dir auch Behinderten- und Rentnerorganisationen VdK und Reichsbund, wenn du dort Mitglied bist.

- Hat du einen Computer mit Internetanschluss, so findest du sehr viel Rat auch über eine Suchmaschine, z. B. www.google.de.
- Wenn du mal gar nicht weißt, wer dir helfen könnte, dann rufe die Telefonseelsorge deines Ortes an. Diese ist für alle und alles Anlaufstelle und sagt dir geeignete Adressen. Ihre Telefonnummer findest du oft vorn im Telefonbuch oder über die Telefonauskunft.

Hilfe in Notfällen

Wer sehr oft allein zu Hause ist, der braucht Hilfe für den Fall, dass er fällt, schwindelig, schwach oder gar ohnmächtig wird. Am besten ist hierzu eine Rufanlage. Sie besteht aus einem Telefon, dem eine oder mehrere Rufnummern eingegeben werden. Der Behinderte und Kranke trägt einen »Funkfinger« an seinem Hals, einen kleinen Stab mit einem Knopf. Ist er in Gefahr, so braucht er nur den Knopf zu drücken. Alles Weitere geht dann automatisch.

Selbsthilfeorganisationen

Selbsthilfeorganisationen gibt es für die meisten Krankheiten und Behinderungen. Sie bieten vielfältige Hilfen an: gesundheitliche Hilfen wie Gymnastik, Sport, Rechtsbeistand, Informationen, fachliche Auskünfte zum Leben mit der Krankheit und Kontakte. Welche Gruppen es in deiner Nähe gibt, erfährst du beim
- Arzt, der Krankenkasse, Gesundheitsamt, Krankenhaus.
- Bundesarbeitsgemeinschaft Hilfe für Behinderte, Kirchfeldstr. 149, 40215 Düsseldorf oder schau auf deren Internetseite nach: http://www.bagh.de/baghmv.shtml.
- Oder über Suchmaschinen im Internet direkt für deinen Wohnbereich.

Auskunft über Schmerzbehandlung erhältst du von:
- Bundesverband Deutsche Schmerzhilfe e.V.
  Sietwende 20, 21720 Gruenendeich
  Tel. 04142-810434
- Deutsche Gesellschaft für Psychologische Schmerztherapie
  und -forschung c/o Prof. Dr. Hardo Sorgatz, Institut für
  Psychologie der TU, Steubenplatz 12, 64293 Darmstadt,
  Tel: 06151/ 165213; Fax: 06151/ 164614
- Deutsche Gesellschaft zum Studium des Schmerzes DGSS
  Geschäftsstelle
  c/o Klinik für Anaesthesiologie, Universität Köln
  Joseph-Stelzmann-Str. 9, D-50924 Köln
  Tel. 0221/478-6686, FAX 0221/478-6688
- Deutsche Krebshilfe e.V.
  Thomas-Mann-Str. 40, 53111 Bonn
  Tel. 0228-72990-0
- Deutsche Migräne- und Kopfschmerzgesellschaft e.V.
  c/o Privatdozent Dr. Arne May
  Neurologische Universitätsklinik
  Universitätsstr. 84, 93053 Regensburg
  Tel. 09 41-941 30 70, Fax: 09 41-941 6 30 70
- Deutsche Rheuma-Liga e.V.
  Maximilianstr. 14, 53111 Bonn
  Tel. 0228-766060, Fax: 0228-7660620
- Deutsche Tinnitus-Liga e.V. (DTL)
  Am Lohsiepen 18, 42369 Wuppertal
  Tel. 0202-2466520, Fax: 0202-4670932
- Migräne Liga e.V.
  Westerwaldstr. 1, 65462 Ginsheim
  Tel. 06144-2211, Fax: 06144-31908
- Schmerztherapeutisches Kolloquium e.V.
  und Deutsche Schmerzliga e.V.
  Adenauerallee 18, 61440 Oberursel
  Tel 06171-28602006171-28 60 22 (Kolloquium)
  Tel. 0700-375375375, Fax: 0700-37537538 (Schmerzliga)

Weitere bundesweite Dachorganisationen:
- Bundesarbeitsgemeinschaft der Freien Wohlfahrtspflege e.V.
  Franz-Lohe-Straße 17-19, 53129 Bonn 1, Tel. 0228/226-1
- Arbeiterwohlfahrt, Bundesverband
  Oppelner Straße 130, 53119 Bonn, Tel. 0228/66850
- Paritätischer Wohlfahrtsverband
  Heinrich-Hoffmann-Straße 3, 60528 Frankfurt 1,
  Tel. 069/6706-0
- Deutscher Caritasverband
  Karlstraße 30, 79104 Freiburg, Tel. 0761-200-0
- Deutsche Hospiz Stiftung
  Im Defdahl 5-10, 44141 Dortmund, Tel. 0231/73 80 73 0
- Deutsches Rotes Kreuz, Präsidium
  Friedrich-Ebert-Allee 71, 53113 Bonn, Tel. 0228/541-1
- Diakonisches Werk der EKD
  Stafflenbergstraße 76, 70184 Stuttgart, Tel. 0711/2159-0
- Zentralwohlfahrtsstelle der Juden in Deutschland e.V.
  Hebelstr. 6, 60318 Frankfurt, Tel. 069 430206-08

Der Weg zum Erfolg

Lieber Leser,
hier im letzten Teil erfährst du, wie du
- Teufelskreise überwindest
- Vorsätze und Planungen erfolgreich in die Tat umsetzt
- Herausforderungen meisterst
- Probleme löst und
- im Leben erfolgreicher sein kannst
- dir ein passendes Programm zusammenstellst, mit dem du Schmerz und Leid noch besser zum Schweigen bringst.

Wenn es nicht um Schmerzen geht, so kannst du überall das Wort »Schmerz« durch dein persönliches Problem ersetzen, z. B. Krankheit, Sorgen, Angst, Ärger, Stress usw.

Heraus aus dem Teufelskreis!

Wenn ein Mensch von Krankheit, Leid und Schmerzen betroffen ist, gerät er schnell in einen Teufelskreis (siehe Seite 44):
- Schmerzen erregen und die Erregung fördert Schmerzen.
- Schmerzen und Leid verderben die Stimmung und miese Stimmung fördert Leiden und Schmerzen.
- Schmerzen ziehen die Aufmerksamkeit auf sich und dadurch spüren wir sie noch intensiver.
- Schmerzen lähmen uns und mangelnde Aktivität schwächt die Schmerzabwehr.

Die meisten Betroffenen warten nun darauf, dass der Schmerz verschwindet und sich somit die anderen Probleme lösen. Nur so herum geht es leider in den seltensten Fällen. Der zweite Teil ist der Knackpunkt. Denn den können wir selbst meist sehr gut beeinflussen, und zwar in positiver Richtung. Und damit ist der Weg aus dem Teufelskreis klar: Auch wenn du starke Schmerzen und starkes Leid empfindest, unternimm etwas, werde aktiv, konzentriere dich auf das Leben, verändere deine Gedanken, suche dir trotz allem Freude und Freunde, lerne Entspannung und Beruhigung und verbessere den Schlaf.

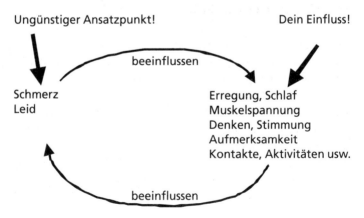

Bausteine des Erfolgs

Erfolg ist im Allgemeinen kein Wunder. Aber man braucht dazu einige Helfer, die in uns selbst liegen:

- Denken, Kreativität
- Fühlen
- Neugier, Aufmerksamkeit und Offenheit
- Mut zu Neuem
- Entschlossenheit
- Beharrlichkeit
- Optimismus
- Selbstwirksamkeitsglauben
- Geduld
- Vertrauen
- Gelassenheit

Denken und Kreativität unterbreiten uns Vorschläge
Denken ist ein Verknüpfen von Daten. Neue Informationen werden mit bereits gespeicherten Erfahrungen in Verbindung gebracht mit dem Ziel, daraus Anleitungen für das weitere Handeln zu erstellen.

Gefühle zeigen uns die Richtung
Die eigentlichen Entscheidungen trifft nun das psychische Gefühl, die Emotion. Sie allein kann »angenehm« und »unangenehm« unterscheiden und uns damit lenken. »Angenehm« gibt in der Regel grünes Licht, »unangenehm« ist Warnung oder Stopp. Außerdem ist das Gefühl der alleinige Erfolgsmelder: »Angenehm« heißt »zufrieden, Erfolg bzw. Teilerfolg, richtiger Weg«. »Unangenehm« bedeutet zugleich »unzufrieden, Misserfolg, noch nicht Erfolg oder Schwierigkeiten auf dem Weg zum Erfolg«.

Nicht immer sind die Gefühle klar und eindeutig. Du kannst auch gemischte Gefühle haben. Das heißt dann im

Klartext: Einiges ist gut daran, anderes stört mich oder ist noch gefährdet.

```
                 1. Gedanke »gut so«    ──▶ Gefühl +
Situation  <
                 2. Gedanke »au wei«    ──▶ Gefühl –
```

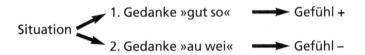

Achte auf deine Gefühle und lerne ihre Sprache. Sie sind die wichtigsten Ratgeber. Kalkuliere mit den Gefühlen ganz bewusst. Bei gemischten Gefühlen versuche ganz besonders aufmerksam zu sein. Benutze hierzu z. B. den Lebensrecorder mit Zeitlupe. Nur so findest du heraus, welcher Teil angenehm und welcher Teil unangenehm ist. Beachte besonders den unangenehmen Teil: Das ist die Bremse – der Grund, warum du nicht weiterkommst. Den Dingen, die uns unangenehme Gefühle bereiten, gehen wir aus dem Weg.

Neugier, Aufmerksamkeit und Offenheit: Neugier lässt uns Ausschau halten und die Aufmerksamkeit unterstützt uns dabei, möglichst viel zu entdecken. Offenheit macht uns schließlich bereit, Neues wenigstens auch mal anzuschauen und auszuprobieren.

Mut zu Neuem: Wenn wir Herausforderungen annehmen und Probleme lösen wollen, so müssen wir meist neue Wege gehen. Denn hätten unsere bisherigen Mittel und Wege ausgereicht, so ständen wir jetzt nicht vor diesem Berg. Neue Wege bestreiten setzt voraus, dass wir Mut dazu aufbringen. Mut – das ist die Kraft, uns über Zweifel und Verzweiflung, Angst und alle anderen Hindernisse wie auch Bequemlichkeit und eigene Trägheit hinwegzusetzen.

Entschlossenheit: Entschlossen sind wir, wenn wir nicht mehr länger hin- und herschwanken in unserer Entscheidung. Wenn wir nun »Ja« dazu sagen, etwas bald anzupacken, zu unternehmen, zu tun oder auch zu lassen. Und gerade dann, wenn der Erfolg nicht zu 100 % garantiert ist.

Beharrlichkeit ist die Fähigkeit, weiterzumachen und nicht aufzugeben. Das kann durchaus mit viel Einsatz verbunden sein.

Optimismus besitzen wir, wenn wir an einen positiven Verlauf oder an ein positives Ergebnis glauben. Wir können es noch nicht endgültig wissen, aber wir sind überzeugt davon. Die Zuversicht ist ähnlich, für manche etwas schwächer.

Selbstwirksamkeitsglauben ist die Überzeugung, dass der Einsatz unserer Kompetenzen sich auch lohnen wird – dass wir also zu einem nützlichen Ergebnis kommen werden. Es ist gewissermaßen ein Optimismus im Bezug auf unsere eigenen Fähigkeiten.

Geduld: Warten können. Nicht drängeln, nicht eingreifen. Die Zeit überstehen, bis das Gewünschte eintritt.

Vertrauen ist die Überzeugung, dass etwas einen positiven Verlauf nimmt auch ohne ständiges Eingreifen und Kontrollieren.

Gelassenheit ist die Fähigkeit, etwas zu »lassen«, wo man eher zum Gegenteil greifen würde: existieren lassen, laufen lassen, sein lassen, loslassen, tun lassen und dabei noch ruhig und optimistisch bleiben.

All diesen Fähigkeiten ist gemeinsam, dass wir sie auf die Zukunft richten können. Sie sind wie Brücken: Sie überspannen die Zeit von dem Moment an, wo wir etwas in Gang setzen wollen oder auf etwas warten bis zu dem Zeitpunkt, wo das Gewünschte eintrifft, wir also Erfolg haben.

Ein Teil dieser Fähigkeiten hat etwas mehr mit Energieeinsatz und Anstrengung zu tun, der andere mehr mit positivem Denken, Ruhe und Entspannung. Denn nicht alles erreichen wir mit Anstrengung. Das hat verschiedene Gründe:

- Häufig entwickeln sich Dinge nach eigenen Regeln und Gesetzen, z. B. Schlaf, Erholung oder Heilungsprozesse.
- Manches, was wir energisch beseitigen wollen, bleibt dadurch erst recht und wird sogar noch stärker. Z. B. auch Angst.
- Oft spielen sich Ereignisse fern von uns ab – wie sollen wir da einwirken?
- Häufig liegen Ereignisse erst in der Zukunft. Wir können uns zwar optimal darauf vorbereiten. Aber mehr nicht. Noch größere Anstrengungen werden uns nur unruhig machen und dann im entscheidenden Moment vieles zerstören, z. B. bei Prüfungen.
- Andere Menschen, besonders unser Nachwuchs, führen mehr und mehr ihr eigenes Leben.
- Gerade bei Krankheit und Problemen liegt vieles in den Händen von Fachleuten, von deren Wirken wir nicht allzu viel verstehen.
- Und wenn Dinge sich überhaupt nicht oder nicht mehr beeinflussen lassen, so ist ohnehin jede Anstrengung sinnlos. Z. B. wenn eine Krankheit nicht heilbar ist, wenn ein Mensch verstorben ist oder uns endgültig verlassen hat, wenn wir älter werden. Wir können das Rad der Zeit nicht zurückdrehen, sondern nur nach vorn schauen.

Wie gelangen wir an diese Fähigkeiten?
Die meisten sind bereits in uns, wir wissen vielleicht nichts mehr davon oder glauben nicht mehr so recht daran. Solche Fähigkeiten und Kräfte müssten wir trainieren oder uns einfach nur wieder darauf besinnen.

TIPP 245
Hole deine Fähigkeit aus der Versenkung wieder herauf, wenn sie verschüttet ist. Z. B. Vertrauen. Erinnere dich an Zeiten und Situationen, wo du noch vertrauen konntest. Lass das Gefühl wieder aufleben, spüre es ganz genau – nun weißt du, dass es in dir steckt und helfen wird. Lass es wieder und wieder durch die Erinnerung aufleben. Geh in deinen Erinnerungen aber nicht wieder bis zu dem Zeitpunkt, wo das

Vertrauen zerstört wurde. Begib dich durch Meditation (siehe 3.2) in deine innere Welt und bitte dort deine inneren Kräfte, dir zu helfen.

Bau deine Fähigkeiten neu auf: langsam, aber stetig.

- Tu etwas, von dem du noch nicht weißt, ob es gelingen wird. Ohne Probieren kannst du nicht erfahren, ob und dass es wirklich gut ausgeht. »Wer nicht wagt, der nicht gewinnt.« Bau das langsam auf. Zunächst etwas Harmloseres – wenn es schief geht, macht es notfalls auch nichts. Natürlich werde nicht leichtsinnig. Z. B. als Nichtschwimmer in einen tiefen Fluss zu springen hat nichts mit Vertrauen und nichts mit Mut zu tun.
- Je mehr du erlebst, dass etwas gelingt, desto mehr baust du deine Fähigkeiten aus. Und wenn etwas nicht gleich gelingt: Fehler oder Misserfolge sind kein Grund, den Kopf hängen zu lassen, sondern eine Aufforderung, etwas noch besser oder lieber anders zu machen.

Triff bald Entscheidungen:
Ob du etwas ändern kannst oder nicht, ob Eingreifen Sinn macht oder nicht – das solltest du möglichst bald entscheiden. Schau dich um. Haben andere so etwas geschafft? Ist es wenigstens theoretisch möglich? Welcher Aufwand wäre nötig? Lohnt es sich? Wie ist das Verhältnis von Nutzen zu Aufwand? Was wären die Folgen davon?

Konzentriere dich
auf Dinge, die wirklich im Augenblick wichtig sind und die du beeinflussen kannst. Auch um dich von ständigem Grübeln über Nicht-Beeinflussbares abzulenken

Lerne mit dem Restrisiko zu leben.
Durchdenke deine Befürchtungen konsequent bis zum Ende. Frage dich: Was kann denn schlimmstenfalls passieren? Und wie wahrscheinlich ist denn dieser Notfall? Du wirst feststellen: Die Wahrscheinlichkeit ist sehr gering. Wir nennen das: Restrisiko. Im

Leben kann man nie 100%ig auf Sicherheit gehen. Das ist nicht möglich. Und außerdem wäre der Aufwand so groß, das man nicht mehr zum eigentlichen Leben käme.

TIPP 250 Triff für den Notfall Vorkehrungen: Wenn du meinst, das Restrisiko musst abgedeckt werden, überlege dir, was in diesem Fall zu tun wäre. Beispiele: Wenn du dich doch noch aufregst, so führe die Blitzentspannung durch. Wird doch mal der Schmerz unerträglich, so nimm eine Schmerztablette. Wenn du deine Kinder loslassen willst, dann gib ihnen die Gewissheit, dass sie jederzeit zu dir kommen können und du mit Rat und Tat zur Seite stehst.

TIPP 251 Suche dir Rückhalt: Am ehesten packen wir etwas an, wenn wir einen Rückhalt haben durch Personen, denen wir vertrauen können. Wer zu sehr auf sich allein gestellt ist, lebt ständig in einer Hab-Acht-Stellung, versucht aus Angst zu viel zu kontrollieren, steht ständig unter Spannung und ist daher schnell überfordert.

TIPP 252 Halte dir deine guten Absichten und Ziele ständig vor Augen, damit du in deinen Bemühungen nicht nachlässt. Siehe auch »Konsequent sein« in Kapitel 3.4

Wichtiger Hinweis: Sollte in dieser Zeit doch einmal etwas Außergewöhnliches eintreten z. B. die Schmerzen sich drastisch verändern, dann suche bitte einen Fachmann (z. B. Arzt) auf zur weiteren Abklärung.

Schritte zum Erfolg

Hier möchte ich dir aufzeigen, wie du mehr Erfolg erzielen kannst – ob bei der Bewältigung von Schmerz und Leid, bei der Meisterung deiner Lebensaufgaben, beim Lösen von Problemen oder im Beruf.

Die wichtigsten Schritte zum Erfolg sind:
1. Erkenne deine Wünsche und Bedürfnisse und bilde dir daraus einen Willen
2. Stelle daraus Ziele auf, die erreichbar sind
3. Suche dir Wege zum Ziel
4. Halte dir Ziel und Weg zunächst vor dein geistiges Auge (Vision) und teste sie
5. Bereite dich vor: Lerne Neues und wie du im entscheidenden Moment das Richtige tust
6. Werde jetzt tätig
7. Prüfe das Ergebnis und genieße den Erfolg

1. Erkenne deine Wünsche und Bedürfnisse

Die treibenden Kräfte im Lebens sind immer irgendwelche Bedürfnisse, Wünsche oder Notwendigkeiten. Vielfach sind uns diese gar nicht bewusst. Oft wissen wir gar nicht, was sich hinter unserem Tun und Lassen eigentlich verbirgt. Spüren wir dann Unbehagen, so müssen wir erst einmal herausfinden, was der eigentliche Anlass dafür sein könnte:
- Wobei spüren wir Unzufriedenheit, Unbehagen
- Wo sind unerträgliche Spannungen und Störungen
- Wer ist daran beteiligt
- Welche Erwartungen, Wünsche, Bedürfnisse sind nicht erfüllt

Wenn wir dieses näher ergründet haben, dann sollten wir das Problem benennen – und zwar positiv: Anstatt weiterhin darauf zu schauen, dass etwas nicht in Ordnung ist (Problemorientierung), schauen wir nun darauf, was wir eigentlich wollen und wie wir dies bekommen (Lösungsorientierung). Sind es zu viele Wünsche und Herausforderungen, so wird unser Tatendrang und damit auch unser Körper überfordert. Sind es zu wenige, so erschlaffen wir. Wer kaum noch Wünsche hat, findet immer weniger Antrieb und Lebenskraft.

In vielen Fällen können Bedürfnisse auch gegensätzlich sein und uns daher in Schwierigkeiten bringen. Das sind dann die eigentlichen Probleme. Stehst du vor solch einem Problem, so frage dich:» Welche Bedeutung hat es für mich – wie wichtig ist mir seine Lösung?«

TIPP 253 Aus diesem Grund frage dich von Zeit zu Zeit mal wieder: »Was ist wirklich wichtig für mein Leben? Was ist für mein Glück und meine Lebenszufriedenheit tatsächlich von Bedeutung? Was musst unbedingt sein und worauf könnte ich verzichten?« Gewichte deine Wünsche. Konzentriere dich dazu nach und nach auf einen Wunsch und beachte gleichzeitig dein Gefühl. Ist es stark oder schwach?

TIPP 254 Nimm die Tabelle der Lebensbereiche und schreibe dahinter, wie zufrieden du jeweils bist. Benutze hierbei die üblichen Schulnoten. Markiere dann alle Bereiche, die für dich wichtig und sehr wichtig sind und nur die Noten »Ausreichend« und schlechter erhielten. Hierüber solltest du nachdenken.

Schließen sich zwei gleichgewichtige Wünsche gegenseitig aus, so musst du erfinderisch werden. Versuche es mit einem Kompromiss. Oder mit einem Wechsel: Erst das eine – dann das andere. Vielleicht gibt es sonst noch irgendeine Möglichkeit, beides gleichzeitig zu erfüllen. Wenn du keine Lösung findest: Überdenke es noch einmal gründlich, ob nicht doch das eine etwas wichtiger ist als das andere.

Mach deine Wünsche und Bedürfnisse zu deinem Willen
Wünsche, Bedürfnisse, Notwendigkeiten und Zwänge haben unterschiedliche Wirkung auf uns und andere. Besonders hinsichtlich ihrer Kraft und Stärke.
- Zwänge (»du musst«) sind sehr stark, lösen hohe Anstrengungen aus, fordern alle Kräfte heraus. Sie bergen daher aber auch die Gefahr, uns zu überspannen, zu hohen Druck auf den Körper (Kreislauf, Muskeln u.a.) auszuüben oder auf andere Menschen (Partner, Familie, Mitarbeiter). Oder das Gehirn derart aufzuregen, bis wir nicht mehr klar denken können. Außerdem sind Zwänge unangenehm. Unangenehmen Dingen gehen wir am liebsten aus dem Weg, sobald es möglich ist.
- Wünsche hingegen können oft sehr schwach sein: »Ich hätte es gern, es wäre zu schön, aber leider ...« Daher kommen Wünsche oft nicht durch.
- Mit deinem Willen liegst du meist richtig: »Ich will ...« Das hat Kraft ohne Verbissenheit. In bestimmten Fällen kann der Wille jedoch noch zu viel Spannung auslösen und daher den Erfolg stören. Z.B. beim Schlafen oder Entspannen, bei der Liebe und beim Sex. Dann nimm lieber die Zuversicht, sie liegt zwischen Wünschen und Wollen. Zuversicht erkennt man an dem Wort »werde« – »Ich werde schlafen«.

TIPP 255
Mach zwingende Notwendigkeiten zu deinem eigenen Willen: »Ich will gesünder werden.« – »Ich will es schaffen.« – »Ich will Gymnastik machen.« – »Ich muss nicht arbeiten, sondern ich will arbeiten.« Und mach ebenso aus schwachen Wünschen einen starken Willen: »Ich will mich weniger vom Schmerz plagen lassen.« – »Ich will mich durchsetzen.« – »Ich will auch mal Nein sagen können«. Und in den genannten Sonderfällen sagst du: »Ich werde wieder schlafen.« – »Ich werde die Liebe bekommen.«

2. Setz dir klare Ziele, die erreichbar sind

Unser Verhalten ist zielgesteuert. Auch für ein gesünderes Leben müssen klare Zielvorgaben gemacht werden. Ein Beispiel: »Halte den Rücken gerade.« Der gerade Rücken ist die Zielvorgabe – ohne diese würden wir nichts tun. Denn das Gehirn muss ja Impulse z. B. an die Muskulatur geben, damit der Rücken sich gerade macht. Damit die richtigen Muskeln in Gang kommen, muss das gewünschte Ergebnis angesteuert werden. Hierzu sind in der Regel im Gehirn geeignete Steuerungsimpulse eingespeichert.

TIPP 256 Nimm deine Wünsche und formuliere daraus Ziele, möglichst immer in dieser Form: »Ich will …« Du weißt schon: Eine Nicht-Form, z. B. »Ich will … nicht …« ist meist zwecklos. Zerlege das Ziel nun in brauchbare und konkrete Anweisungen, die dann die notwendige Steuerung übernehmen können. Beispiel: Du willst abnehmen. Du gibst dir daher die genaueren Anweisungen: »Ich will mein Essen sorgfältiger auswählen« und »ich will kleinere Portionen auf meinen Teller tun«.

3. Suche dir Wege zum Ziel

Um an ein Ziel zu gelangen, braucht man natürlich auch einen Weg. Ist der bisherige Weg versperrt, z. B. durch Krankheit, Zeit oder Geldmangel, so müssen wir einen anderen Weg suchen, wenn das Hindernis nicht zu bewegen ist.

Lösungswege, die aus dir selbst kommen

In deinem Kopf stecken viele Erfahrungen. Du weißt, was bei deinem Tun und Lassen höchstwahrscheinlich herauskommt. Aber Vorsicht! Das muss nicht immer so sein. Denn die Umstände können sich inzwischen geändert haben. Zugleich sind auch deine Fähigkeiten besser und vielfältiger geworden. Und schon kann das, was früher mal zum Misserfolg führte, heute durchaus erfolgreich sein. Das gilt besonders für schlechte Erfahrungen aus der Kindheit oder Jugendzeit. Beispiel: Damals gab es Strafe oder Ärger, weil du mal »Nein« gesagt hast. Du hattest dann lieber nichts mehr gesagt. Damals war das sicher vernünftig, um weiteren Schlägen aus dem Weg zu gehen. Aber ist das denn heute noch vernünftig?

Um Lösungswege zu finden, kannst du auf zwei Arten vorgehen: Zum einen mit bewusstem, analytischem und logischem Nachdenken und zum anderen mehr intuitiv und meditativ.

Im ersteren Fall fragst du dich z. B.:
- Welche Ausnahmen gab es bisher beim diesem Problem, z. B. wann spürte ich mal keine Schmerzen?
- Wann war mir schon mal so etwas gelungen, z. B. wann hatte ich mich in meinem Leben schon mal durchgesetzt?
- Wie hatte ich das damals gemacht? Was war dabei möglicherweise entscheidend?

Oder du suchst Zusammenhänge. Frage dich:
- Wer oder was steht mit meinem Wunsch irgendwie in Berührung, wer oder was hat darauf Einfluss. Am besten nimmst du ein Blatt Papier, schreibst in die Mitte deinen Wunsch und von dort gehen jeweils einzelne Linien ab, für jede Einflussrichtung eine neue. An diese kannst du als Zweig jede dazu wieder passende Teilerkenntnis notieren. Mach das so lange, bis dir nichts mehr einfällt.

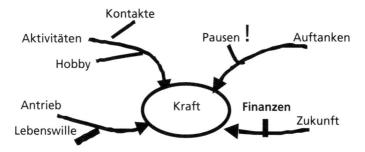

- Nun schätzt du ein, wie stark der Einfluss dieser Faktoren auf dein Ziel, deinen Wunsch ist. Du kannst dafür die Linien dick oder dünn zeichnen oder die Faktoren unterstreichen.

- Auf welche dieser Faktoren hast du selbst irgendwie Einfluss, notfalls über Umwege? Und wie stark ist er? Kennzeichne dies durch Farbe oder Ausrufezeichen hinter den Angaben.
- Wo kannst du nun am ehesten Einfluss ausüben?

Eine andere Möglichkeit: das Pferd von hinten aufzäumen. Frage dich – am gewünschten Ziel anfangend – immer weiter rückwärts: Was muss dafür vorher erfüllt sein? Z. B. du suchst einen neuen Arbeitsplatz. Der Arbeitsplatz ist das Ziel. Dazu muss dich vorher jemand einstellen. Dazu muss dich einer brauchen und auch erst einmal kennen lernen. Hier gibt es jetzt zwei Bedingungen, die du einzeln rückverfolgen musst. Die eine Linie geht weiter mit: Dazu musst du etwas bieten, was der andere brauchen kann und haben möchte. Dazu musst du etwas können. Dazu musst du vielleicht noch eine Umschulung absolvieren. Dies setzt voraus, dass du dafür geeignet bist, sie dir jemand bezahlt. Und du auch willens bist. Hier gibt es z. B. drei Vorbedingungen, die du wieder einzeln hinterfragst. Usw., bis du sämtliche Vor- und Nebenbedingungen analysiert hast. Das kannst du auch mit Linien noch anschaulicher darstellen.

Für das andere, mehr intuitive und meditative Vorgehen brauchst du Ruhe und innere Konzentration sowie Freiheit und Spielraum für die Gedanken: Hierbei musst du wirklich deine Gedanken spielen lassen und ihnen nicht ständig Vorschriften machen – also nicht meinen, die Lösung müsse so oder so aussehen oder könne nur dort oder dort liegen. Denn das hattest du ja schon längst alles überlegt und ebendort nichts gefunden.

Lösungsvorschläge und Ideen überprüfen
Wenn du dann auf die eine oder andere Art Ideen für deinen Lösungsweg gefunden hast, kannst du sie auf ihre Brauchbarkeit hin untersuchen und abschätzen. Nachdem du dich wieder in einen entspannten Zustand gebracht hast, versetzt du dich so realitätsnah wie möglich in die betreffende Situation.

Lass diese langsam vor deinem geistigen Auge ablaufen und probiere dabei deine Idee aus. Lässt sie sich verwirklichen? Was stört dabei – welche Hindernisse gibt es? Stell dir vor, die gäbe es nicht: Würde es dann funktionieren? Wenn ja: Wie könnte man die Hindernisse beseitigen, umgehen, austricksen oder sogar ausnutzen? Wer oder was hindert dich an der Beseitigung der Hindernisse? Usw. Immer, wenn du auf Schwierigkeiten stößt: nicht gleich denken »Es klappt ja sowieso nicht«, sondern weiter versuchen.

Beispiel: Du willst in Zukunft am Arbeitsplatz möglichst den Rücken gerade halten. Versetz dich nach und nach in die einzelnen Arbeitsabschnitte – lass dabei zunächst den Vorgesetzten und den Akkord weg: Lässt sich in diesem Abschnitt bei dieser Tätigkeit der Rücken gerade halten? Was könnte vielleicht anders gemacht werden? Was könnte vielleicht helfen. Usw. Dann spiel es gegebenenfalls mit Akkord durch und schließlich unter Einbeziehung deines Vorgesetzten: Gibt es nun doch noch Schwierigkeiten, so weißt du jetzt, woran es liegt. Nun überlege dir, wie du dies beeinflussen könntest usw. Bei einem Gespräch mit dem Vorgesetzten nimm die Ratschläge aus dem Kapitel »Kommunikation« zur Hilfe.

Rat und Hilfe von außen
Zum Weiterkommen braucht man oft noch Informationen, die man wirklich nicht immer selbst besitzt. Scheue dich in solch einem Fall nicht, Hilfe und Rat von anderen zu holen. Zu viele Informationen können allerdings einen Menschen auch verunsichern. Und wenn man dann wieder unsicher ist, hält man nach neuen Informationen Ausschau. Viele Menschen kommen im Leben nicht weiter, weil sie ständig mit der Informationsbeschaffung beschäftigt sind.

TIPP 257
Überlege dir, welche Informationen du wirklich brauchst. Schreib sie dir auf. Diese beschaffe dir – und nicht mehr.

Wie du weiterkommst, wenn du zunächst keine Idee findest:
Hier hilft die Technik »Schlaf mal eine Nacht darüber« bzw. die Meditation in Verbindung mit dem Lebensrecorder. Nach der Einleitung versetz dich in das Problem. Du spielst deinen bisherigen Weg und deine bisherigen Überlegungen soweit durch, wie du gekommen bist. Halte dir dabei auch wieder in Ruhe die Ausgangslage vor Augen, danach jeden bisherigen Lösungsversuch einzeln nacheinander. Achte dabei mal auf deine Gefühle: Spürst du bei einem Gedanken bzw. bei einer Erinnerung an einen Lösungsversuch ein weniger unangenehmes Gefühl, so zeigt das oft an, dass du in dieser Richtung möglicherweise weiterkommst. Hier ahnst du im Unterbewusstsein schon, wie es weitergehen könnte. Nun höre auf, gewaltsam eine Lösung zu suchen. Bitte deine Gedanken, Fantasien und Kräfte, an der Lösung allein weiterzuarbeiten.

4. Baue Erfolge vor deinem geistigen Auge (Vision)

Neue Ideen und Ratschläge sollten wir nun ausprobieren. Weil aber echtes Ausprobieren zu riskant sein kann, besitzen wir die Fähigkeit, die Dinge auch im Geiste auszuprobieren, also zu testen ohne Risiko. Wir lassen die Vorschläge und Ideen vor unserem geistigen Auge ablaufen und beobachten, was dabei herauskommen würde. Wenn etwas schief geht, ist das jetzt noch nicht schlimm. Wir können es ohne Schaden noch einige Male ausprobieren, immer wieder mal etwas anders. So lange, bis unser Gefühl sagt: So könnte es gehen. Beim Testen achten wir auf unser Gefühl. Spüren wir ein ungutes, so heißt das: Hindernis oder so geht es noch nicht. Daraufhin sollten wir den Plan noch einmal überarbeiten. Spüren wir ein gutes Gefühl, so sehen wir offensichtlich keine großen Probleme oder Misserfolge. Das Vorhaben kann ausgeführt werden.

Hierbei gibt es verschiedene Einflüsse – z.B. die Denkdauer. Manche denken ewig über etwas nach und kommen nie zum Handeln oder erst dann, wenn es zu spät ist. Das sind die Grübler und Depressiven. Andere wiederum denken zu kurz, gar nicht oder oft erst hinterher – wenn sie wieder in etwas hineingerasselt sind. Das sind die Spontis.

Der Grübler:
Ewiges Denken, Grübeln   Handeln?

Der Sponti:
Denken? Sofort handeln   Denken?

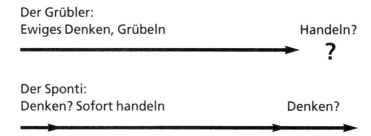

Die Denkweite ist gleichfalls wichtig: Die einen denken nur bis zur Tür, die anderen auch weiter: »Was kommt danach?« Entscheidend sollte nicht nur das Gefühl sein, wie es mir jetzt ergehen wird, sondern auch das Gefühl, ob es mir später noch gut gehen wird. Beispiel »kurzsichtig«: Jetzt schmeckt mir das Essen besonders gut. Ich haue rein. Was später mein Körper dazu sagen wird, daran denke ich jetzt lieber nicht. Beispiel »weitsichtig«: Die Gymnastik ist anstrengend. Am liebsten würde ich aufhören. Wenn ich aber daran denke, dass ich nach etwa 3 bis 4 Wochen wesentlich weniger Beschwerden haben könnte, dann werde ich weitermachen.

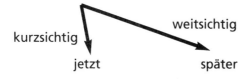

Auch die Denkrichtung ist für viele Menschen etwas Typisches: Die Pessimisten denken eher an Misserfolg – und werden ihn deshalb auch oft bekommen. Der Realist sieht die Dinge so, wie sie jetzt sind, und ist der Ansicht, dass er daran nichts ändern kann. Der Optimist zieht auch die Realität in Betracht, ist aber der Ansicht, dass das nicht so bleiben muss und dass manches besser werden könnte. Der Utopist schließlich, der sieht zu vieles rosig, glaubt an Wunder und schwebt in zu großem Abstand über der Wirklichkeit.

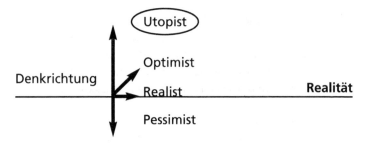

Besonders erfolgreich im Leben ist der Optimist. Eine gesunde Skepsis kann hierbei nicht schaden. Sie führt dazu, dass sich der Betreffende mehr Mühe gibt, sorgfältiger voranschreitet, sich mehr absichert.

Positiv denken – aber nichts Unmögliches! Natürlich kannst du nicht immer von vornherein wissen, ob und wie weit etwas möglich ist oder nicht. Dann solltest du dir in diesem Falle lieber Etappenziele setzen und Schritt für Schritt vorangehen.

Optimismus ist nicht mit Leichtgläubigkeit und Leichtsinn zu verwechseln. Wenn man allerdings sehr guter Stimmung ist, besteht die Gefahr, unkritisch zu werden. Dann können sich Gefahren und Fehler einschleichen.

5. Vorbereitung

Wenn du in der Vision erfolgreich bis zum gewünschten Ziel gelangen kannst, so musst du deinem Gehirn jetzt regelrecht einprogrammieren, was auf dem Weg zum Erfolg genau zu tun oder zu lassen ist – vor allem dann, wenn er neu für dich ist. Wir nennen das »lernen«. Damit du später automatisch richtig handelst und nicht erst wieder lange danach suchen musst.

Neues lernen

Gute Stimmung erhöht die Lernbereitschaft. Lernen und üben solltest du möglichst in Ruhe, mit Konzentration und in angenehmer Atmosphäre. Denke also nicht dabei: »Bloß wegen dieser Krankheit habe ich jetzt so viel Theater«, sondern: »Ich weiß, was ich für meinen Körper tun kann.«

Nutze Lernhilfen: Präge dir den Ablauf möglichst als Bild bzw. Film ein. Ein Bild sagt mehr als tausend Worte. Bist du aber ein Mensch, der eher mit Sprache als mit Bildern arbeitet, so benutze auch sprachliche Anleitungen wie Ausrufe, Parolen, Sprichwörter, sprachliche Eselsbrücken. Bist du ein Mensch, der das ganze erst durch Tun speichert, so lege deinen Schwerpunkt mehr auf die Methode »Lernen durch Tun«. Dies ist überhaupt die wirksamste Methode, aber zeitaufwendiger.

Mentales Training

Lernen kann durch »Tun im Geiste« unterstützt werden Solche Übungen müssen öfter gemacht werden, ca. 3 Wochen lang mehrmals die Woche. Später solltest du sie gelegentlich zur Auffrischung wiederholen. Entspanne dich dazu und konzentriere dich nach innen, so wie bisher. Dann spiele in Gedanken so realitätsnah wie möglich das durch, was du beherrschen willst. Hier einige Beispiele:

- *Schuldgefühle abbauen:* Stell dir in Gedanken vor, wie du der betreffenden Person sagst: »Ich habe damals nicht anders handeln können. Hätte ich zum gewissen Zeitpunkt andere Informationen oder Möglichkeiten gehabt, hätte ich auch mit Sicherheit anders gehandelt.« Du kannst dich auch in Gedanken bei Personen regelrecht entschuldigen.
- *Fallangst überwinden:* Stell dir vor, wie du ruhig und sicher einen bestimmten Weg gehst – notfalls erst einmal mit Sicherheitsstütze. Dabei ruhig atmen. Dann ohne Gehhilfe – ruhig atmen. Jetzt eine Treppe – ruhig atmen. Jetzt kompliziertere oder längere Wege – ruhig atmen.

- *Körperliche Fähigkeiten:* Stell dir vor, wie du die betreffende Bewegung/Haltung in einer bestimmten Situation ausführst. Und zwar so, wie sie sein soll! Beispiel »rückengerechtes Sitzen«: Sitzposition Rücken angelehnt, ohne Knick im Hals, ohne Buckel, ohne durchgedrückten Rücken – in positiven Worten: ganz angelehnt, gerader Rücken mit geradem Hals und aufrechter Kopfhaltung, Wirbelsäule leichte S-Form. Präge dir dazu die erinnernden Worte ein: »Halte beim Sitzen den Rücken gerade!« oder kürzer: »Rücken gerade!« Mach dies mehrmals hintereinander. Stell dir dabei verschiedene Orte vor, an denen du oft sitzt: sitzen am Arbeitsplatz, im Bus oder Auto, im Sessel zu Hause, auf einem Stuhl am Esstisch oder in der Kantine usw. Dein Gehirn wird dich an diesen Orten immer wieder daran erinnern und sofort wirst du deine Haltung verbessern. Beim Üben präge dir gleichzeitig dieses Körpergefühl ein.
- *Erfolgreich durchsetzen:* Stell dir vor, wie du die betreffende Person beharrlich überzeugst von deiner Meinung, deinem Anliegen. Wie du in manchen Fällen notfalls auch ohne Überzeugung des anderen das tust, was du für richtig hältst.

Wie du es erreichst, im entscheidenden Moment das Richtige zu tun

Du musst deinem Gehirn nun genau beibringen, wann es ein bestimmtes Verhalten in Gang setzen soll. Überlege dir dazu in allen Einzelheiten:
- Um welche Situation handelt es sich?
- Was willst du in dieser Situation zu deinem Vorteil tun?
- Wann soll deine gewünschte Maßnahme einsetzen? Was ist wohl der Auslöser hierfür? Bringe es möglichst auf einen Punkt
- Ist dieser Auslöser typisch für diese Situation?
- Gibt es vielleicht Anzeichen, Signale, Vorwarnungen, die schon etwas früher auf die brenzlige Situation hinweisen?

- Sind diese so typisch dafür, so dass man sich auf die Vorwarnungen verlassen kann?

Beispiel: Wenn der Schmerz sehr heftig wird, willst du etwas Linderndes dagegen tun. Zu Hause willst du dich entspannen – weil du die Möglichkeit dazu hast. Am Arbeitsplatz willst du innerlich besser auf deine Muskelspannung achten, für größere Aktionen ist keine Gelegenheit. Ist beim Gehen der Schmerz zu stark, willst du stehen bleiben, die Blitzentspannung durchführen, positive Gedanken einsetzen und langsam versuchen, wieder in Gang zu kommen.

Nun das Einprägen. Stell dir in Entspannung vor: Du bist in der brenzligen Situation, der Auslöser tritt auf und du führst sofort die gewünschte Maßnahme mit Erfolg aus. In dem Beispiel von oben:

- Situation: Du gehst spazieren
- Auslöser: Du spürst einen zunehmenden Schmerz im Knie
- Maßnahme: Du hältst an, atmest entspannt, entkrampfst dich so weit wie möglich, denkst dir: »Das kriege ich gleich wieder in den Griff, nur keine Gewaltanwendung«, sprichst vielleicht noch mit dem Schmerz (Tipp 188) und fragst dich auch, wann eine richtige Pause angebracht wäre. Hierbei achtest du darauf, dass du gleichzeitig auch wirklich ruhig atmest, deine Muskelspannung verringerst und innerlich positive Worte in einem vernünftigen Tonfall sprichst.
- Erfolg: Nach einer kleinen Pause fängst du in Ruhe wieder an, deinen Weg fortzusetzen – sofern du nicht deine Grenzen bereits all zu sehr überschritten hast.

Diese Gedankenkette lässt du in Ruhe mehrmals ablaufen. Übe das so oft wie möglich, damit sich das in deinem Gehirn schnellstens einprägt. Und du wirst sehen: Schon sehr bald hast du diese Situation im Griff.

Zusätzlich können optische Merker hilfreich sein. Sei es für das Üben oder sei es für die Praxis: Stichwort oder Symbol werden auf einem Blatt oder Streifen Karton gut sichtbar dort aufgehängt, wo sie uns an unsere Maßnahme erinnern sollen. Maskottchen, Talismane, Glückskäfer und Ähnliches erweisen uns den gleichen Dienst.

6. Werde nun tätig

Im Geiste bist du schon am Ziel. Nun musst es noch in die Tat umgesetzt werden, damit es wirklich nicht nur Theorie bleibt. Meist ist es jetzt auch nicht mehr so schwierig. Der Mut und die Entschlossenheit sind durch die Vorbereitungen bereits gestärkt. Suche dir zunächst eine günstige Gelegenheit zum praktischen Ausprobieren. Vielleicht einen Tag mit guter Stimmung, eine leichtere Situation mit genügend Zeit – um nicht unter zusätzlichem Druck zu stehen.

TIPP 261 Wenn du trotz aller Vorbereitungen nicht so recht in Gang kommst und auch der spätere Erfolg dich nicht ganz zu motivieren vermag, dann hilf mit einer Belohnung nach. Versprich dir etwas Besonderes, wenn du das Gewollte wenigstens ausprobierst. Oder lies Tipp 263.

7. Prüfe das Ergebnis und genieße den Erfolg

Der Erfolg im Geiste ist natürlich keine absolute Garantie für Erfolg in der Wirklichkeit. Denn alle Einflüsse kann das Gehirn nicht einkalkulieren. Wenn etwas noch nicht so klappte, so ist das jetzt kein Grund zum Aufgeben, sondern nur ein Hinweis dafür: So war es noch nicht ganz richtig. Etwas müsste noch geändert werden.

TIPP 263 Wenn du noch nicht weißt, was du ändern müsstest, so gehe noch mal alles durch: Wille, Zielsetzung, Weg und Helfer usw. Geh auch sorgfältig Punkt 5 bis 7 noch einmal durch. Nimm dir Zeit, darüber nachzudenken: Was hatte noch nicht geklappt, was machte Schwierigkeiten. Lass am besten ganz langsam den gespeicherten Film noch einmal im Geist ablaufen. Wenn du merkst, dass du über einen Abschnitt zu schnell hinweggehst, so lass ihn besonders langsam ablaufen: Viele Menschen nämlich verdrängen damit etwas – und gerade das ist oft ein Schlüssel zur Frage »Erfolg oder nicht«. Achte beim

Dein persönlicher Weg aus dem Schmerz

Zunächst ist selbstverständlich, dass du zum Arzt gegangen bist, Diagnostik durchgeführt wurde und wirklich notwendige medizinische Maßnahmen eingeleitet werden. Und nun fange mit deinen weiteren Maßnahmen dort an, wo es für dich am sinnvollsten ist. Wähle dein persönliches Programm nach folgenden Gesichtspunkten aus:
- Was ist am dringlichsten.
- Was lässt sich am einfachsten durchführen.
- Was knüpft an deine bisherigen Maßnahmen und Erfahrungen sinnvoll an.
- Was stimmt mit deinem eigenen Konzept am ehesten überein.

Von Zeit zu Zeit nimm einen neuen Baustein hinzu. Lerne ihn kennen, probiere ihn aus und übe ihn so lange, bis du ihn gut beherrschst. Dann hast du etwas Neues, das du gezielt gegen Schmerzen und für dein Wohl verwenden kannst. Am sinnvollsten ist, du verbindest deine Maßnahmen mit einem Kalender oder einem Tagebuch. Für die Planung kannst du schon im voraus notieren, dass und was du tun und ausprobieren willst. Im Nachhinein kannst du dann deine Aktivitäten abhaken und weitere Notizen anfertigen darüber, wie gut es dir gelungen ist und was es dir gebracht hat. So hast du auch deine Erfolge vor Augen. Und das steigert den Antrieb und gibt weiter Mut.

Wenn sich aber etwas deutlich verschlechtert oder du nicht von der Stelle kommst, nimm Hilfe in Anspruch! Viel Erfolg!

Ablauf des inneren Filmes (Erinnerung) auf deine Gefühle. Du weißt ja: Gefühle sind die Hinweise und Wegweiser.

TIPP 263
Frage dich auch: Was wäre gewesen, wenn es tatsächlich geklappt hätte? Wäre dann für dich oder jemand anderen irgendetwas nachteilig gewesen? Oft liegt hier das Problem: Eine andere innere Kraft hat den Erfolg vereitelt, weil sie etwas Nachteiliges verhindern wollte. Dann müssen wir hieran jetzt arbeiten: Welche Nachteile wären entstanden? Wie kann ich es machen, ohne dabei Nachteile zu bekommen. Siehe hierzu 4.2 »gemischte Gefühle«. Notfalls musst du alle bisherigen Schritte auf dem Weg zum Erfolg mit einem geänderten Wunsch und Ziel überarbeiten.

TIPP 264
Nimm Erfolge zur Kenntnis, auch die noch so kleinen
Vielleicht warst du ja doch erfolgreich – nur du hast es nicht bemerkt. Weil der Erfolg zunächst noch sehr klein war, hast du ihn als solchen gar nicht anerkannt. Manche Menschen sind nie erfolgreich, weil sie nie mit dem zufrieden sind, was sie erreicht haben: »Ist doch nichts Besonderes.« Erkenne jeden noch so kleinen Erfolg an – das spornt dich an zu weiteren. Und dann zu noch größeren.